北京中医风湿病名家治疗经验集粹

北京中医药学会风湿病专业委员会
组织编写

主　编　张华东　董振华

副主编　陶庆文　王　北　刘宏潇　朱跃兰

编　委　房定亚　张炳厚　周乃玉　胡荫奇　冯兴华　阎小萍　王承德　王玉明
　　　　幺　远　姜　泉　谢幼红　王义军　马桂琴　胡　艳　潘　峥　唐今扬
　　　　周彩云　韩淑花　王　鑫　李　斌　杜丽妍　郭　颖　马　芳　陈爱萍
　　　　张　秦　李险峰　关　伟　钟柳娜　宋竖旗　李　灿　王海隆　刘本勇
　　　　庞　秀　许风全　姜　楠　王冬峰　何夏秀　焦　娟　葛　琳　贾　莉
　　　　周　颖　孔维萍　徐　愿　刘慧敏　赖斯宏　王建东　黄雪琪　沙正华
　　　　林　海　宣　磊　王　景　韦　尼　史云晖　杨　帆　徐江喜　侯秀娟
　　　　赵瑞英　徐思雨　于志谋　李　响　王瀚洲　马　丛　邵培培

人民卫生出版社
·北　京·

图书在版编目（CIP）数据

北京中医风湿病名家治疗经验集粹 / 张华东，董振华主编. —北京：人民卫生出版社，2024.4

ISBN 978-7-117-35928-3

Ⅰ. ①北… Ⅱ. ①张… ②董… Ⅲ. ①风湿性疾病 – 中医临床 – 经验 – 中国 – 现代 Ⅳ. ①R259.932.1

中国国家版本馆 CIP 数据核字（2024）第 027100 号

| 人卫智网 | www.ipmph.com | 医学教育、学术、考试、健康，购书智慧智能综合服务平台 |
| 人卫官网 | www.pmph.com | 人卫官方资讯发布平台 |

北京中医风湿病名家治疗经验集粹
Beijing Zhongyi Fengshibing Mingjia Zhiliao Jingyan Jicui

主　　编：张华东　董振华
出版发行：人民卫生出版社（中继线 010-59780011）
地　　址：北京市朝阳区潘家园南里 19 号
邮　　编：100021
E - mail：pmph @ pmph.com
购书热线：010-59787592　010-59787584　010-65264830
印　　刷：天津市光明印务有限公司
经　　销：新华书店
开　　本：710×1000　1/16　印张：20　插页：2
字　　数：317 千字
版　　次：2024 年 4 月第 1 版
印　　次：2024 年 4 月第 1 次印刷
标准书号：ISBN 978-7-117-35928-3
定　　价：98.00 元

打击盗版举报电话：010-59787491　E-mail：WQ @ pmph.com
质量问题联系电话：010-59787234　E-mail：zhiliang @ pmph.com
数字融合服务电话：4001118166　　E-mail：zengzhi @ pmph.com

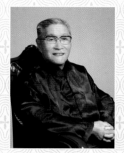

王为兰

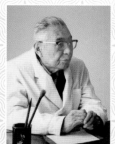

祝谌予

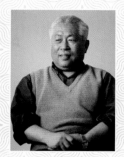

王大经

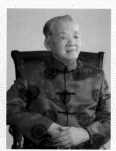

路志正

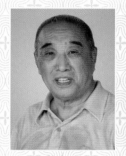

谢海洲

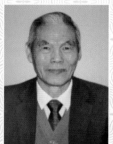

焦树德

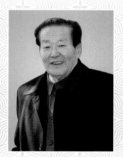

裴学义

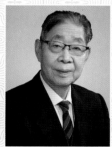

房定亚

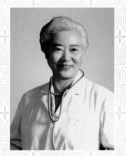

周乃玉

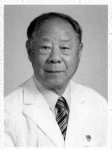

张炳厚

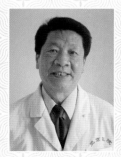

胡荫奇

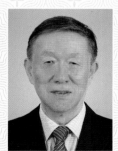

冯兴华

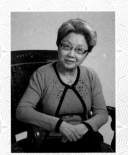

阎小萍

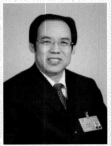

王承德

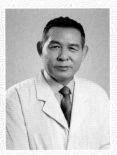

董振华

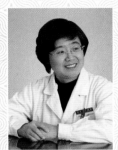

王玉明

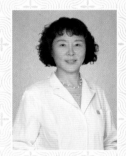

幺远

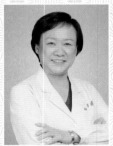

朱跃兰

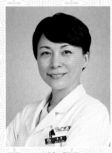

姜泉

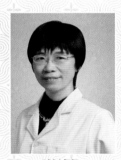

谢幼红

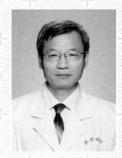

王义军

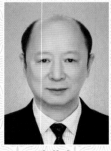

张华东

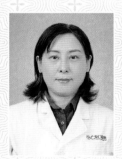

马桂琴

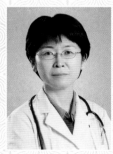

王北

前言

　　风湿病是一类常见的慢性疾病，病种繁多，缠绵难愈，治疗棘手，如延误诊治，常给患者身心带来难以忍受的痛苦和严重的健康危害。中医药以其独特的理论体系和卓越的疗效，在风湿病防治中发挥着重要作用。自上世纪九十年代以来，以路志正、焦树德、王为兰、谢海洲等教授为代表的名老中医率先参与组建中华中医药学会风湿病分会，引领了中医防治风湿病的学术前沿。周乃玉教授创建北京中医药学会风湿病专业委员会，同样名家辈出，代有新才，学术思想各有所长，临床用药各有特点，在治疗风湿病临床实践中，积累了宝贵经验，为中医风湿病学术发展做了突出贡献。

　　本书系统整理了二十四位北京中医风湿病知名专家的医疗经验和学术思想，突出中医药治疗风湿病的特色和优势，注重临床实用。希望本书能对中医药防治风湿病的经验传承和临床研究产生积极的影响，并期待它能为临床医生提供实用的名家经验指导，为风湿病患者带来福音。

　　感念诸多已故北京名老中医为我们留下的宝贵经验！感谢所有参与本书编写和出版的专家和工作人员辛勤工作，无私奉献，使本书得以问世。同时希望这本书能满足广大读者的期望，为中医药防治风湿病事业添砖加瓦。由于我们水平有限，书中定有错漏，谬误之处恳请同道不吝指正。

编者

2023 年 10 月

目录

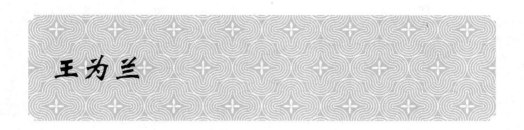

【个人简介】

王为兰（1913—2005），字哲翔，男，汉族，山东省烟台市人。北京中医医院主任医师，硕士研究生导师，教授，全国首批老中医药专家学术经验继承工作指导老师，曾任中华中医药学会风湿病分会顾问。

1934年毕业于北平国医学院，先后师从李少轩、萧龙友、孔伯华、安干青等名医，1937年正式行医，悬壶京城70余载，1956年进入北京中医医院，与施今墨弟子王大经教授一同创立北京中医医院痹证专业组，也是我国从事风湿病专业中医临床及研究的第一代开拓者之一。著有业内关于强直性脊柱炎的首部专著《中医治疗强直性脊柱炎》。主要学术贡献为：①在业内率先明确指出强直性脊柱炎病位在肾和督脉，病机为肾虚督脉阻滞，创立益肾通督汤、清热解毒除湿汤等著名方剂；②创造性地将温病学说引入到风湿病活动期的治疗当中，不仅拓宽了卫气营血三焦辨证的运用范围，而且对风湿性疾病活动期的发病机制提出了深刻独到的见解，为温病学及风湿病学的发展做出了巨大贡献。

【经验集粹】

一、益肾通督法治疗强直性脊柱炎（马丛、王北整理）

（一）肾虚督脉瘀滞为主要病机

强直性脊柱炎（ankylosing spondylitis，AS）是一种以脊柱和骶髂关节受累为主要表现的慢性炎症性自身免疫病，早在 20 世纪 70 年代王老通过深入的临床观察研究后认为，AS 有其独特的病理特征，其病因及发病与先天禀赋不足直接相关，病因病机从根本上可以概括为"肾虚督脉瘀滞"。

AS 临床表现为腰背疼痛，属中医"骨痹""肾痹"等范畴。《素问·脉要精微论》说："腰者，肾之府。"《素问·六节藏象论》说："肾者，主蛰，封藏之本，精之处也……其充在骨。"《素问·痿论》说："肾主身之骨髓。"肾精充实，则骨髓生化有源，骨骼得到髓之滋养而坚韧有力，耐得劳作；如肾精亏虚，则骨骼脆弱无力，不耐久立、劳作，腰膝酸痛，甚至不能屈伸。督脉为"阳脉之海"，与腰脊为病有关，《素问·骨空论》说"督脉者……贯脊属肾……侠脊抵腰中。""督脉为病，脊强反折"。脊柱为病，首当责之于督脉。肾精不足，督脉空疏，经脉瘀滞，邪因虚生，虚处藏奸。痰、瘀、湿、浊着于督脉，阻于经络，流注脊柱，充塞关节，深入骨骱脊髓，则脊背疼痛，疾病由浅入深，从轻到重，终致脊柱强直，驼背以成。其中肾亏精虚是本，督脉阻滞是标。

临床强直性脊柱炎患者在督瘀的前提下又可分肾阳虚、肾阴虚、肾阴阳两虚、肝肾阴虚、脾肾阳虚、肝郁肾虚、脾湿肾虚等多种证型，病均在督脉与骨，而终不离肾虚。可见肾虚督脉瘀滞是强直性脊柱炎患者共有的病机特征。

因此，肾与督脉对脊柱有着温煦、荣养、护被的作用，肾与督脉之间又有着隶属关系。由此王老在风湿界率先明确地指出，强直性脊柱炎病位在肾督，其病因病机为肾虚督脉瘀滞，肾亏精虚是本，督脉阻滞是标。

（二）益肾通督为治疗大法

王老认为，强直性脊柱炎的根本病机为肾虚督脉瘀滞，正虚邪实，因此治疗原则概括而言就是扶正祛邪，益肾通督，这是治疗强直性脊柱炎的基本法则。所谓扶正，即为补肾，包括补肾阴、补肾阳、和阴阳双补，其中也包含了补气、补血的内容，亦涵盖了养肝荣筋。所谓祛邪，在此就是通督之意，包括化痰、利湿、逐瘀、蠲浊，其与扶正相辅相成。正气充盈，则痰湿瘀浊之邪自灭；邪气退却，则精津气血自然充盈。

依据上述观点，经过大量临床实践，王老拟定了益肾通督汤作为强直性脊柱炎治疗的基本方：鹿角胶、龟甲胶、狼狗骨胶、淫羊藿、巴戟天、补骨脂、菟丝子、炒杜仲、大熟地黄、枸杞子、山茱萸、女贞子、当归、白芍、炒白芥子、水蛭、蜈蚣、细辛、降香、川乌。本方阴阳两补，肾气、肾精并生，益肾之力足矣。王老在此中所谓"通督"者，有两方面含义：一者，鹿角胶、龟甲胶、大熟地黄、山茱萸、枸杞子、女贞子、淫羊藿、巴戟天、补骨脂、炒杜仲、菟丝子、当归、白芍等补肾生精养血，充盈督脉，即通也，乃养而通之、充而通之、盈而通之；二者，水蛭、当归之活血化瘀，白芥子蠲除筋膜骨间之顽痰，狼狗骨胶、蜈蚣搜剔骨骱固着之风湿，川乌、细辛通行十二经之脉络，逐而通之、达而通之、攻而通之。

（三）辨证求本

本病临床表现千变万化，然而有一定规律可循。王老将强直性脊柱炎概括分为隐匿型、明显型，各型又分活动期、缓解期、稳定期。辨证在益肾通督的前提下又分肾阳虚、肾阴虚、肾阴阳两虚、肝肾阴虚、脾肾阳虚、气血两虚、肝郁肾虚、脾湿肾虚等八型。

这里需注意的是分期、分型治疗应以辨证为本，切不可机械。例如，红细胞沉降率（erythrocyte sedimentation rate，ESR，简称血沉）增快可作为强直性脊柱炎活动期的重要标志之一，通常患者此刻证见关节疼痛较重，活动明显受限，身热或有低热，口干，便干溲赤，舌苔薄白或薄黄，脉弦数等湿热毒邪蕴蒸之象，治疗多以清热解毒除湿立法。一般经过4周左右，病情大都能够得以控制，由活动期进入缓解期，血沉降至正常范围。然而我们曾遇一青年女性患者，症见身痛隐隐，体弱肢冷，面色少华，腹胀耳鸣等一派气血肾阳不足之象，而无上述湿热内蕴表现，并且平素月经量多，故虽就诊时血沉48mm/h，可王老却首以益气养血补肾为法，而未概以清热解毒除湿法。经治病人气血充足之后，病情同样得到了控制，血沉也随之降为正常。可见王老十分重视辨证，平时他也是一再强调临证必当治病求本，灵活变通，方能收效，切忌失于辨证，舍本逐末，导致药不对证而贻误治疗时机。

（四）男子以肾为本，女子以阴血为本

《素问·上古天真论》说："女子七岁，肾气盛，齿更发长。二七而天癸至，任脉通，太冲脉盛，月事以时下，故有子。三七肾气平均，故真牙生而长极。四七筋骨坚，发长极，身体盛壮。五七，阳明脉衰，面始焦，发始堕……丈夫八岁，肾气实，发长齿更。二八，肾气盛，天癸至，精气溢泻，阴阳和，故能有子。三八，肾气平均，筋骨劲强，故真牙生而长极。四八，筋骨隆盛，肌肉满壮。五八，肾气衰，发堕齿槁。"其中所言男子"二八"（16岁）、女子"二七"（14岁）或延长到男子"四八"（32岁）、女子"四七"（28岁），正是肾气、天癸本应充旺之时，如若肾虚（包括肾阳、天癸精血的不足），则全身脏腑百骸不能得到本应及时得到的激发、温煦和荣养，骨髓生成不足，筋骨失养，故而发作强直性脊柱炎。因此王老认为临床男子以肾为本，女子以阴血为本。他在临证处方时对于强直性脊柱炎男患者十分重视补肾，常加以熟地黄、山茱萸、枸杞子、淫羊藿、巴戟天、补骨脂、杜仲、菟丝子等，而对于女患者则重视补冲任，常加用养血补血药，如当归、白芍、鸡血藤、赤芍等。这一原则在强直性脊柱炎的治疗中与益肾通督法互为补充、相辅相成。

二、清热解毒法治疗强直性脊柱炎活动期（马丛、王北整理）

强直性脊柱炎与遗传和免疫功能异常有关，发病形式有"隐匿型"和"急性发作型"两种，基本与现代医学的 AS 稳定期和活动期对应。针对 AS 稳定期益肾通督法是其基本治疗法则，针对 AS 活动期则采用清热解毒法治疗。

AS 曾经被称作"类风湿关节炎脊柱型"，实际上是与类风湿关节炎是病因病机截然不同的两种疾病。我们经多年实践认为，AS 的疾病本质是肾精虚损，督脉瘀滞。然而天有四时之别，地有南北之分，人有好恶之异，因此所遇 AS 患者不仅表现为肾虚督瘀，更有多种证候互见，其中湿热内蕴为其临床最为常见的一种类型。在 AS 活动期往往症见下肢大关节红肿热痛反复发作，或伴有发热，疲倦无力，精神萎靡，夜卧痛重，舌质红苔白或黄，脉象弦数或滑数，化验指标血沉、C 反应蛋白增快，此时我们认为 AS 患者属

实中夹虚，以邪实为主，即 AS 活动期是肾虚不足之体遭受湿热之邪作祟所致，证属热毒内蕴，兼有督脉瘀滞，经脉受阻。

湿热之邪或自内生、或受外感，侵入筋骨经脉，导致肢体、脊柱活动不利，或夹瘀夹湿，形成湿热、浊痰、败血，深入骨骼，胶结固涩，而见局部关节肿热疼痛等邪实之证候表现。因此 AS 活动期当以祛邪为主，特立清热解毒法，佐以除湿、活血、泄浊、化痰之品，以治其兼夹之邪，待其热毒清解，邪实得挫之后，疾病进入炎症缓解期，即稳定期，再以益肾通督之常规方法调治其本，方得善始善终。此时用药既要清热解毒，又不能过于苦寒，同时需要兼顾疏通经脉，特别是注意通调督脉。我们常用自拟清热解毒除湿汤（白花蛇舌草 30g，虎杖 15g，忍冬藤 10g，连翘 15g，金银花 15g，杭白芍 30g，生甘草 10g，桂枝 10g）。方中白花蛇舌草性味甘凉，清热解毒消肿止痛，与金银花、连翘同用能够治疗疖毒恶疮，有学者用其治疗恶性肿瘤，还有学者通过动物实验证实其有镇痛镇静安神之功效；虎杖性平、味微苦，有清热解毒、通络止痛作用，但有恶心、呕吐、腹泻等不良反应，临床用量不超过 30g；金银花性味甘寒，清热解毒，既能清气分热、又能清血分热，既清表热，又治里热，还能清利咽喉；忍冬藤与金银花功效相同，前者更能通经活络，治疗各种风湿痛证；连翘味苦微寒，清热解毒，与金银花同用，功能清心热、散结聚，其用量达到 30g 以上时能够散肿块；白芍酸苦微寒，养血益阴，柔肝止痛；生甘草性味甘平，泻火解毒，缓急止痛；桂枝通络活血，调和营卫。加入姜枣，并与白芍、甘草合用为止痛之圣药，共同起到清热解毒，调和营卫，兼有补益之功效。此方为治疗 AS 活动期的基本方，临床加味（如川乌等）更能发挥其治疗热毒内蕴之作用。

临证加减如下：兼有怕风恶寒加荆芥 10～15g，薄荷 10g；气分热盛兼有口渴汗出者加生石膏、知母；营血热盛兼有夜间汗出、发热者加生地黄、牡丹皮，不效加紫草、水牛角；热重血瘀加桃仁、丹参；热重痰阻加胆南星、竹茹；热重络阻加丝瓜络、络石藤；湿盛舌苔白厚而滑，不渴者加独活 10～15g；兼有肝肾阴虚者加女贞子、墨旱莲、熟地黄、山茱萸；兼有肾阳虚者加淫羊藿、菟丝子、锁阳；脾虚加生黄芪、党参、白术；肝血虚者加当归、炒白芍；热毒极盛症见局部肿痛明显者加土茯苓、白鲜皮。此外王老特别强调引经药的使用，即在清热解毒药品之外加入鹿角、蜈蚣等将余药引入脊柱骶髂所在之督脉之处，方能取效。

总之，清热解毒法相对于益肾通督之 AS 治疗大法而言，为治疗 AS 之变法，实属专一祛邪之法，仅限于 AS 活动期，若错将其用于 AS 稳定期则是南辕北辙、刻舟求剑了。

（本文根据王为兰教授 1997 年 2 月 4 日讲稿《风湿病急性期运用温病学说卫气营血三焦辨证论治》整理）

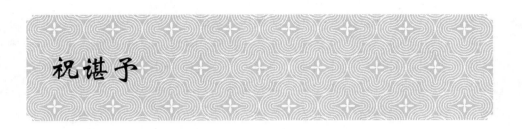

祝谌予

【个人简介】

祝谌予（1914—1999），教授，著名的中医临床家和教育家。早年亲炙于京城四大名医施今墨先生，深得其传。后又东渡日本系统学习西医4年，归国后悬壶京津、云南。曾任北京中医学院（现北京中医药大学）教务长、金匮教研室主任、北京协和医院中医科主任、中国中西医结合研究会副理事长、中华中医药学会理事等职。学术上提倡中西医结合，强调辨证论治。

【经验集粹】

祝谌予治疗风湿病的经验特色（董振华撰稿）

祝谌予是一位中医大家，临床不仅擅长治疗糖尿病、胃肠病、妇科病和内科疑难病症，而且对风湿病的中医治疗也具有丰富经验和独特见解，常取得满意疗效，兹介绍如下。

一、重视正气亏损之内因

祝师认为，痹证（风湿病）的发生虽与感受风、寒、湿、热等外邪诱因有关，但绝不能忽视人体气血不足、肝肾亏损、营卫失调等内因的作用。《素问·评热病论》云："邪之所凑，其气必虚。"《灵枢·五变》云："粗理而肉不坚者，善病痹。"《素问·痹论》也说："阴气者，静则神藏，躁则消亡……诸痹不已，亦益内也。"说明痹证的发生是以人体正气先虚为基础的，而痹证日久不愈，由肢体痹发展成脏腑痹也是脏气衰弱的结果，所谓"至虚之处，便是留邪之处"。因之常在祛风、散寒、除湿、清热、活血、通络等祛邪治法的同时，掺入益气养血、补益肝肾、调和营卫等扶正的治法。在方剂应用上，祛邪方剂常用有桂枝芍药知母汤、白虎加桂枝汤、麻黄附子细辛汤、三妙丸、四妙勇安汤、血府逐瘀汤、四藤一仙汤等，扶正方剂常用有黄芪桂枝五物汤、独活寄生汤、补中益气汤、补阳还五汤、圣愈汤、六味地黄丸等。

二、着眼证候与病机之转化

施今墨先生辨治痹证主张阴阳为总纲，表里、虚实、寒热、气血为八目。若以表里论之，大多风寒自表来，湿热自内生；初病多邪实，久病则正虚；初病在气分，日久入血分。从而将痹证分为风湿热证候、风寒湿证候、气血实证候、气血虚证候4大类。祝师认为，《素问·痹论》所言"风寒湿三气杂至，合而为痹也"，指出痹证之外因乃六气相兼为病，而非一气独病，因此痹证的每个证候类型并非泾渭分明，很难截然分开；病机往往是错综复杂，相互转化，如风寒湿痹日久，郁而化热可成风湿热痹；而风湿热痹再次感邪或治疗时过用寒凉药物则又可转为风寒湿痹，寒热错杂之痹临床更为常见。凡痹证日久耗伤气血，侵害肝肾虽可形成虚痹，但常有虚中夹有实邪的证候。有鉴于此，治疗某种或某例风湿病不能固守一方一法，应根据病情发展、病机证候的转化遣方用药。

三、祝氏常用治痹方剂

1. **桂枝芍药知母汤** 功用祛风除湿，通阳行痹。《金匮要略》原文主治"诸肢节疼痛"之风湿历节病，从组方分析，桂枝、麻黄与白术共用，能祛除表里之风湿，可知应有寒热症状；配伍知母、芍药养阴清热，则知有化热伤阴之象。故本方病机为风寒湿邪外袭筋骨、肌肉、关节，痹阻气血，营卫失和，郁而化热，伤及阴液的寒热错杂之证。祝师用于治疗类风湿关节炎（rheumatoid arthritis，RA）、骨关节炎（osteoarthritis，OA）等。

2．黄芪桂枝五物汤　《金匮要略》主治血痹而症见肌肤麻木不仁，脉微涩而紧者。功用益气和营，通阳行痹。方中黄芪甘温益气，补在表之卫气；桂枝温经通阳，芍药养血和营除血痹，姜枣调和营卫，气行则血行也。祝师用于治疗产后身痛、RA、颈椎病等。

3．独活寄生汤　出自《备急千金要方》，功用祛风湿、止痹痛、补益肝肾与气血。治疗痹证日久，肝肾两虚，气血不足证，证见腰膝疼痛，关节屈伸不利或麻木不仁，畏寒喜温，舌淡苔白，脉细弱。祝师用于治疗 RA、OA、AS、坐骨神经痛、侧索硬化等。

4．血府逐瘀汤与补阳还五汤　均出自《医林改错》，祝师常用于治疗瘀血痹证。前者治气滞血瘀证，后者治气虚血瘀证。王清任在《医林改错》提出"痹证有瘀血说"的论点，并创制了身痛逐瘀汤治疗瘀血痹证。但祝师更喜用血府逐瘀汤与补阳还五汤加减治疗 RA、系统性红斑狼疮（systemic lupus erythematosus，SLE）、干燥综合征（Sjögren syndrome，SS）等见有瘀血征象者。

5．祝氏四藤一仙汤　本方为祝师所创制，由鸡血藤30g、络石藤15g、海风藤15g、钩藤10g、威灵仙15g组成。功用疏通经络，散寒除湿，养血活血，解痉止痛。主治风寒湿痹、气血阻滞而症见关节肌肉疼痛、麻木、屈伸不利，行动不便，遇寒加重，触之则痛剧等。可以作为多种关节疼痛的基本方。方中选用藤枝攀绕、性能多变的四藤，配合通达十二经脉的威灵仙，使全方具有疏通经络、养血活血、解痉止痛的作用，其中鸡血藤养血活血，舒筋通络；络石藤祛风清热，舒筋消瘀；海风藤祛风除湿，通络止痛；钩藤清热平肝，缓急解痉；威灵仙祛风湿，行经脉。全方药性中和，不温不燥，便于临床加减使用。祝师常用于治疗 RA、OA、妇女产后身痛、糖尿病周围神经病变等。

四、常见风湿病证治举例

1．类风湿关节炎　可按虚实论治。实证有风寒湿痹和风湿热痹；虚证有气血虚痹和肝肾虚痹。风寒湿痹治以祛风散寒、除湿通络，常用麻黄加术汤、葛根汤、桂枝芍药知母汤、四藤一仙汤。风湿热痹治以祛风除湿、清热通络，常用四妙丸、白虎加桂枝汤加减。

气血虚痹的病变部位多以上肢、肩背、颈项为主，关节肌肉疼痛或麻木，伴少气懒言，恶风汗出，舌淡，脉虚无力。治以益气养血，和营通络，常用黄芪桂枝五物汤合四藤一仙汤。肝肾虚痹的关节肌肉疼痛多以腰以下为重，屈伸不利，活动后明显，常伴腰膝酸软，头晕耳鸣，或下肢肿胀感，舌淡红，脉细弦。治以补益肝肾，舒筋通络，常用独活寄生汤加减。

凡 RA 病程日久，病邪深入筋骨肝肾，关节拘挛变形者，常在主方基础加两组药物：虫蚁类如蜈蚣、全蝎、乌梢蛇、地龙、白僵蚕、蜂房等搜风剔络、解痉止痛。藤枝类如鸡血藤、海风藤、青风藤、络石藤、钩藤、忍冬藤、桑枝、松节、伸筋草等以通络达肢，通络止痛。

如疼痛剧烈，固定不移或伴皮肤结节，加当归、丹参、红花、制没药、五灵脂、苏木、刘寄奴、皂角刺等活血逐瘀之品。

2．**系统性红斑狼疮**　基本病机为肝肾阴虚、气血不足，感受风寒湿邪，郁而化热，瘀热成毒，痹阻络脉，侵犯五脏。

（1）肝肾阴虚，瘀热痹阻：面部红斑，低热不退，腰膝酸软，心烦失眠，五心烦热，大便干燥，舌红少苔，脉沉细。治以滋阴清热解毒，活血凉血通络。常用知柏地黄丸合四藤一仙汤加白茅根、紫草、赤芍、丹参等。

（2）脾肾虚损，瘀阻肾络：狼疮性肾炎以大量蛋白尿、镜下血尿为主，伴浮肿、乏力、腰痛、尿中泡沫多，妇女月经量少或闭经，舌淡红，脉沉细。治以培补脾肾，活血利水。常用六味地黄丸合防己黄芪汤加益母草、白茅根、车前草、墨旱莲、当归、赤芍、川芎、木香等。

（3）气虚血瘀，寒湿阻络：肢体肌肉疼痛，手足青紫发凉，皮肤紫斑或肢体偏瘫，舌淡黯，有瘀斑，脉细涩。治以益气活血，散寒通络。常用补阳还五汤合四藤一仙汤加桂枝、牡丹皮、紫草、豨莶草等。

（4）气血两虚，肾精不足：红斑狼疮以血液系统受累多见。头晕心慌，乏力神疲，失眠多梦，腰酸膝软，血象低下，妇女月经量少、色淡，或月经量多，崩漏不止。舌淡胖，脉虚细无力。治以益气养血，补肾填精。常用圣愈汤加枸杞子、菟丝子、桑椹、制首乌、女贞子、仙鹤草。

3．**干燥综合征**　基本病机是阴虚津亏，治疗应以养阴生津、清热润燥为主，常选六味地黄丸、一贯煎。但津液的生成和敷布还有赖于气的化生和推动，临床气阴两虚证较为多见。如李东垣云："气少作燥，甚则口中无涎。泪亦津液，赖气之升提敷布，使能达其所，溢其窍。今气虚不供奉，则泪液少也，口眼干燥之症作矣。"疗常用补中益气汤合生脉散加生地黄、玄参、天花粉等；合并肺间质病变用升陷汤合生脉散。瘀血内停、津不上承导致口眼干燥者用血府逐瘀汤加减。

4. 贝赫切特综合征　属于中医的"狐惑病"，《金匮要略》云："蚀于喉为惑，蚀于阴为狐。"病因病机为湿热蕴毒，熏蒸咽喉、眼部，下注前后二阴。治疗大法是清热化湿，和中解毒。常用甘草泻心汤加减：生甘草10~15g，法半夏10g，干姜6g，黄芩10g，黄连6g，党参10g，大枣5枚。治疗本病必须重用生甘草以清热解毒，和中化湿。如溃疡严重加生白术、生蒲黄；溃疡疼痛加连翘、蒲公英、升麻；关节疼痛加桂枝、羌独活。其他辨证分型还有：

（1）肝郁化热：口咽溃疡，低热面红，胸闷心烦，性急易怒，经色紫黑。舌红苔黄，脉弦。治以疏肝养血，清热解毒。方用丹栀逍遥散加升麻、蒲公英、连翘、桔梗、黄芩、板蓝根等。

（2）阴虚火旺：口咽溃疡反复发作，五心烦热，头晕耳鸣，腰酸膝软，尿黄便秘，舌红少苔，脉细数。

（3）气血两虚：面部紫斑，目胞水肿，手足不温，口腔溃疡表浅，颜色淡红，伴乏力头晕，月经量少，舌淡胖齿痕，脉沉细无力。治以益气养血，温经通络。方用圣愈汤加桂枝、细辛、鸡血藤、益母草、牡丹皮、丹参、香附、白芷、升麻等。

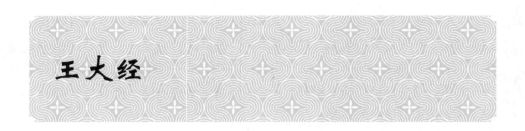

王大经

📇 【个人简介】

　　王大经（1915—1990），字若愚，男，汉族，北京房山人。北京中医医院主任医师，北京中医学院教授，硕士研究生导师，北京市名老中医。

　　1935 年毕业于华北国医学院，为施今墨先生得意门生。20 世纪 50 年代末开始从事中医风湿病诊治，与王为兰教授一同创立北京中医医院痹证专业组，是新中国成立后最早从事中医风湿病研究的杰出学者。终生秉承施今墨先生之嘱托，将现代医学与中医学融会互通，对中医辨病及辨证有着极为深入独到的见地，临床主张将辨证论治与精准辨病相结合，同时谙熟内经及仲景学说，力主气血辨证，擅长诊治疑难病，尤其对风湿免疫病、肝病、神经系统疾病以及心肺系统疾病的中医治疗颇有造诣。从事中医临床 50 余载，疗效显著，享誉京城。

📖 【经验集粹】

　　王大经教授治疗类风湿关节炎（RA）经验（张秦、邵培培、王北撰稿）

一、关于病名及病因病机认识

　　王老早在 20 世纪 50 年代末就开始探讨如何更有效地运用中医理论治疗 RA 这一顽疾。由于王老深受恩师施今墨先生影响，力主中西医互通，行医之始他就已经不满足于单纯运用中医名称对疾病进行命名，而是极力主张与时俱进、与现代医学接轨，在中医临床中引入西医疾病名称，如他力主直接采用西医"类风湿关节炎"来命名本病，而不再使用中医古书称谓命名，他认为这样能够使得临床诊断清晰明确，之后再运用中医理论进行辨证论治。这一思维方式不仅始终贯穿着王老自身的中医临床实践过程，而且极大地影响了一大批著名风湿病学家，进而产生出了诸如"辨病与辨证相结合"等当时较为领先、如今仍被广为提倡的中医认证方式，有效促进了新中国成立之后中医界学术知识的更新和学术理念的进步。

关于 RA 病因，早在《黄帝内经》中就有"风寒湿三气杂至，合而为痹也""正气存内，邪不可干""邪之所凑，其气必虚"等相关阐述，金代医家张子和在《儒门事亲》中记述："濒水之地，劳力之人，辛苦失度，触冒风雨，寝处津湿，痹从外入。"提示我们 RA 等疾病病因多为正气不足、外邪侵入。王老充分吸收了前人经验，并通过临床观察之后认为，RA 发病本在阳虚、肾气不足，外邪侵袭则致关节肿胀、屈伸不利，甚至骨萎筋挛。在 RA 发病过程里王老还认为，风、寒、湿邪侵入，内蕴机体可化生湿热，寒湿、湿热蕴久之后便可形成湿毒，因此在风、寒、湿、毒四种因素基础上，结合自己在 RA 临床实践中的体会，王老明确提出了寒湿、湿热与湿毒的病因学认识。综合上述认识，王老提出 RA 发病为内因和外因同时存在，外因通过内因起作用。外因可归纳为风寒湿毒，同时由于调护不周，而致机体本身气血虚弱、肌表腠理不固等内因出现，继而导致疾病。

二、辨证论治

王老通过大量临床实践观察之后，早在 20 世纪 70 年代就与当时的风湿病名家王为兰教授一起、明确提出 RA 的中医治疗可分为发作期和稳定期两个不同阶段，这与西医学将 RA 分为活动期与缓解期的观点几乎如出一辙。在 RA 病情活动发作时王老主张应急则治标，予以清热解毒、祛湿消肿止痛，或温阳化湿、搜剔络邪为主，在 RA 病情稳定缓解时则须培本固肾、养血通络为主。王老通过大量临床实践，反复观察，提炼出该病的中医分型证治。

1. **发作期** 临床根据寒热偏胜，辨证分为以下三型。

（1）偏热型：证见手足小关节肿热疼痛，或有关节局部发红、活动受限，可伴发热、汗出、烦渴，便艰等症状。舌质红苔薄白，脉细数或滑数。辨证为湿热化毒，蕴于筋脉，气血瘀阻，流注关节。治疗立法予以清热解毒，祛瘀通络，消肿止痛。方药用《金匮要略》风引汤化裁：生石膏、石见穿、芒硝、白鲜皮、片姜黄、蛇床子、桂枝、百部、干姜、酒大黄等。

加减：如关节热甚，伴有血沉升高者，可选加土茯苓、忍冬藤、寒水石、防己、龙胆草、紫草、黄柏、白矾等；如兼心烦，小便黄，大便干，舌苔黄腻者，提示湿热较重，可选加茵陈蒿汤；如关节局部暗红，肿痛较剧者，提示瘀热较重，可选加桃仁承气汤或三黄汤；如烦渴汗出明显者，提示气分热盛，可选加白虎加桂枝汤。

（2）偏寒型：症见手足小关节出现不同程度的肿胀变形，活动障碍，手指足趾关节局部僵硬怕冷，遇到阴寒天气加重，面色㿠白，舌质淡苔薄白，脉沉或细。辨证为寒湿伏于筋骨，阻塞经脉，瘀血凝滞关节。治疗立法予以温经散寒，活血通络。方药用阳和汤加附子化裁：麻黄、黑附片、防己、肉桂、炒穿山甲、鹿角霜、熟地黄、干姜、炒白芥子等。

加减：如关节明显肿痛变形，肌肉萎缩者，提示阴寒凝滞，宜重用黑附片、肉桂，甚至黑附片与川乌、草乌同用；如关节肿痛，瘀滞明显者，可选加木鳖子、皂角刺、百部、莪术、泽兰、桃仁、穿山龙、片姜黄等；如寒湿渐减，可选用桂枝加附子汤、麻黄附子细辛汤或大黄附子细辛汤加减化裁；如关节肿胀明显，检查发现关节腔积液者，可选用麻黄、白芥子等；如关节疼痛较重者，可选用全蝎、乌梢蛇等虫类药物。

（3）寒热夹杂型：本型临床较为多见，症见手足关节肿痛，局部或有灼热，但周身怕冷，而关节不怕入冷水中，症状稍有不慎即反复发作，舌苔白或薄黄，脉滑或略数。辨证为寒湿化热，湿毒内蕴，经络阻滞，关节不利。治疗立法予以清热解毒，温经散寒，寒热并用。方药用阳和汤合仙方活命饮加减化裁：酒大黄、皂角刺、百部、肉桂、鸡血藤、熟地黄、白鲜皮、炒白芥子、黑附片等。

加减：如热象明显者，可选加土茯苓、穿山龙、生石膏等清热解毒药物；如寒象明显者，可选加麻黄、细辛、干姜、肉苁蓉等温经散寒药物。

2．稳定期　王老将其归纳为气血亏虚，痰瘀互阻型。症见病程日久，病情相对稳定，或关节已经变形，无关节肿痛或稍有肿痛，关节局部不红不热，舌脉无明显异常表现。治疗立法予以益气养血、滋补肝肾以固其本，祛风和络、通利关节以治其标。方药自拟：当归、白芍、熟地黄、全蝎、蕲蛇、土鳖虫、阿胶、丹参、猪牙皂、木瓜、淫羊藿、生黄芪、酒大黄、白芷、胆南星、鸡血藤、川续断、白芥子等。此时王老主张 RA 慢性期最好改为水丸或蜜丸剂型，以缓图之。

三、用药体会

由于 RA 反复发作，病程较长，属于慢性痼疾，王老在治疗该病时主张非大温、大寒之品，不能重劫其内在蕴凝之邪气，故其对于药物的选择亦颇具特色。并择其代表性药物进行论述。

1. 附子　王老在治疗 RA 时认为附子是一味很重要的温经药，凡 RA 属于偏寒型者为必用之列，用量视病情而达到相对大量，通常 15～60g，先煎40 分钟至 60 分钟。临床遇到面色苍白甚至黑黯，恶寒怕冷，四肢发凉，关节感觉冷风嗖嗖，舌质淡苔白，脉细者，均为应用附子之证，特别是对寒湿痿痹拘挛、肌肉萎缩、行走不利者确有坚肌壮骨的作用。该药临床配伍十分重要。王老认为治疗 RA 时，如将附子配伍麻黄，既可加强温经散寒之功、又可促进祛除寒湿之效；配伍熟地黄，可祛除二者或过于刚烈、或过于滋腻之偏性，阴阳双补，各扬其长；配伍知母，既可祛其邪热、又可制约附子之燥烈，无论虚热、实热均可应用；配伍大黄，可荡涤胃肠积热郁结，温经活血，消肿破滞。

2. 生石膏　王老认为该药是清解气分实热的要药，其与气分药同用可清气分实热，与血分药同用可气血两清。王老将生石膏用于治疗本病，是受到《金匮要略》中以风引汤治热瘫痫的启发，在 RA 病程发展过程中凡遇关节肿热疼痛、伴有心烦口渴汗出等热性征象者，可予生石膏凉血消肿，而对于关节红肿热痛之湿热证，且血沉等炎症指标明显升高者，还应将生石膏重用，此时常常配伍大黄，认为此二者合用能够清气凉血，相得益彰。

3. 白鲜皮　为王老将治疗 RA 的常用药物。《本草纲目》中记载该药："主治……湿痹死肌，不可屈伸、起止行步……通关节，利九窍及血脉。"王老认为这里提到的"湿痹死肌"与 RA 引起的肌肉萎缩、废而不用十分相似，而 RA 还可以同时合并关节变形，从而出现屈伸功能丧失，不能步行等表现。王老认为白鲜皮用在 RA 偏热型的治疗中十分有效，临床用量最多时可达 30g。

4．白芥子　王老用白芥子治疗 RA 主要取其止痛消肿的作用，常与麻黄配伍，其思路源于《外科证治全生集》之阳和汤，书中记载阳和汤："治鹤膝风，贴骨疽，及一切阴疽。"即原意该方剂用于治疗寒性脓疡及关节变形，这里王老不仅仿其意活用外科方剂阳和汤治疗内科疾病 RA 偏寒型，而且进一步发现其中白芥子可用于治疗关节肿痛。当其与温经通络之属配伍时，对寒性关节肿痛确有疗效，当其与清热解毒之品配伍时，对热性关节炎症亦有效果，故而认为该药实为治疗 RA 关节肿痛不可或缺之要药。

5．全蝎　王老针对本病关节肿痛变形明显，且顽固难愈者，经常选用虫类药物进行治疗，其中全蝎为其最为常用的虫类药物之一。他认为此时变形之关节非虫类药物不能攻坚，非虫类药物无以通利。而全蝎恰恰颇具搜剔经络之邪、镇痛通络祛风之功。当其配伍乌头时，可使镇痛作用倍增；配伍穿山甲，可增加搜剔络邪之功力。王老对于 RA 常规治疗不见效者除了全蝎，还常常选用地龙、蜂房、乌梢蛇、皂角刺、穿山甲等搜剔经络之品，使得临床疗效大为提高。

总之，王大经教授在治疗 RA 时主张采用西医疾病诊断、结合中医中药治疗，在辨证论治基础上，辅以单味药物对症加减，并对该病病因病机、治疗方药进行了初步探讨和规范，为 RA 等风湿病的中医临床研究做出了不可忽略的贡献。作为一代风湿病学大家，他严肃务实，襟怀宽广，摒弃门户，博采众长，躬身实践，疗效显著，成为中医界早期汇通中西的标志性人物之一，值得我们去深入学习、挖掘和传承。

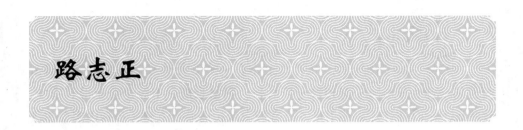

路志正

【个人简介】

路志正（1920—2023），字子端，号行健，河北藁城人，首届国医大师，首都国医名师，传统医药类国家级非物质文化遗产项目代表性传承人，全国老中医药专家学术经验继承工作指导老师、师承博士后导师。杏林耕耘80余载，重视临床，不忘科研、教学，临证注重调理脾胃，对脾胃学说和温病学说有很深的造诣。在继承李东垣、叶天士等前人理论的基础上，将脾胃、温病学说在临床中的应用做了更进一步的阐述及发展，对很多慢性重大疾病和疑难病，疗效卓著。临床中精通内外妇儿，擅治杂病，疗效显著，屡起沉疴，熟稔经典，融会百家，崇尚脾胃学说，依据时代疾病谱改变，铸就"持中央，运四旁，怡情志，调升降，顾润燥，纳化常"之调理脾胃学术思想。主编《实用中医风湿病学》《中医内科急症》《实用中医心病学》《中国针灸学概要》《路志正医林集腋》《中医湿病证治学》等专著10余部。

【经验集粹】

一、路志正治痹经验（路志正撰稿）

我总结自己七十年的行医历程，提出"持中央、运四旁、怡情志、调升降、顾润燥、纳化常"调理脾胃的学术思想，现在将风湿病中的治疗思路及经验奉献给大家。

（一）持中央

"中央"者，乃脾胃也，为后天之本。中医历史悠久，其理论博大精深，而著述亦汗牛充栋。若只遵循一家之言，则很难窥得中医全貌而得其精髓，致临证运用时亦往往多感不足，故宜博采众长而后可。自《黄帝内经》重视胃气的作用，提出脉以胃气为本的思想，汉代张仲景遵之而以"保卫气，存津液"贯穿《伤寒论》之终始，迨东垣立升阳益胃、补中益气、升阳泻火等法，补前贤之未备，立调理脾胃之规矩，然其立法处方却详于脾而略于胃，至叶氏"太阴湿土，得阳始运；阳明燥土，得阴自安"和"脾喜刚燥，胃喜柔润"之论，又补充东垣之不足，所列甘平、甘凉濡养胃阴之法，实开后世之先河。故吾于临证时无论内伤、外感，均终始调养后天之本。

1. 脾 其性属阴，为阴中之至阴。张志聪曰："脾为阴脏，位处中焦，以太阴居阴，故谓阴中之至阴。"罗东逸认为："至阴者，中土坤德，以顺天承，而不以阳居也。"说明脾其性属阴其用为阳，脾在胃的作用下，才能成为冲和之土，生化之源。

（1）脾主生津散津：脾主运化水谷精气。《素问·经脉别论》曰："饮入于胃，游溢精气，上输于脾，脾气散精，上归于肺，通调水道，下输膀胱，水精四布，五经并行。"由于胃是脾之腑，水谷经过消化、吸收的过程，转化为气血津液，以灌溉脏腑经络，营养四肢百骸，主要是依靠脾的输布作用。所以我认为脾气散精即升清之意，游溢精气即运化水谷精气之意。《素问·太阴阳明论》曰："四肢皆禀气于胃，而不得至经，必因于脾，乃得禀也。"这都说明胃腐熟水谷产生的精气需要通过脾的运化传输才能通达四肢、濡养全身。

（2）脾生血统血：其次脾可生血、统血，为后天之本，生化之源。《灵枢·本神》曰"脾藏营"。《灵枢·营卫生会》说"营出于中焦"。《难经·四十二难》曰："脾……主裹血，温五脏。"就是脾统血之意。《济阴纲目·论心脾为经血主统》中云："血生于脾土，故云脾统血。"《灵枢·决气》指出："中焦受气取汁，变化而赤是谓血。"就是脾生血之意。因此，我认为凡血虚、出血或失血都应从脾论治。

2. 胃 胃可受纳水谷。胃主受纳，是指胃在消化道中具有接受和容纳饮食物的作用。饮食物的摄入，经消化道进入胃中。胃的纳，不仅是容纳，它还有主动摄取之意，故亦称为"摄纳"。胃之所以能主动摄纳，是依赖于胃气的作用，胃气主通降，使饮食下行，食下则胃空，胃空则能受饮食，故使人产生食欲。饮食入口，经过食道，容纳于胃，故称胃为"水谷之海""太仓""仓廪之官"。《灵枢·玉版》说："人之所受气者，谷也。谷之所注者，胃也。胃者，水谷气血之海也。"均说明胃可受纳水谷，但如果饮食过剩，过食肥甘则最容易损伤胃的受纳功能。此外，胃主腐熟消磨水谷，是指胃对饮食物进行初步消化，形成"食糜"的作用过程。《灵枢·营卫生会》云"中焦如沤"。"沤"更形象地描绘了胃中腐熟水谷之状。《难经·三十一难》说："中焦者，在胃中脘，不上不下，主腐熟水谷。"食糜传入小肠后，在脾的运化作用下，精微物质被吸收，化生气血，营养全身。故称胃为"水谷气血之海"。胃阳是消磨腐熟水谷的动力，若胃火过盛或不足都可以使胃腐熟异常。

3. **脾胃合论**　脾胃一脏一腑，五行皆属于土，脾为阴土，胃为阳土。二者通过经络相互络属，互相作用，同称为"后天之本"。《素问·太阴阳明论》曰："脾与胃以膜相连耳。"《难经》曰："胃者脾之府。"脾与胃，两者在生理结构上通过经络相互络属，从功能上一主阳一主阴，生理功能上相互作用共同维持人体的健康状态；病理上相互影响，是不可分割的一个整体。故李东垣曰："脾者，阴土也，至阴之气，主静而不动；胃者，阳土也，主动而不息。"我在临证中，尤其重视脾胃作为人体后天之本的重要作用，重视《脾胃论》中："……元气之充足，皆由脾胃之气无所伤，而后能滋养元气。"正如《素问·灵兰秘典论》《素问·阴阳应象大论》中指出的"脾胃者，仓廪之官，五味出焉""谷气通于脾"。脾胃者，一脏一腑，共同完成饮食水谷的受纳和运化，化生气血津液，濡养四肢九窍、五官百骸，皮肉筋骨，无所不达，无器不养，是维持人体生命活动的重要器官。明代王纶在《明医杂著》中曰："胃阳主气，脾阴主血，胃司受纳，脾司运化，一运一纳，化生精气，津液上升，糟粕下降，斯无病矣。"《素问·平人气象论》曰："人以水谷为本，故人绝水谷则死。"皆指出了脾胃主运化的重要地位和作用。

另外人体的四肢功能、肌肉活动是否正常都与脾胃有很大关系。《素问·太阴阳明论》曰："四肢皆禀气于胃，而不得至经，必因于脾，乃得禀也。"《素问·玉机真脏论》曰："脾为孤脏，中央土以灌四旁。"《素问·痿论》曰："脾主身之肌肉。"《素问·平人气象论》曰："藏真濡于脾，脾藏肌肉之气也。"皆指出了脾脏对于四肢、关节、肌肉的重要作用。这在对于痹病的临床辨证论治中，起到重要的指导作用。

4. 痹病治疗中的体现 历代医家对于痹病的论述很多，我认为痹病是人体内部正气亏虚，营卫失调，进而感受风寒湿三气，合而发病，或日久正虚，内生痰浊、瘀血、毒热，正邪相搏，使经络、肌肤、血脉、筋骨，甚则脏腑的气血痹阻，失于濡养，而出现肢体疼痛、肿胀、酸楚、麻木、重着、变形、僵直及活动受限等症状，甚则累及脏腑的一类疾病的总称。

（1）痹病正虚为本：我认为人体内部正气虚衰是痹病发生的内在因素。《素问·刺法论》曰："正气存内，邪不可干。"《素问·评热病论》曰："邪之所凑，其气必虚。"《灵枢·百病始生》曰："风雨寒热，不得虚，邪不能独伤人，卒然逢疾风暴雨而不病者，盖无虚，故邪不能独伤人，此必因虚邪之风，与其身形，两虚相得，乃客其形。"可见，正气虚衰是痹病发生的先决条件。正气不足是痹病发生的内在因素，而正气就是指脾胃化生的人体必需的营卫、气血、津液、精气等。

（2）营卫与痹病：通过临床发现，痹病的发生与营卫失和有很大的关系。《素问·痹论》曰："荣者，水谷之精气也，和调于五脏，洒陈于六腑，乃能入于脉也，故循脉上下，贯五脏，络六腑也。卫者，水谷之悍气也，其气慓疾滑利，不能入于脉也，故循皮肤之中，分肉之间，熏于肓膜，散于胸腹，逆其气则病，从其气则愈，不与风寒湿气合，故不为痹。"可见营卫之气调和与否，是痹病发生的重要因素之一。若机体先天禀赋不足或后天失于调养，出现脾胃功能失调，不能化生水谷精气，营气不能正常入于脉内，以调和濡养五脏六腑，乃至周身关节肌肉筋骨皆失濡养，因此出现疼痛、肿胀、活动不利等；此外卫气失营气之濡养，卫气不足，则与营气不相和谐，以致营卫不和，腠理疏松，藩篱不固，卫气失其正常卫外防御功能，即所谓"逆其气"之意。此时生活起居稍有不慎，则风寒湿热即可乘虚侵袭，邪阻脉络，凝滞气血，从而成痹。

（3）气血不足乃成痹：气血不足也是痹病发生的重要因素。如果人体气血不足，不但有表卫不固，风寒湿热燥等邪气容易侵犯人体，而且会有经络不通，筋脉失养，肢体酸痛，活动不利等。《金匮要略·中风历节病脉证并治第五》曰："少阴脉浮而弱，弱则血不足，浮则为风，风血相搏，即疼痛如掣。"《医学入门·痹风》曰："痹属风寒湿三气侵入而成，然外邪非气血虚则不入。"《圣济总录·历节风》曰："历节风者，由血气衰弱，为风寒所侵……"从上述可见，气血不足在痹病发病中的内因作用。气血不足则表卫不固，腠理疏松。若起居不慎，调摄不当，风寒湿邪易于乘虚侵袭，或留着肌肤，或阻滞经络，或流注关节，闭阻血脉而成痹。

（4）健脾除痹：然而何以会有气血不足，乃则责之于脾胃也。脾胃者，后天之本，气血化生之源，人之所赖以生也。只有从根本调理好脾胃功能，才能使气血充足，才能提高人体的抵抗力、防御力，从而能提高对外界环境的适应能力。此外调理好脾胃功能，对于患者用药也是必要的基础。因为治疗痹病时常选用活血化瘀等力量较强的药物，此类药物一般活血通络祛瘀作用愈强，其对脾胃伤害愈大，所以选用此类药物需要保护脾胃的功能不受损伤。所以对于脾胃受损严重的患者，我在治疗时常常以调理脾胃扶助正气为主，待脾胃功能恢复，气机条畅，气血充足，再治疗标症。

通过长期临床，我发现用药物祛除病邪乃是下策，通过药物调整人体脏腑功能出现的偏差、阴阳不调、气机不畅，使脏腑自身功能重新恢复，待五脏真精气血充足，营卫调和，正气存内，自然排出外邪，此乃为上策，亦为长久万全之法，乃医之正道也。

对于正气虚衰，脾胃虚弱的病人，在临床中我常用补益脾胃法，即用具有补益脾胃作用的方药，扶助正气，强壮身体，以治疗痹病后期，脾胃虚弱，中气不足的证候。"痿痹更以通补阳明为要"（吴鞠通），因为阳明主束骨而利机关，"通补阳明"既可益气血生化之源，又能使脾健以助药运。凡罹患痹病脾虚气弱，肢体麻木者，即应辅以本法，着痹患者，也应适当配合本法以治其本。代表方剂，偏脾胃气虚用六君子汤加味，偏脾胃阴虚者用养胃汤加味。常用药如党参、白术、薏苡仁、沙参、石斛、黄精。

（5）健脾临证：现略分析临床中气血两虚、荣卫不和等辨证治疗。

1）气血两虚证：对于治疗痹病日久，正虚邪恋之痹病气血两虚证，常见到肌肉关节酸痛无力，时轻时重，活动后加重，或者筋惕肉动，肢体麻木，或关节变形，肌肉萎缩，面黄无华，心悸，气短，乏力，易出汗，纳少，便溏，舌淡苔薄白，脉象沉细弱。气血两虚之痹病，多由于素体脾胃虚弱，气血亏虚，遂腠理空虚，或者大病之后，后天之本失养，导致风寒湿热邪气乘虚侵入人体，流注于筋骨血脉，搏结于关节而成。痹病日久，损伤正气，脾胃乏养，气血衰少，正虚邪恋，肌肤失养，而至肌肉关节酸痛无力，筋惕肉动，关节变形，肌肉萎缩，筋挛骨弱。脾胃弱则气血虚，气虚遂气短，乏力，汗出，食少，便溏；血虚则面黄少华；舌淡苔薄白，脉象沉细弱，皆是气血虚弱之象。气血两虚证在临床痹病之中，多见于脾痹、历节、皮痹、脉痹等，尤其是痹病日久，更易见到。在临床中，我最常用的是黄芪桂枝五物汤加当归、八珍汤等。《时方妙用》称黄芪桂枝五物汤为治疗虚痹之总方。方用黄芪补气固表；桂枝通阳活络，兼以祛除风寒，配以芍药调和营卫，但是芍药性偏寒凉，略有清热凉血之妙用，唯其性守而不走，配伍当归之辛温，既养血活血，又走而不守，辛开酸合，走守相配，并有治风先治血之妙，以待气血旺盛，痹证自除。其次，如八珍汤也是常用方剂。八珍汤是由四君子汤和四物汤组成。盖气为血之帅，血为气之母，补气的方剂常配以补血药，补血的方剂，也常配以补气药，这就是以阳生阴长、阴生阳长为指导的。本方就是以补气药与补血药相配合的气血双补之药。方中人参、熟地黄为君药，以甘温益气养血；辅助以白术苦温，以健脾燥湿，茯苓甘淡，以健脾利湿，二者相合，协助人参补脾肺之气，以助气血生化之源；当归辛苦温，白芍酸苦微寒，二者养血和营，协助熟地黄，以益心生血，调和肝脾，炙甘草和中益气，调理中焦，川芎活血行气，此四药相合，共为佐使药。全方共奏气血双补之功。

2）荣卫不和证：对于荣卫不和证，临床常见肌肉关节疼痛，肌肤麻木不仁，恶风，汗出，头痛，项背不舒，身热或恶寒，舌质淡红，苔薄白，脉浮滑。荣卫不和则卫阳不固，腠理空疏，风寒湿三气乘机侵袭肌表而为痹。卫受邪，失其卫外开合的作用，因而阴不能内守而恶风汗自出；汗出则营弱，肌腠疏松，营阴不足，故脉浮而缓；太阳藩篱之经受邪，营卫不和，表虚汗出，筋脉失养，故头痛，项背不舒；营卫之行涩，经络失疏，故肌肉关节疼痛；皮肤不营，故为麻木不仁。荣卫不和证在临床痹病之中，多见于行痹，湿痹，皮痹等。我在临床中常用桂枝汤、玉屏风散等治疗。桂枝汤方中，桂枝辛甘而温通卫阳，芍药苦酸而和营敛阴，两药相合，在发表中寓有敛汗之意，和营中有调卫之功。生姜佐桂枝而发表，大枣佐芍药以和营，甘草取其调和诸药。是知桂枝汤治疗太阳中风，并不是取其直接解表的作用，而是在于调和营卫，营卫和则汗自出，肌肉腠理之邪自然随之而解。项背不舒加葛根以生津解肌，润养肌肉筋骨。若见到痹病日久气虚者，加党参以扶正祛邪、黄芪以益气固表，使以防风以祛余邪；痹痛甚者倍桂枝，加细辛、威灵仙以通痹除痛。在玉屏风散中，黄芪益气固表为主药；白术健脾扶正，协助黄芪以固表止汗，为辅助药物，且芪术合用，补中焦脾胃以资气血之源，使脾胃健旺，肌表充实，则邪不易侵，汗不易泄；防风走表而祛风邪，并助黄芪以益气御风邪，为佐使药。因本方证，腠理疏当固卫，故黄芪得防风则固表而不留邪，防风得黄芪则驱邪而不伤正，起到反佐的作用，配伍白术之健脾守中，且以实肌腠，三药合用，实属于补中焦兼疏之剂，既可用于卫气不固的自汗，也可用于实表而御风寒。服本方后卫气振奋，腠理致密，自汗与恶风皆当痊愈。如果肌肤麻木不仁，机体疼痛可加芍药、桂枝、当归增强解肌敛阴、调和营卫之功。

总之对于脾胃虚弱，正气不足的患者，皆以"持中央"为治疗出发点，从健脾益胃入手，扶助正气，增强体质，提高机体能力，从而祛除病邪，恢复健康。

（二）运四旁

中央者，脾胃也；四旁者，狭则心、肺、肝、肾，泛则五官九窍、筋骨皮肉、四肢百骸无所不含也。《素问·玉机真脏论》中曰："脾脉者土也，孤脏，以灌四傍者也。"五脏之中，脾为孤脏，位中央属土，以灌四旁。言"运四旁"自然以脾土为主，余四脏为辅。此《内经》中所说"灌四旁"与"运四旁"有异曲同工之妙。

人体脏腑于五行各有所属，五行之间相互生化、制约，脏腑之间也存在着相互依存，相互制约的密切关系。而其中尤其是气机的升降，是人体诸脏腑共同参与完成的协调运动。脾胃作为气机升降的枢纽，起着至关重要的作用，但是其枢纽作用也需要其他四旁各脏的相互配合。所以对于脾胃气机失调的证候，也可以通过对其余四脏的调理来斡旋中州，以恢复气机之常，达到调理脾胃的目的。《医学求是·血证求原论》曰："土位于中，而火上、水下、左木、右金。左主乎升，右主乎降。五行之升降，以气不以质也，而升降之权，又在中气，中气在脾土之上，胃之下，左木、右金之际。水火之上下交济者，升则赖脾气之左旋，降则赖胃土之右旋也。故中气旺，则脾升胃降，四象得以轮旋。"说明脾胃升降在五脏中的重要作用。

李东垣在《脾胃论》中说，脾胃居中属土，与其余四脏密切联系，无论何脏受伤均可伤及脾胃，而反之临床中亦可通过调理脾胃，来治疗脏腑疾病。脾胃位居中焦，可交通上下左右而统摄四旁，能化生气血津液而滋养诸脏，脾胃运化正常则生机不尽，四脏皆得安和。若脾胃失运，则气机不畅，气血不荣，脏腑失养而患病。

四脏之中，心、肺同居上焦。心主血脉，营血在心气的推动作用下在脉管内正常运行。脉道通利与否全赖于心气的推动。"中焦受气取汁，变化而赤，是为血"，营血的生成亦离不开心阳的作用。脉道不畅，血虚、血瘀皆可致痹。临证过程中，我常用桂枝等以温通经脉，和血脉。肺主宣发肃降，对于全身气机的畅达而发挥重要作用。肺气助君主之官以主血脉，在全身水液代谢过程中亦为水之上源。"上焦开发，宣五谷味，熏肤，充身，泽毛，若雾露之溉"。将气血津液布达全身，营卫和谐，藩篱固护，抵御外邪，气血条达周流，无不通之理。例如临证常用紫苏子、紫苏叶、杏仁以宣畅上焦气机疗痹。

肝肾同属下焦。其中血生于脾而藏于肝，肝为罢极之本，亦主筋，肝主疏泄，体阴而用阳，与气血关系极密。全身气机调畅有赖于肝脏的疏泄作用。气滞、气郁、气闭多从肝论治。其疏泄失职有太过与不及之分，无论太过与不及皆影响"运四旁"，导致气机郁滞不行或妄行失司，皆可致痹。肾主藏精，主骨生髓，元阴元阳寄于肾，肾所藏之精能化生气血，肾阳有温煦推动之用，为釜底之火，上而温运脾土，助脾化运。肾阴滋养脏腑，肾水上生肝木，肾中阴精化生气血，谓之"精血同源"，共同濡养筋骨。脾之于肾，先后二天互养，二者不养，常成虚痹。

1. **肺脾** 《素问·阴阳应象大论》曰："脾生肉，肉生肺。"肺属金，脾属土，按照五行生克关系来说，土生金，脾生肺，脾为肺之母，肺为脾之子。唐容川曰："土之生金，全在津液以滋之。"肺主一身之气，而脾为全身气血生化之源。由于肺与宗气的生成关系密切，而宗气又是肺吸入之清气与脾胃运化的水谷精气相互结合而成的，因此，肺主一身之气是以脾为气血生化之源作为前提基础的，临床常用的补脾气以生肺气的补土生金法治痹。

肺脏居于膈上，肺经环循胃口，功能主一身之气，可宣发肃降，故能够有与胃相助为用。何梦瑶在《医碥》中说："饮食入胃，脾为运行其精英之气，虽曰周布诸脏，实先上输于肺，肺先受其益，是为脾土生肺金，肺受脾之益，则气愈旺，化水下降，泽及百体。"借其通降之性，故有调肺降胃之法。叶天士在临证中发现"上焦不行则下脘不通"的情况，所以其治疗胃气郁结，升降不行的病变，常以轻清宣上或者苦降肺气之药而取效。肺气降则结气可开，逆气降则胃气自和，故五脏痹与六腑非仅表里尔。

肺朝百脉，故可助脾散精；肺之宣降，还可助脾运化水湿；肺又为水之上源，能通调水道，下输膀胱，所以临床上常用宣肺利水和宣肺利湿诸法除痹。

2. 心脾　《内经》云："心生血，血生脾。"心属火，脾属土，因此心为脾之母，脾为心之子。《灵枢·决气》曰："壅遏营气，令无所避，是谓脉。"脾生血，为气血生化之源，并且脾统血，心主血脉，如此二者共同完成了血液之运行，脾气充足而健运，血之生化有源，则心主之血自然充盈。血液运行在经脉之中，依赖心气之推动，然也必须有脾气的统摄，方能维持其正常之运行。故何梦瑶在《医碥》中曰："脾之所以能运化饮食者，气也。气寒则凝滞而不行，得心火以温之，乃健运而不息，是为心火生脾土。"气虚血不能动，血虚脉涩皆可成痹。

3. 肝脾　《素问·宝命全形论》曰："土得木而达。"肝属木，脾属土，木疏土，相辅相成，构成了正常的生理关系。罗东逸在《内经博议》中曰："土生万物……苟非风木和柔之气，内居其间，何以使土脉和动，故土旺长夏，而木正向荣。"所以看出，脾赖风木的帮助，才能发挥生养万物之能。

并且脾主运化，主升清，胃主降浊，脾胃为脏腑升降之枢纽；而肝主疏泄，又是人体气机条畅的关键所在。脾胃的升降、运化，有赖于肝气的疏泄，若肝的功能正常，疏泄条畅，则脾胃升降适度，运化健全。若肝失疏泄，则会影响脾胃升降、运化，从而形成"肝胃不和"或者"肝脾不和"的证候。反之，若脾病亦可及于肝，如水湿内停，日久蕴热，湿热郁蒸，可使肝胆疏泄不利，而为黄疸，或为湿热之痹。

此外，肝藏血，心主血，脾统血，脾又为人体气血生化之源，肝、脾和心三脏协调，对于血的生产、运行起着重要作用。临床中的血证，当从此三脏入手，尤以血脉痹病为多见。

4. 肾脾 脾属土，肾属水，肾为先天之本，脾为后天之本、气血生化之源，肾受五脏六腑之精气而藏之，为藏元阴元阳之府。脾与肾，二者关系密切。脾主运化水谷精微，必须借助于肾中阳气的温煦，而肾中所藏精气，有赖于脾气运化之水谷精微的不断补充和化生。故赵献可在《医贯》中说："饮食入胃，犹水谷在釜中，非火不熟，脾能化食，全借少阳相火之无形者，在下焦蒸腐，始能运化也。"

脾胃的正常运化，有赖于肾阳的温煦、生发，若肾阳虚衰，命门火不足，则脾失温煦，升运不健。又因为肾为胃之官，主司二便，肾阳衰惫，固摄无权，则大便稀溏，甚或五更作泻。倘若但治其脾，若釜底无薪，清阳难升，必以补火生土，两补脾肾，方能复脾运化之常。再如，反胃之症，朝食暮吐，食久反出，多以虚寒论治。《圣济总录》说："食久反出是无火也。"说明此症虽然属于胃气上逆，但实缘于脾肾之阳失于升运，寒滞中焦，浊邪难降所致，治当以温升之剂，待清阳温升，阴浊自降，无事止呕而呕自止也，均属于补火生土，温肾以运转脾胃升降之机枢的典范，治六腑痹而求于脏，此法常见。

另外，脾主运化水湿，肾主水，二者及肺、三焦、膀胱，共同完成了水液的代谢。若一脏生变，他脏株连，则使水液代谢异常。李士材在《医宗必读》中说："脾土主运行，肺金主气化，肾水主五液，凡五气所化之液，悉属于肾，五液所化之气，悉属于肺，转二脏以制水生金者，悉属于脾。"所以临床中，对于水症，常用补土制水之法，以助其所不胜，可治着痹。

5. 皮肉筋骨、五官九窍、四肢百骸 李东垣认为："胃气一虚，耳、目、口、鼻俱为之病。"《类经·脾不主时》中强调："脾胃为脏腑之本，故上至头，下至足，无所不及"所以全身各部痹病都可以通过调理脾胃来治疗。

我认为十二经脉清阳之气皆上注于头，如一经气衰，皆可影响清阳之气对五官四肢等之温煦、滋养，尤其是足太阴脾经和足阳明胃经是产生清阳之气的源泉，关系巨大。所以说，脾胃为水谷之海、气血生化之源、后天之本、升降之枢纽。若脾胃健运，纳化正常，则水谷精微得以输布，清阳之气得以上升，浊阴之气得以下降，从而使脑聪目明，筋骨坚强，轻劲有力，四肢百骸，五脏皆有所主。倘劳倦过度，脾胃损伤，则纳运失职，升降悖逆，不仅清气不能上升，元神之府失养，且湿阻中州，浊气上蒙清空，出现胸闷腹胀，头晕目眩、耳鸣耳聋等症。此即《素问·玉机真脏论》中论述脾运太过、不及为病时所说的"其不及，则令人九窍不通"之义也。所以在临床中，要常用调理中焦脾胃的方法治疗头晕、恶心、耳鸣、耳聋、口腔溃疡、失眠等各种杂病，在痹病不为乏见。

6. 痹病治疗中的体现

（1）五体痹：在机体中，五脏六腑和经络共同组成一个完整的系统，气血在其中运行，周流不息，经络系统加强了皮、肌、筋、骨、脉、孔窍等与脏腑之间的联系，痹病的诸多肢体、关节、筋骨、肌肉、皮肤的表现与经络系统是不能分开的，从痹病的发病来讲，十二经中气血的多寡不同，运行亦不同，气血衰少之经，气血亏虚之处则更容易感受外界的邪气，使气血痹阻而成痹病。所以在临床中，由于个人体质差异，气血盛衰不同，感受外邪而形成中医五体痹之说，即皮痹、肌痹、筋痹、脉痹、骨痹。《素问·痹论》曰："以冬遇此者为骨痹，以春遇此者为筋痹，以夏遇此者为脉痹，以至阴遇此者为肌痹，以秋遇此者为皮痹。"故在治痹的学术思想中强调"运四旁"。

1）皮痹：皮痹是由于在秋季感受外邪，风寒湿痹阻于皮肤腠理，表现出皮肤麻木不仁，如有虫行，或者皮肤生出瘾疹风疮，搔之不痛为特征的痹病。因为肺主皮毛，为宗气所藏，所谓宗气者为水谷之气加肺之清气而成，脾胃功能正常，宗气盈盛，肺宣发肃降功能正常，皮毛才能润泽。秋季为肺金当令，肺又主皮毛，感受外邪，肺金受损，血燥风胜，留于皮肤腠理，痹阻气血运行，皮毛失于濡养，所以有麻木不仁、虫行皮内，四肢痿软无力、皮疹瘙痒、搔之不仁等症，若邪入于肺，日久则有胸闷气短，恶寒发热等症出现。

2）肌痹：肌痹乃夏秋至阴之节感受风寒湿邪，痹阻肌肉，失于濡养，出现肌肉沉重疼痛，麻木不仁，肢体倦怠困重，四肢痿软，或者恶风头痛，多汗呕吐等。此证是夏秋至阴之时发病，正是暑湿当令，脾属至阴，主肌肉和四肢。暑湿之邪阻于肌腠，肌肉失养，所以肌肤尽痛，肿胀酸重，麻木不仁；脾虚湿困，不主四肢肌肉，所以出现四肢痿软等症。

3）脉痹：脉痹多发于夏季，此时感受外邪，留滞血脉，血流凝涩，痹阻脉道，出现肢体疼痛，皮肤不仁，皮色暗紫或者萎黄，脉搏减弱，甚至无脉，或者发热肌热，心悸气短等。夏季是心火当令，心主血脉，心为火，脾为土，火生土，心脾互为母子，心的血脉调达来自脉内营血充盈，脉外营气盛壮，则血脉可通，四肢得养。脾胃失运，气虚不能统血，瘀血而生，血少涩于脉中，死血而凝，则四肢百骸失于濡养而发脉痹。而且，夏季感受暑湿或风寒湿之邪气，留滞于经脉，凝涩不通，血脉瘀阻，出现肢体疼痛、皮肤不仁、皮肤暗紫等症。

4）筋痹：多为春季感受外邪，留于筋脉，痹阻于筋而成。可见筋屈伸不利、痉挛、关节痛等表现。春季乃肝木当令之时，其性生发，不能受阻。且筋者，乃肝所主，肝血充足，筋得濡养，才能活动自如，屈伸正常。若感受外界邪气，则阻滞气机正常生发调达，气血不能运送至筋骨关节，筋骨失养故见肢体疼痛，不得屈伸，步履艰难。

5）骨痹：骨痹多为冬季感受风寒湿邪，邪气深侵入骨，痹阻于骨，出现了关节疼痛，四肢拘急，活动受限，恶寒怕冷，骨重不举，肌肉痿软无力，腰膝酸软，足冷耳鸣，小便频数等症，脉象沉紧或沉细。冬季寒水当令，肾主用事，寒邪深侵入骨，损伤肾气，骨失所养，故关节疼痛，四肢拘挛，腰膝酸软，骨重不举，活动不利，肌肉痿软；肾阳不足，失于温煦，则恶寒喜热，足冷耳鸣，小便数；且脉象沉紧或沉细，乃肾阳不足，寒凝血脉之象。

（2）五脏痹：如果五体痹不能得到及时治疗，人体正气日衰，脏腑日损，重新感受外部邪气，内舍于脏腑，就会出现五脏痹。《素问·痹论》曰："帝曰：内舍五脏六腑，何气使然？岐伯曰：五脏皆有合，病久而不去者，内舍于其合也。故骨痹不已，复感于邪，内舍于肾。筋痹不已，复感于邪，内舍于肝。脉痹不已，复感于邪，内舍于心。肌痹不已，复感于邪，内舍于脾。皮痹不已，复感于邪，内舍于肺。所谓痹者，各以其时重感于风寒湿之气也。"

1）肝痹：《素问·痹论》曰："肝痹者，夜卧则惊，多饮数小便，上为引如怀。"肝痹多为筋痹不已，内舍于肝，加之肝体不足，复感邪气，所以可见筋脉拘挛，关节疼痛，屈伸不利，胸胁胀满，卧则多惊，阴囊缩小，脉弦细等症状。由于肝主筋，筋痹不已，肝血不足，复感于邪，内舍于肝脏。故肝脉痹阻，肝气则失于疏泄，气机不能条畅，则胸胁胀满；气血不通，血不养筋，筋骨屈伸不利；邪留肝胆，睡卧多惊，且木郁克土，阻碍脾胃生化，气血更虚；肝脉绕阴器，寒凝滞肝脉，则阴囊缩小，脉弦细亦为肝血不足之象。

2）心痹：《素问·痹论》曰："心痹者，脉不通，烦则心下鼓，暴上气而喘，嗌干善噫，厥气上则恐。"心痹是由于脉痹不已，复感邪气，内舍于心，导致血脉瘀滞不通，出现肢体疼痛，皮肤紫黯，皮肤不仁，身热，肌肉热极，关节红肿，心下鼓痛，暴上气而喘，厥气上则恐，心悸惊恐，胸中烦闷，气短喘促，夜卧不安，甚至精神恍惚，四肢不利。脉痹不已，则心血亏虚，心阴暗耗，复感于邪，痹阻血脉，内舍于心，血流受阻，气机逆乱，则心下鼓胀痛痞，气短喘促，胸中烦闷；脉道受阻，则出现心悸惊恐，夜卧不安，心之气血两伤之象。

3）脾痹：《素问·痹论》曰："脾痹者，四肢解堕，发咳呕汁，上为大塞。"脾痹多为肌痹未愈，加之脾气虚弱，复感外邪，内舍于脾，使脾气更虚，出现肌肤尽痛，麻木不仁，脘腹胀满，四肢倦怠，食则欲呕，饮食乏味，肌肉萎缩，或发热，或下利等。本病是由于脾主肌肉，肌痹未愈而进一步损伤脾气，又感受外邪，内舍于脾，脾失健运，所以脘腹胀满，食则欲呕，饮食乏味，时自下利；脾气虚弱，不养四肢，则四肢倦怠，肌肉萎缩，甚至邪热留于肌肤，出现肌肉发热等。

4）肺痹：《素问·痹论》曰："肺痹者，烦满喘而呕。"肺痹多是皮痹不已，加之肺气虚弱，复感邪气，内舍于肺，肺气闭塞，出现皮肤麻木不仁，无所知觉，如有虫行，烦满胸闷，呕喘，咳逆上气，卧则喘急，脉涩或脉浮等。皮痹不已，肺气亏虚，复感外邪，肺失宣降，气机郁闷，呼吸不利，则胸闷喘满，咳逆上气，卧则喘急；肺主皮毛，热壅于肺，熏于皮毛，则皮肤闭热；肺失肃降，胃气上逆，则见痞塞呕吐等症。

5）肾痹：《素问·痹论》曰："肾痹者，善胀，尻以代踵，脊以代头。"

肾痹多由于骨痹不已，加之肾气亏虚，复感邪气，内舍于肾所导致的。所以临床多见关节疼痛，四肢拘挛，骨重不举，腰背酸痛，偻屈不伸，坐卧难支，步履艰难，甚至"尻以代踵，脊以代头"严重损伤。肾主骨，骨痹不已，久致肾亏，复感外邪，内舍于肾。肾阳虚衰，不能温煦筋骨，肾阴亏少，筋骨失于气血濡养，加之脾胃虚弱，气血不足，正气内虚，寒湿之邪内侵，留滞筋骨，气血痹阻，出现关节疼痛，四肢拘挛，骨重不举，督脉阳亏，偻屈不伸，步履艰难等。

（三）怡情志

情志是中医学对于情绪的特有称谓，是包括中医所讲"七情"在内的所有情志的通称。中医认为的"七情"包括喜怒忧思悲恐惊七种情志。《灵枢·本神》篇认为："肝藏血，血舍魂，肝气虚则恐，实则怒。脾藏营，营舍意，脾气虚则四肢不用，五藏不安，实则腹胀经溲不利。心藏脉，脉舍神，心气虚则悲，实则笑不休。肺藏气，气舍魄，肺气虚则鼻塞不利少气，实则喘喝胸盈仰息。肾藏精，精舍志，肾气虚则厥，实则胀，五藏不安。必审五藏之病形，以知其气之虚实，谨而调之也。"又曰："天之在我者德也，地之在我者气也，德流气薄而生者也。故生之来谓之精，两精相搏谓之神，随神往来者谓之魂，并精而出入者谓之魄，所以任物者谓之心，心有所忆谓之意，意之所存谓之志，因志而存变谓之思，因思而远慕谓之虑，因虑而处物谓之智。"所以人体的情志活动，是以脏腑中的气血为物质基础的。

情志即为"五脏之精气"在精神情感方面的表达。适度的情志活动是人体的生理需要，如《灵枢·本脏》曰："志意者，所以御精神，收魂魄，适寒温，和喜怒者也。是故血和则经脉流行，营复阴阳，筋骨劲强，关节清利矣。卫气和则分肉解利，皮肤调柔，腠理致密矣。志意和则精神专直，魂魄不散，悔怒不起，五藏不受邪矣。"人体的正常心理变化和精神活动有利于脏腑的功能活动，对于防御疾病、保持健康是有益处的。

1. 五脏生情 《灵枢悬解》曰："肝藏血，血舍魂……魂者，血中之温气所化，神之母也。肝木主怒，生于肾水，肾水主恐，肝气虚则生意不遂，陷于肾水而为恐，实则生气勃发而为怒。怒者，生气虽旺而未能茂长也。心藏脉，脉舍神，脉中之阳灵，魂之子也。肺金主悲，克于心火，心火主笑，心气虚则长令不遂，侮于肺金而为悲，实则长令畅茂而笑不休，笑者，阳气升达而心神醰适也。脾藏营，营舍意，营血虽藏于肝，而实化于脾。肾水温升……故脾主藏营……神藏于心，志藏于肾，意者，神志之中气也。以水火交济，全赖二土，水升火降，会于中宫，神志相感，则化而为意。脾主四肢，四肢之动转者，意使之也，脾气虚则中气不运，四肢失秉，故废而不用。土者，四维之母，母病子馁，故五脏不安。脾为太阴湿土，实则湿旺土郁而腹胀。肝为风木，主疏泄水道，土湿木遏，升气不达，则疏泄失政，故泾溲不利。肺藏气，气舍魄，魄者，气中之清汁所结，精之父也。肺窍于鼻，宗气统焉，肺气虚则鼻塞不利而少气，实则宗气郁满，喘喝不宁，胸盈而仰息。肾藏精，精舍志，志者，精中之阴灵，魄之子也。肾主蛰藏，肾气虚则阳根升泄，寒水上逆而为厥……实则水旺土湿，腹满作胀，寒水侮土，四维皆病，故五脏不安。五脏虚实，化生诸病，必审五脏之病形，以知其气之虚实，谨而调剂之也。"五脏精神情志的正常活动，是以脏腑功能正常为前提的，且正常的情志也是脏腑气血充盈、功能正常的表现。所以我在临证中调理情志疾病，常从脾胃入手，既可调整中焦气机之枢纽，使全身脏腑气机升降恢复正常，又可补中健脾，使中气得运，化生气血，安养五脏，则精神自安。

2．神者水谷之精气 《素问·天元纪大论》曰："人有五脏化五气，以生喜怒思忧恐。"其中脾主运化，藏意，在志为思。唐容川认为："意藏于脾，按脾主守中能记忆也，又主运用能思虑也，脾之藏意如此。脾阳不足，则思虑短少，脾阴不足，则记忆多虑。"所以说人体的情志活动，是需要气血作为基础的，只有脾胃健旺，气血生化正常，才能保证精神情志思虑正常进行。

孙思邈在《备急千金要方》中说"脾主意，脾脏者，意之舍，意者存忆之志也。为谏论大夫，并四脏之所受。""平人则不然，胃满则肠虚，肠满则胃虚，更满更虚。气得上下，五脏安定，血脉和利，精神乃居，故神者水谷精气也。五脏不足调于胃"。脾主运化，化生水谷精气，是气血生化之源泉。水谷精气与神有着密切的关系，神由先天之精生成，必依赖后天水谷之精以滋养。正常的精神情志活动，是以充足的气血、水谷精气作为物质基础的，所以我在临证中，对于情志病的治疗，常常兼顾脾胃功能的调理，只有脾气健旺，水谷之精才能充足，则自然神旺。所以"故神者，水谷之精气"《灵枢·平人绝谷论》即指此也。

《灵枢·本神论》曰"脾藏营，营舍意"，"意"包含意识的意思，脾"在志为思"，"思"包含了思考、思虑等意思。《灵枢·本神论》曰："因志而存变谓之思，因思而远慕谓之虑。"《类经·藏象类》注释说："因志而存变，谓意志虽定，而复有反复计度者，曰思。"因此，思是正常思维活动，但是思虑过度，所思不遂，就可影响气机的升降出入，而导致气结为痹病。《素问·举痛论》曰："思则心有所存，神有所归，正气留而不行，故气结矣。"《素问·阴阳应象大论》曰："思伤脾。"所以脾及其化生的水谷精气，是产生思想情志的生理及病理基础。李东垣在《脾胃论》中亦以"内伤脾胃，百病由生"立论，认为情志不和，内伤脾胃是导致疾病发生的重要病因。指出"内伤病的发生，皆先由喜怒悲忧恐，为五贼所伤，而后胃气不行，劳逸饮食不节继之，则元气乃伤"。情志内伤脾胃的病机是"此因喜怒忧恐，损耗元气，资助心火。火与元气不两立，火胜则乘其土位，此所以病也"。他在论述"阴火"产生病机之时，强调情志因素，指出"夫阴火之炽盛，由心生凝滞，七情不安故也"。

随着现在生活水平的提高，人们的生活、工作、学习压力也普遍增大，很多人存在着"过思伤脾"的情况，由于日久思虑过度，脾失健运，气机郁结而致病。《望诊遵经》中说"思则气结于脾"，《医述》中说："思则气结，结于心而伤于脾也。"《医学衷中参西录》中说："心为神明之府，有时心有隐曲，思想不得自遂，则心神怫郁，心血亦遂不能濡润脾土，以成过思伤脾之病。"《琉球百问》曰："思虑过多，脾血必耗。"明代张景岳认为："思生于心，脾必应之，故思之不已，则劳伤在脾。"所以在临床中要重视，精神活动的正常，与脾胃的滋养关系至为重要。

在情志所伤的病证中，以脾、心、肝三脏及气血失调为多见。因为心主血藏神，肝藏血主疏泄，脾主运化，主思，位居中焦，是气机升降的枢纽，气血生化之源。所以情志病的病证在临床中，尤以心、脾、肝三脏关系最大。所以在临床中辨治复杂的情志疾病，常从人体中气出发，调理中焦脾胃，把持中央以运四维，五脏气血充足，神志自可安处。

3．情志致伤　情志活动的产生以脏腑精气为物质基础，所以情志过激必然也会引起情志所主脏腑的功能异常。如《灵枢·百病始生》:"喜怒不节，则伤藏，藏伤则病起于阴也。"情志内伤从体内发病，脏腑的损伤也包含着五行的特征。中医中认为五志五脏相互对应，肝心脾肺肾对应怒喜思悲恐。故过怒伤肝，过喜伤心，过思伤脾，过悲伤肺，过恐伤肾。而心为五脏六腑之大主，精神之舍，七情之损伤皆可伤及心神。张景岳在《类经》中说:"是情志之伤，虽五脏各有所属，然求其所由，则无不从心而发。"故《本神》篇曰:"心怵惕思虑则伤神，神伤则恐惧自失。"《邪气脏腑病形》篇曰:"忧愁恐惧则伤心。"《口问》篇曰:"悲哀忧愁则心动，心动则五脏六腑皆摇。可见心为五脏六腑之大主，而总统魂魄，兼该志意。故忧动于心则肺应，思动于心则脾应，怒动于心则肝应，恐动于心则肾应，此所以五志惟心所使也。……志意和，精神定，悔怒不起，魂魄不散，五脏俱安。"所以情志的损伤对于脏腑气血变化有重要影响，而情志变化中尤其以心为主导位置，所谓"心者，君主之官也，神明出焉"即指此也。

而七情内伤，又首先影响脏腑气机，使气机升降出入运动失常。《素问·举痛论》曰:"怒则气上，喜则气缓，悲则气消，恐则气下，寒则气收，炅则气泄，惊则气乱，劳则气耗，思则气结。"气为血帅，气行则血行，如果气机逆乱，必然影响到血的正常运行。所以情志病又以气血失调为多见。如思虑劳神过度，常常损伤心脾，导致心脾气血两虚，出现神志异常和脾失健运的症状。此外，情志影响气机还可导致湿、痰、食等诸郁为病。所以气机的正常与否在情志病中起到重要作用，而且始终贯穿情志疾病整个过程。

怒则气上:《素问·举痛论》中曰:"怒则气逆，甚则呕血及飧泄，故气上矣。"怒可使气机逆乱，气血上行。肝为厥阴风木之脏，既可藏有形之血，又可疏无形之气。若大怒不止，就会肝气疏泄太过，导致肝气上逆，甚至血随气逆，气血冲逆于上，损敝神明。过于愤怒使肝气逆乱，长期郁闷不解则又使肝气难以疏泄。《灵枢·邪气脏腑病形》中曰:"若有所大怒，气上而不下，积于胁下，则伤肝。"《素问·生气通天论》中曰:"大怒则形气绝，而血菀于上，使人薄厥。"大怒则肝气上逆，气血俱逆，甚则呕血，肝木乘脾，则为泄泻，故怒可伤肝。

喜则气缓:《素问·举痛论》中曰:"喜则气和志达，荣卫通利，故气缓矣。"心在志为喜，正常喜悦心情对于心神是有利的，喜可缓解紧张情绪，使心情舒畅，气血调和，营卫通利。而过喜则伤心，使心气涣散不收敛，气机弛缓。故《灵枢·本神》中曰："喜乐无极则伤魄，魄伤则狂。""喜乐者，神惮散而不藏……"

悲则气消:《素问·举痛论》中曰:"悲则心系急，肺布叶举，而上焦不通，荣卫不散，热气在中，故气消矣。"悲为肺之志，过度悲哀忧伤则伤肺，导致肺气耗伤。正如《素问·痿论》中曰:"悲哀太甚，则胞络绝，胞络绝，则阳气内动……"由于过度悲哀则可使心脏的络脉发生急迫，导致热郁胸中，灼消肺气，所谓"悲则气消"，所以《灵枢·本神》中曰:"悲哀动中则伤魂，魂伤则狂妄不精，不精则不正，当人阴缩而挛筋。"

恐则气下: 恐为肾之志，突受恐吓，或长期恐惧胆怯而伤肾，气泄于下，导致肾气失于固摄，精气下陷耗泄的病变。临床中多有腰膝酸软无力，二便失禁，滑精等。故《灵枢·本神》曰:"恐惧而不解则伤精，精伤则骨酸痿厥，精时自下。"

惊则气乱:"惊则气乱"则是指突然受惊，导致心气紊乱，气血失和，心神失常的病变。临床多见心悸不安，惊慌失措，目瞪口呆，甚至神志错乱等，所以《素问·举痛论》中曰:"惊则心无所倚，神无所归，虑无所定，故气乱矣。"

思则气结:《灵枢·本神》曰:"因志而存变谓之思。"脾在志为思，思虑过度则神聚志凝，气机不畅。气机郁结导致中焦脾胃气机被郁，使之升降不及，运化失常，纳运不健。《灵枢·本神》曰"愁忧者，气闭塞而不行""脾愁忧而不解则伤意，意伤则悗乱，四肢不举"，即指思虑过度损伤脾气，运化失职，出现胸脘痞塞，纳呆腹胀便溏等，久之因气血生化不足而出现神疲乏力，四肢不用，健忘失眠等。

4. 痹病中的体现 由于痹病是一种慢性疾病，容易复发，缠绵难愈，各种疾病的症状常常影响正常的生活、学习和工作。而其病程日久，邪气乘虚入侵人体内部脏腑，造成气血紊乱，进而影响情志变化。《素问·痹论》曰:"凡痹之客五藏者，肺痹者，烦满喘而呕;心痹者，脉不通，烦则心下鼓，暴上气而喘，嗌干善噫，厥气上则恐;肝痹者，夜卧则惊，多饮数小便，上为引如怀;肾痹者，善胀，尻以代踵，脊以代头;脾痹者，四支解堕，发咳呕汁，上为大塞。"且"阴气者，静则神藏，躁则消亡"，所以五脏精气充足，神志得以安处，而五脏之痹，则神志不安，出现"烦、噫、恐、惊"等情志疾病。

此外临床中，痹病病程日久，有很多患者尤其是中年女性常常会表现出焦虑、抑郁、烦躁甚至偏执等，此外还有失眠、胸闷、气短、乏力等，女性则多伴有月经不调、少腹坠痛、经色紫黯有块等。痹病久病患者多为情志郁结，木郁克土之候。盖土虚则升降失司，健运失度，痰湿内生，以致脏腑经络、肌肉四肢不得水谷之精而养之，遂成痹证。经络气血空虚，肝气夹痰湿乘虚而袭之，留滞经络，日久则化热，怪症丛生，故见关节肿痛。且肝气郁滞，固有情致不畅，烦躁易怒，胸闷气短。肝为女子先天，与冲任二脉相连，主月事、胎孕，肝郁气滞，月事岂能按时而下？所以常见乳胀、腹痛、经色紫黯有块等证候也。

所以在临床中，治疗痹病时，不但扶脾胃，祛邪气，还注意调整患者情志变化，这也是上工治神的具体表现。

（四）调升降

1. **五脏升降**　气机在人体中运动有升、降、出、入形式，气在机体中无处不在，并处于不断运动的状态。气机的上升主要与肝、胆、脾、肺有关，肝属木，木曰条达，其性主升主动，为阴中之阳，全身气机的条达在于肝脏的疏泄作用，条达之性被抑，气机郁滞。胆属少阳，少阳主春升之气，少阳春升之气被郁，势必会引起气机的抑郁、横逆为乱。脾主升清，将水谷精微运输至肺金乃至全身，升清失常，清气下行，则生飧泄。肺主宣发，呼出体内浊气，辅助神明之主将气血宣发布散，正所谓："上焦开发，宣五谷味，熏肤、充身、泽毛，若雾露之溉。"宣发失常，气血运行滞涩，气填于膺以生胸满。气机的下降与肺、胃、肾有关，肺主宣发，亦主肃降，具备从革之性。胃腑以和降为顺，以通为用，主降浊，腑气不通，浊气居中，则腹生胀闷，口臭，苔厚，头晕，卧不安眠，甚至上扰神明乃生狂躁之症。肾为气之根，维持呼吸深度。

2. **中焦枢机**　升降与出入运动不能割裂开来，两种运动相互促进，亦可以相互为病。各脏腑之间调节气机的升降并不是孤立为用，而是相互配合、密切联系的。在完整的机体中，肝主左升，肺主右降，气机升降有序，相反相成，环周不息，而脾胃为其枢机。脾胃同属中焦，为上下二焦之枢机，多种疑难杂病久治不愈多从脾胃入手，中焦枢机一转，人身之气化恢复正常。中焦的枢机运转亦有气机的升降，脾主升，胃主降，脾脏升清，精微转输上焦，若雾露之溉。胃腑降浊，胃腑以降为顺，受纳腐熟水谷下达肠腑。后有小肠分清泌浊，再有下焦之气化津液。中焦脾胃气机升降有序，相反相成。然脾不升清，胃不降浊，以成上下不通之势。是故有上有头昏，耳目不清，口不知味、口臭、胸闷；中有腹胀、满闷、痞满、纳谷不馨；下有魄门不通或泄泻，小便不利或频多；气机运行失畅，手足厥冷或燥热，痹可兼见。

《格致余论》曰："脾具坤静之德，而有乾健之运。故能使心肺之阳降，肾肝之阴升，而成天地交之泰，是为无病之人。"脾胃者，位居中央，是人体气机升降之根本。脾气上升为顺，脾气升清，则人体气机随之上行，故肝肾之气亦可条畅顺达；胃气以降浊为顺，浊阴降，则带动肺金得以收敛，肾水得以生化正常，所以脾胃之气，一升一降，互为作用，成为调动人体全身气机升降运动的枢纽。东垣指出："盖胃为水谷之海，饮食入胃，而精气先输脾归肺，上行春夏之令，以滋养周身，乃清气为天者也；升已而下输膀胱，行秋冬之令，为传化糟粕，转味而出，乃浊阴为地者也。"脾胃升降自如，清浊自分，而气机自然条畅。气机升降，无器不有，肝之生发疏泄；肺之宣发肃降，一升一降，升降互济，能调节周身气机，气血畅流痹安从生？

黄元御云："祖气之内，含抱阴阳，阴阳之间，是为中气，中者土也。"且"脾主消化，中气旺则胃降而善纳，脾升而善磨，水谷腐熟，精气滋生，所以无病。脾升则肝肾亦生，故水木不郁，胃降则心肺亦降，故金火不滞。火降则水不下寒，水升则火不上热，平人下温而上清者，以中气之善运也"，故"阴阳升降之枢轴，所谓土也"。所以脾主升清，胃主和降，脾主运化，胃主受纳，肝主疏泄，肺主肃降，肾主关约，而脾胃之升降为气机运化之关键，只有脾胃升降有序，才能使肝之疏泄畅通，肺之肃降下行，肾之纳气自利。脾具土德，位居中央，交通上下左右，与心肾相交、肝肺协调有密切联系。《医述》引《证治汇补》言曰："五脏之精华，悉运乎脾，脾旺则心肾相交。"心火自升，得肾水乃降；肾水主降，得心火乃能升，心肾相交，水火既济，能平衡周身阴阳。但肝肺之间、心肾之间，气机的互相作用配合，皆赖中焦脾胃的升降为枢纽的。

所以脾气升清，上达心肺，然后升已而降；胃气降浊，下行大肠与膀胱，降已而升。故脾胃升清降浊是一身气机升降出入之枢纽所在。脾胃升降正常，则周身升降皆顺；脾胃升降受阻，则上下左右皆不通也。故凡欲调理气机者，当先察脾胃升降如何。若脾胃升降无差，则视病之所在调之即可，若兼顾脾胃升降不顺者，先调理其脾胃气机，则周身无所不调，可因为一拨中州而皆应手而调也。

脾为阳土，胃为阴土，脾主升清，胃主降浊，亦相互为用，相反相成。《灵枢·经脉》曰"肺手太阴之脉，起于中焦，下络大肠，还循胃口，上膈属肺"，肺胃在经络上密切联系，肺金下行助于胃气和降为顺，胃气和降亦有助于肺金下行，下行不及则生咳嗽、气喘、呕吐等，且症状多相互伴发，咳嗽容易引发呕吐，气逆于上之喘满之三子养亲汤不仅有紫苏子降肺气下行，还有莱菔子通降胃气。太阳病，喘家用桂枝加厚朴杏子汤，亦有厚朴通降阳明之气以下行。《灵枢·经脉》又云"肝足厥阴之脉……其支者，复从肝别贯膈，上注肺"。肝气疏泄有度有助于肺金的宣发肃降，同时肺金的阴阳调和亦不致肝木疏泄太过而致气逆于上，肝气疏泄太过，肝气（火）犯肺，木气太过导致肺金肃降不及而生咳嗽、喘满。肺金肃降不及可致木火侮金气逆于上。肝气的条达有助于脾土的运化，谓之"木能疏土"，肝气抑郁，失其条达之性，横逆犯脾，谓之"木郁克土"，则生腹胀、胁肋胀痛、大便溏稀不调等。横逆犯胃，则易有呕吐、泛酸、嗝气等气机上逆之症。脾胃同属中焦，将水谷化生之清者上输心肺，将水谷化生之浊下输于肾，中焦脾胃一体与上下二焦有升清降浊之气机升降的关系。同时脾主升清，胃主降浊，在二者之间亦有气机的升降，《素问·阴阳应象大论》"清气在下，则生飧泄；浊气在上，则生膜胀。此阴阳反作，病之逆从也"。肺为气之主，肾为气之根，肾主纳气，维持呼吸的深度，肾之收纳失常，则肺气肃降不及，则生气短、喘满。所以在临证过程中欲要调节气机的升降，不能顾此失彼，着眼于单一证候，务必要着眼于整个气机的运动，如《素问·至真要大论》所言："谨守病机，各司其属，有者求之，无者求之，盛者责之，虚者责之，必先五胜，疏其血气，令其调达，而致和平，此之谓也。"

3. **四季调和** 在四时中，各有其主时之脏，肝主春，通于春气；心主夏，通于夏气；肺主秋，通于秋气；肾主冬，通于冬气；脾主四时，通于土气。春夏季节气机向上、向外，此时要顺应气机的运动之势，春日"以使志生，生而勿杀，予而勿夺，赏而勿罚，此春气之应"，升发少阳春升之气，务使抑郁，即养生之道，亦不能生发太过，以致气逆于上，生头目之疾，此谓"春气在头"。夏日"使志无怒，使华英成秀，使气得泄，若所爱在外，此夏气之应"，夏季要使阳气布散于外，使毛窍、肌腠理疏松，玄府开放，卫气宣泄，即养长之道，亦不能开泄太过，以致中焦阳气不足，饮食稍有生冷即会染疾，内生洞泄。秋冬季节气机向下向内，秋日"收敛神气，使秋气平，无外其志，使肺气清，此秋气之应"，此时机体应顺应自然的肃杀之令，渐渐收敛阳气，养收之道，否则肺金之令不行，则生咳嗽、喘痿。冬日"去寒就温，无泄皮肤，使气亟夺，此冬气之应"，务必使阳气闭藏不泄漏，此养藏之道。脾主四时，四时为病皆应固护脾胃。天地气机升降运动与人的气机升降运动是保持一致的，此为天人相应，若不能相应，则为病，所以在临证过程中必须有中医的整体观念，把人视为一个统一的整体，把人与自然视为一个统一的整体，不失偏颇，面面俱应，才能对气机有更精准的把握，才能更好地认识并治疗疾病。

4. **亢害承制** 《素问·六微旨大论》："亢则害，承乃制，制则生化。"气机的升降有序、有度才能阴阳调和，气升太过，降不及，气逆为患；气升不及，降太过，气陷为病。《素问·六微旨大论》："出入废则神机化灭，升降息则气立孤危。故非出入，则无以生长壮老已；非升降，则无以生长化收藏。"百病生于气，治病则首要调气，凡气调则血顺，则津化。气之生在于生生不息，气之动在于升降出入。痹病亦常生于气机升降出入的失常，调升降之义不言自彰。

在临证调理脾胃时，治法应取仲景、东垣、叶桂诸家之长，重在升降，顾其润燥。常常以羌活、防风、升麻、柴胡、荷叶、荷梗、葛根合健脾益气之品以升脾阳，而用杏仁、枇杷叶、竹茹、紫苏子、紫苏梗合清养胃阴之味以降胃气。藿香有芳香化湿、悦脾和胃、升清降浊之功，亦常选用；并酌加少量大黄、冀其腑气一通，胃气自降。若脾阳不足，又兼胃阴亦虚，则既不可过于温燥，复劫胃液，亦不可过于凉润，重伤脾阳。如是调理脾胃，重升降，顾润燥，庶几可求得临床疗效。

5．痹病治疗中的体现　我认为痹病的产生、发展及预后等各方面都与脾胃有着密切的关系。脾主四肢，在体为肉。四肢肌肉、筋骨、关节的正常功能都需要脾胃生成气血的濡养。《素问·阴阳应象大论》曰"清阳实四肢"，《素问·太阴阳明论》曰："四肢皆禀气于胃，而不得至经，必因于脾，乃得禀也。今脾病不能为胃行其津液，四肢不得禀水谷气，气日以衰，脉道不利，筋骨肌肉，皆无气以生，故不用焉。"所以脾的升清和运化水谷精微以营养周身筋骨关节，是四肢功能活动的重要保障。

气血不足、营卫失和、内伤脾胃是痹病发生的内在因素，而外感邪气是痹病发生的外在因素。六淫中，湿邪最为多见，缠绵难愈。湿为阴邪，重浊黏腻，阻碍气机升降，且弥漫无形，外至肌肤，内至脏腑，无所不至。既有内湿、外湿之分，又可内外合而为患。外湿入侵，使气机升降失调，清气不升，浊气不降，困阻脾胃而生内湿，湿邪内蕴，脾胃虚弱，又易感受外湿。故湿痹除以肢体关节疼痛重着，屈伸不利，肌肤麻木，手足沉重为主要特点外，多兼脘痞，腹胀，纳呆，大便黏滞不爽，苔腻，脉濡缓等症。湿痹与风痹、寒痹不同，正如《医碥》所云湿痹"不如风胜者之流走，但著而不移；亦不如寒胜之痛甚，但略痛，或麻木不仁；盖湿如水而寒如冰，腠理松滑与紧涩有异"。

湿邪可单独伤人致病，也可与其他外邪同时侵犯人体而致病。如风湿痹证，湿邪与风邪同时侵犯人体筋脉关节，可见发热恶风，四肢酸楚，关节肿痛困重，屈伸不利。湿邪与寒邪同时直中脏腑而导致脘腹冷痛，呕吐清水，泻下清谷，肠鸣水声。暑湿伤人，可见身热不扬，午后为甚，胸闷呕恶，食少倦怠，大便溏稀，小便短赤。湿邪与热邪同时伤人而为湿热证，可见发热心烦，胸满，口渴而不思饮食或关节肿痛。若湿热下注大肠，可见腹痛，便泻不爽或下痢脓血，里急后重，肛门灼热。

同时在湿病过程中，在一定条件下，湿与其他邪气可以相互转化。如体质阴盛之人，感受湿邪之后，湿邪易于寒化，而成寒湿证；素体阳盛之人，感受湿邪后，易于热化，而成湿热证。暑湿证，治疗不当，日久可伤阴化燥生火。湿证，日久不愈，湿蕴化热，或过用热药，亦可转成湿热证；或过用寒凉药，亦可转成寒湿证，湿热久郁亦可伤阴化燥生风。

脾胃的升清降浊正常，才能使脾气升清、胃气降浊，湿邪得运，气血津液得以正常运化，周身之气血运行有序，四肢关节得到濡养，痹病自除。

（五）顾润燥

1. **脾湿胃燥** 李东垣的脾胃学说对后世影响甚广，但是《脾胃论》偏于升阳治脾，重视温补脾胃，尚有不足之处；后清代叶天士提出胃阴之说，强调养胃育阴之法，弥补东垣之不足。叶天士从《内经》中关于脾胃的基本观点出发，博采众家之长，结合临床实践，首次提出"胃为阳明之土，非阴柔不肯协和""胃易燥"等论点。

脾为湿土，胃为燥土，"太阴湿土，得阳始运；阳明燥土，得阴自安""脾喜刚燥，胃喜柔润"。燥和湿是脾胃发病的一个重要因素，燥和湿在临床中指导着脾胃病的治疗思路。如由于脾多湿病，所以治脾多用温燥之药，胃多燥病，治胃多用柔润之药。

叶天士认为"阳土喜柔，偏恶刚燥，若四君、异功等，竟是治脾之药，腑宜通即是补"，突出强调，对脾胃二者应该加以区别。脾胃属性不同，胃属戊土，脾属己土，戊为阳而己为阴。且脾胃功用亦不同，脏宜藏，腑宜通，胃主纳食，脾主运化，脾宜升则健，胃宜降则和。治法上亦不同，东垣大补阳气，其治在脾，仲景急下存阴，其治在胃。脾阳不足，胃有寒湿，脏腑皆应温燥升运者，当遵循东垣之治法；而脾阳不虚，胃有燥火，当使用养胃阴之法。

2. **脾阴学说** 叶天士对于脾胃的观点，尤其是提出了胃阴宜养的学说，给后世医家很大的启迪，至今临床中还有重要意义。但是我在长期临证中发现，脾阳虚患者非常多见，但是脾阴虚的患者亦不乏其例。在临床中，本证多表现为食少纳呆，或者食后腹胀，烦满，手足心热，口干不欲饮，舌淡红少津，脉濡而微数。凡饮食偏嗜或积滞生热，劳倦忧思耗伤气血，郁闷灼伤津液，暑、燥、火邪耗损津液，五脏及胃肠气血津液不足，以及吐泻太甚，过用发汗药、利湿药等，均可导致脾阴的虚损。明清医家对于脾阴认识尤甚，如缪仲淳体会到脾脏阴阳不可偏废，指出"胃气弱则不能纳，脾阴亏则不能消，世人徒知香燥温补为治脾虚之法，而不知甘凉滋润益阴之有益于脾也"。唐容川形象地说："脾阳不足，水谷固不化，脾阴不足，水谷仍不化也。譬如釜中煮饭，釜底无火固不熟，釜中无水亦不熟也。"诸多名家对脾阴虚都有详细论述。

脾位中焦，主运化，输布水谷精微，为气血生化之源。脾之功能，主要通过脾阳的升运而体现的。脾阳升运阳气，则生机自然，但人身不离阴阳。脾阴为脾阳功能的物质基础，在运化过程中，起到了辅助脾阳的作用。脾阴濡润，方能津血充盈，脏腑机体得到滋养。脾阴不足，失于濡运，则食少纳呆，或食后腹胀，生化乏源，精微不布，倦怠无力，形体消瘦，营阴不足，虚热内生，则烦躁不安，手足烦热，口干不欲饮，舌淡红少津。所以，没有脾阴的协调，脾阳是不能单独完成脾脏生理功能的。因此，脾脏的虚证，除了阳虚，还有阴虚之证。而脾阴与胃阴概念也不相同，两者并非一体。因此养胃阴也与养脾阴不同，治疗胃阴虚不能代替治疗脾阴虚。临床中治疗脾阴虚之证使用养脾阴之法疗效显著，而胃阴虚单用补脾阴的方法则缓不济急。证属脾阴虚纯治以滋养胃阴，则可腻滞脾运。所以临床中，脾脏阴阳偏颇，既有阳虚又有阴虚或阴阳俱虚，也有胃阴虚等各种证候，应详细鉴别。

我曾在《路志正医林集腋》中对脾阴虚做了明确的描述："脾主运化，喜燥恶湿，以升为贵；胃主受纳，喜润恶燥，以降为和，故临床中多以脾喜刚燥、胃喜柔润论治，而对脾阴虚则易被忽视。然有关这方面的论述，早在《素问·平人气象论》中即有：'脏真濡于脾'之记载。清代吴澄明确指出：古方里脾健胃，多偏胃中之阳，而不及脾中之阴，然虚损之人，多为阴火所灼，津液不足而百病丛生矣。"

暂以泄泻为例，来说明阳虚泄泻与阴虚泄泻之不同："脾阴虚之泄，泻虽频而无腹中冷痛之感，却兼以溲频、腹胀不在食后，而更见烦满，且有唇干口燥、消瘦乏力、五心烦热等阴虚之候，以'脾藏营'，营虚津液不布，反下趋故也。正如吴鞠通所说：泄而腹满甚，脾阴病重也。而脾阳虚之泄泻，多见腹中冷痛、便下稀溏、完谷不化、腹胀尤重于食后等虚寒证候，足可鉴别。"

而对于脾阴虚的治疗，前贤有不少阐发，自明朝缪仲淳在《先醒斋医学广笔记》中提出脾阴以来，代有发展，如吴澄之"中和理阴汤"、胡慎柔之"慎柔养真汤"以及"滋生丸"等均有启迪作用，余如叶氏《临证指南医案·泄泻门》中之酸甘化阴法等，亦可参考选用。

归纳脾阴虚的治疗，大抵有三：一为甘淡实脾之法，二为芳香甘平法，三为甘寒滋阴法。

甘淡实脾法为胡慎柔所倡导并誉为"养脾阴之秘法"。但其本意只是强调服用需淡，即"煎去头煎不用，止服第二煎、第三煎"；唐容川曰："取燥气尽去，遂成甘淡之味，盖土本无味，无味即为淡，淡即土之正味也。此方取淡以养脾，深得其旨。"这是从同气相求角度而言。淡之本味，滋养而不厚腻。因此此类药物多为性甘淡平和，既无育阴助湿碍脾之忧，又无温补助火劫津之弊端，为补阴选方多所尊崇。

而芳香甘平之法，乃清代吴澄所倡导，即在甘淡平和的基础上加上芳香醒脾的药物，其原则为"芳香甘平之品，培补中宫而不燥其津液"。吴氏自己认为"新定补脾一法"实为"补前人未尽之余蕴也"。他自制"中和理阴汤"，确是补脾阴的有效方剂。但考其组方之药，多为甘淡性平之品，吴之临床实践正进一步验证甘淡实脾为滋养脾阴之大法。清代叶天士《临证指南医案》中选用了不少轻清芳香醒脾之品如荷花、玫瑰花、淡豆豉、陈皮等，为"芳香"的理论补充了实际内容。对于脾阴虚夹杂脾胃湿浊之证，芳香甘平尤为适宜。

甘寒滋阴法为缪仲淳所提倡，"阴虚火旺之证，当滋养阴血，扶持脾土，脾阴血渐生，虚火下降"。临床中，甘寒之法对胃阴不足或阴虚火旺，或脾胃阴虚俱见的证型，均适合使用，但是对于脾阴虚不足的主证，甘寒性偏滋腻，尚感不尽适宜。缪仲淳对脾阴虚的治疗主要贡献还在于创立了承先启后的资生丸。方中以山药、芡实、莲子、扁豆、薏苡仁、茯苓等甘淡滋脾，以人参、白术、甘草甘温益气，并且以陈皮、神曲、麦芽、砂仁、豆蔻、桔梗、藿香等调理脾胃，黄连清理脾胃并苦以健胃，补通得当，于脾脏气阴两伤兼顾脾胃气滞之证，效果很好，后世影响深远。

总之，治疗大法当宗"欲令实脾……宜甘宜淡"之旨，尤以痹病而不宜专事辛香燥烈，以免再劫脾阴胃津。因津能化气，气能生津，两者互为因果，若能务求适中，做到补而不燥，滋而不腻，始能收到较好效果。

3．在痹病治疗中的体现

（1）湿痹：在痹病中，湿与燥是两个重要的致病因素。《素问·痹论》曰："湿气胜者为着痹也。"着痹是机体感受湿邪，留滞机体、关节、肌肉，引起关节肿胀、重着、疼痛、晨僵为特征的病症。此外还常见痛处固定，麻木不仁，行动不灵活，而且伴有周身困重，胸闷纳呆等，舌淡苔白腻。我认为湿痹乃是由于机体腠理空虚，或者脾失健运，内生湿浊之邪，复感外来之邪。湿性重浊，湿胜则肿，故表现为关节肌肉肿胀疼痛、重着，疼痛部位较固定；湿邪困脾，气机不畅，气血不能正常输送营养四肢关节，所以常有麻木不仁；由于湿邪属于阴邪，重浊黏腻，所以损伤阳气，常有喜暖畏寒症状，且得热之后，阳气得以宣通，所以疼痛麻木可以暂时缓解；湿性黏腻，一旦发病，往往病程持久，反复难愈。所以"土往则湿去"，湿多关乎脾，脾胃虚弱，外湿易侵，脾虚失运，水湿内生，所以多兼有胸闷、食少、纳呆、脘腹胀满、大便稀溏、舌苔白腻等湿盛之象。但是在临床中，湿邪往往不会单独发病，常常伴有他邪一起侵犯人体。所以在临证中治疗湿邪造成的痹病也是辨证施治，按证处方。常用的有除湿蠲痹法、祛风散寒利湿法、散寒除湿法、祛风化湿法、祛湿清热法、淡渗利湿法等。

除湿蠲痹法：对于湿邪为主的着痹，常选用具有祛湿作用的方药。代表方剂有薏苡仁汤、麻杏苡甘汤。常用药如薏苡仁、防己、苍术、威灵仙、萆薢、蚕砂、木瓜、独活等。

祛风散寒利湿法：即用具有祛风、散寒、利湿作用的方药治疗因风寒湿邪侵袭，留滞关节，阻滞经络，而致痹病的证候，代表方剂为五痹汤、蠲痹汤等，常用药如羌活、独活、桂枝、秦艽、防风等。

散寒除湿法：使用具有散寒除湿、发汗解表的方药，治疗表实无汗之痹病寒湿痹阻证，代表方剂有麻黄加术汤。常用药物如麻黄、桂枝、白术等。

祛风化湿法：对于风湿阻滞经脉所导致的痹病风湿痹阻证，选用具有疏散风邪和化湿作用的方药，代表方剂有七圣散、蠲痹汤。常用药物如羌活、独活、秦艽、海风藤等。

祛湿清热法：即具有祛风清热作用的方药，治疗因湿热流注关节经络，阻滞气血，病势缠绵的痹病湿热痹阻证。代表方剂有宣痹汤、加味二妙散。常用药物如防己、薏苡仁、蚕砂、秦艽、萆薢等。

淡渗利湿法：因为湿邪黏滞重浊，易夹他邪为患，因而用淡渗利湿法与多种治疗方法配伍应用，以治疗各种痹病而湿邪偏重者。"治湿不利小便非其治也"，只有小便畅通，湿邪得有出路，痹结才能消除。代表方剂有茵陈五苓散。常用药物如茵陈、茯苓、泽泻、猪苓等。

总之，我认为治疗湿痹之要诀在于行气，行气则必先宣肺，肺主一身之气，气化则湿亦化。药用杏仁、桔梗、牛蒡子、藿梗、紫苏梗、荷梗等，次如佛手、木香、厚朴等流动之品，也是常用的行气除湿常用药物。治疗湿痹不能操之过急，贵在守方，因为湿邪重浊黏腻，难以速去故也。还应在守方的基础上灵活化裁，随证加减，以"湿为土气，兼夹最多"故也。

（2）燥痹：我认为燥痹的成因有三：一者运气太过，燥气横逆，感而受之，燥痹乃成；二者患寒湿痹证而过用大热辛燥之品，耗伤津液，使筋脉失濡；三者素体肝肾亏虚，阴津不足，筋脉关节失于濡养，不荣而痛也。我通过临床发现燥痹的主要病机是阴血亏虚，津枯液涸。其临床表现为：肢体关节隐隐作痛，不红不肿，伸屈不利，口舌干燥，肌肤干涩，燥渴欲饮。燥痹一病，是根据本病的病因病机、结合多年的临床经验而提出的。我曾在主编的《痹病论治学·干燥综合征》中阐述，原发性干燥综合征以其中医病因病机和临床特点属于中医"燥痹"病名范畴。引起燥痹的病因关系非常复杂，既有外部原因，又有内部因素，但总体可分为内燥和外燥两大部分。

外燥：外燥是指人体由于调护不当，感受外界邪气，损伤人体阴液，津液血脉干涩，气血痹阻，导致机体孔窍失于濡养干枯，关节肌肉肿痛，产生燥痹，外燥既是自然气候又是对人体产生燥痹外部病因的总称，外燥包括六淫致燥、疫病致燥、饮食致燥等。在六淫风致燥中，风为阳邪，性开泄，腠理疏泄开张过度，易伤阴液致燥。《素问·痹论》指出"风寒湿三气杂至，合而为痹也。其风气胜者为行痹，寒气胜者为痛痹，湿气胜者为着痹也。""所谓痹者，各以其时，重感于风寒湿之气也"。行痹者关节、肌肉肿胀疼痛游走不定，善行数变，风为阳邪易伤阴，风为百病之长，易夹他邪发病，寒、湿、燥、热诸邪多附于风邪侵犯人体，而生燥痹。温热暑燥之邪易伤阴液致燥。寒、湿为阴邪，易伤阳气，阴阳不能互生，阳损及阴；寒性凝滞，湿邪黏腻，阻滞血脉经络，津液不能濡润九窍、四肢百骸而致燥。燥邪本易伤阴，其性质可分为凉燥与温燥，其与季节关系明显，夏秋多以温燥明显，冬秋以凉燥常见。疫疠之邪，无论春温、暑温、湿温，还是伏暑、戾气均属于温病范围。一者，早期温热邪盛，常因邪热伤阴，或腠理开泄过度，或阳明腑实热盛伤津，或泄泻无度，或妄用汗吐下法耗伤阴液，均可导致阴液亏虚，更有实火夹虚火，使阴虚更甚。二者，温病后期多邪去正伤，或余邪未尽，气阴两虚，气伤不能生津，又本阴津亏虚，气少无力推动，阴亏不能濡润，使九窍百骸生燥。

内燥：内燥是由于脏腑经脉气血阴阳失调，损伤阴液，或津液运化失常，导致的人体津液亏少，清窍失于濡养，肌肉关节失于温养而产生燥痹的内部因素。产生内燥的病因很多，包括七情致燥、劳役、气虚阳虚致燥、久病阴虚血虚致燥、外伤瘀血、饮食痰浊湿热致燥等。

七情内伤，临床常可表现为情志过疏化火，或情志不舒成郁化火，七情之火既可耗气又可伤阴，气阴不能互生互用，产生气阴两虚的燥痹。脏腑主五志五意，脏腑功能依赖气的温煦、推动和血的濡养。由此可见，脏腑的阳气和阴血对情志变化起着非常重要的作用，《素问·调经论》曰："血有余则怒，不足则恐。"《灵枢·本神》曰："肝气虚则恐，实则怒……心气虚则悲，实则笑不休……"七情之中五脏各有所主，然五脏的精气阴血是情志活动物质基础，七情亦是脏腑气血功能的外在表现。今七情伤五脏气阴而致燥，五脏气阴亏虚因燥不能主七情，恶性循环，孔窍、肌肉、关节失养，气郁血滞，终至成燥痹，燥痹因此伤五脏。

阳气与阴液可以互生，素体阳虚或阴虚，或是各种原因引起的阳气亏虚、阴津耗损、气阴两虚等，能使阴阳不能互化，阴损及阳，阳损及阴，阴津亏耗，不能濡养清窍筋骨血脉，产生燥痹。

瘀血、痰浊、湿热是由于脏腑功能失常的病理产物，是由于气阴偏虚，阴阳两虚之后，脏腑气血失于调和而产生的兼夹证。它们的共同特性，一是阻碍气血经脉的运行，肢体失于温煦濡养，发生肢体的痹证；二是郁而化热，耗损阴液，阴津亏虚，津液不能上输，清阳上呈，无以荣养孔窍、腠理、筋骨，形成燥痹。其中因为阴液亏耗致血虚，脉络空涩成瘀血；阴虚内热或其他邪热，炼液成痰，阻碍气血经脉；湿性黏腻，为病理产物而不同于生理之阴液，湿热易伤阴液，阻碍气血，形成瘀血。以上几种情形均可加重燥痹病情。

燥痹的病机演变过程为：外燥（六淫致燥、疫情致燥、饮食致燥）、内燥（气虚阴虚致燥、阴虚血虚致燥、瘀血痰浊湿热致燥）影响机体形成燥痹，日久不愈，导致阴液不足，导致气阴两虚，或阴损及阳，阳气亏虚，进而导致气阴两虚；日久则导致阴阳俱虚，进而形成血瘀、痰浊、虚热，致经脉不通，关节、筋骨、络脉失养，形成关节痹证。燥痹的根本病机是气阴两虚，并可产生热毒内蕴、痰瘀阻络、阴虚内热、阳气亏虚等兼证，因此认为益气养阴是中医治疗该病的基本大法，并贯穿疾病治疗始终。

外燥内燥形成燥痹，燥痹不仅可以影响阴阳气血、孔窍腠理、肌肉筋骨，而且也可以影响脏腑，肺燥则咳，肝燥则筋软，肾阴亏虚五脏六腑皆燥等，尤以肝、脾、肺、肾为主。肝开窍于目，肝阴不足无以荣目则眼干；肺主疏泄，输布津液，肺朝百脉，通调水道，五脏六腑之津液皆由肺脏输布，所以治疗燥痹时我常采用益气养阴、宣肺布津的方法，临床效果显著。脾阳的水谷运化正常，才能生成津液，阴血濡养四肢百骸。肾乃人身元阴、元阳封藏之脏，为先天之本，能激发营养周身，肾之元阴、元阳对于燥痹的发生、发展、传变、治疗、预后等方面意义重大。

在治疗燥痹时，用药应周全，注重肺、脾、肝、肾四脏，兼顾到各个脏腑系统，及其相互关系；治疗本病与以往辛温发散法不同，注重先天与后天的互补关系；顾全气与血、阴与阳之间关系，疗效满意。治疗时应采用益气养阴、宣肺布津的方法，临床效果显著。在选药上考虑到滋阴药易滋腻碍气且有润便的作用，加用理气药补而不腻，用益气药既可阴阳互补又可健脾止泻如生白术等，甚至还用少量收涩药如乌梅炭等。益气药多选用性味温和不燥之品，且注意在全方中的比例如太子参等。活血药大多用性温不燥且有养血通经的药物当归、乌梢蛇等。考虑到燥者常有炼液成痰，常选用清半夏等少量化痰药。在整个治疗过程，辨证应精准，选药得当，剂量精准。

（六）纳化常

1. 胃纳脾化 胃主纳，脾主化，这是脾胃的主要生理功能。"纳"是指摄取食物，"化"是指运化精微。"纳"和"化"是相互协调、相互作用的。但化而不纳，但纳而不化，均会出现病态。"纳"是指胃可受纳水谷。"化"是指脾主运化水谷精气。胃纳作用出现了反常的话，就会食量减少，不能食，嗳气，食后胃中嘈杂；或者出现多食之后，容易饥饿等症状。脾化作用出现了反常，则食后发胀，或者思睡，或者饮食不为肌肉所用，虽然多食而反消瘦，四肢疲软无力，甚至生湿、生痰，湿邪流注肠胃之间就形成腹泻，若湿邪流注皮肤之间则成浮肿，若痰邪留于中焦则成痰饮留中，痰留于肺则为咳嗽，如湿邪流于关节，日久则成痹证等。从纳化的功能失调来观察脾胃的正常与反常，是临床诊断的重要环节；调整脾胃的纳化关系，是治疗许多疾病的重要措施。张景岳所谓"调理脾胃亦可以安五脏"，其关键在此。

2. 痹病治疗中的体现　在痹病治疗中，脾胃功能的强弱与痹病的疗效、转归、预后有密切的关系。无论实痹、虚痹、顽痹，只要脾胃健壮，则疗效显著，预后较好，这是因为"五脏六腑皆禀气于胃""脾为后天之本"之故。而且"脾主四肢肌肉"，脾为气血生化之源，脾主运化水湿。无湿则无痰，无痰则无淤。脾胃强壮则五脏六腑俱旺，气血充盈则筋脉关节得以濡养，四肢肌肉有所禀受也。

二、从气阴两虚论干燥综合征经验（张华东、于志谋撰稿）

原发性干燥综合征（primary Sjögren syndrome，PSS）是侵犯外分泌腺为主的慢性系统性自身免疫性疾病，为临床疑难病症。路志正教授指出，干燥综合征的中医病因为：外燥（六淫致燥、疫情致燥、饮食致燥等）、内燥（七情致燥、气虚阴虚致燥、阴虚血虚致燥、瘀血痰浊湿热致燥等）影响机体形成燥痹，日久不愈，阴液不足，导致气阴两虚，或阴损及阳，阳气亏虚，进而导致气阴两虚；日久则阴阳俱虚，形成血瘀、痰浊、虚热，致经脉不通，关节、筋骨、络脉失养，形成关节痹证。干燥综合征的根本病机是气阴两虚，亦见到热毒内蕴、痰瘀阻络、阴虚内热、阳气亏虚等兼证，因此益气养阴是中医治疗该病的基本大法，贯穿疾病治疗始终。

［治验举例］

姚某，女，43岁，2003年12月12日，以"反复发热、口眼干燥十余年"就诊。十年前在北京协和医院诊为"干燥综合征"，咳嗽，痰易咯出，色白已年余。经常感冒、发热、咳嗽，伴双下肢疼痛，畏寒，多于午后出现，自服退热药可缓解，持续2天左右，无汗出，食纳可，夜眠差，大便每日3～4次。便质稀不成形。口、眼、鼻、阴道干燥。自去年3月份即服用泼尼松片每日15mg未见明显效果而自行停药。月经提前十余日，量少色红无血块，带下正常。舌体胖舌尖红，无苔，脉沉细。

中医诊断：燥痹，属气阴两虚，治法以益气养阴、化痰止咳。

方药：太子参10g，南沙参12g，麦冬10g，百部12g，桃、杏仁各9g，黄精12g，紫菀10g，枇杷叶15g，旋覆花10g（包煎），百合15g，佛手10g，僵蚕8g，清半夏9g，前胡10g，生白术10g，甘草6g。水煎服7剂，每日2次。

二诊：2004年1月14日。服用上方30剂。药后发热即退，咳嗽大减，现觉口、眼、鼻、阴道干燥，失眠，胃脘部堵闷感，食纳可，大便日行数次，不成形，畏寒，关节时痛。舌黯淡少苔，脉沉细尺弱。治以益气养阴和血通络。

方药：太子参12g，南沙参15g，麦冬10g，石斛10g，密蒙花10g，丹参12g，玉竹10g，炒枣仁12g，桑枝20g，赤白芍各10g，何首乌10g，墨旱莲12g，女贞子12g，豨莶草15g，怀牛膝12g，水煎服14剂，每日2次。

三诊：2004年3月31日。口、眼、鼻、阴道干燥症状缓解，头晕消失，偶有咳嗽，咯痰色白质黏，咽痛，食欲差，小便时有灼热感，大便稀溏，畏寒肢冷，关节时痛，失眠。月经一月二至，量少。舌体胖，质淡，苔薄少，脉沉细。治以益气润燥补肝明目，佐以理脾。

方药：太子参12g，麦冬10g，木蝴蝶6g，紫菀10g，枇杷叶12g，炒杏仁10g，生黄芪15g，炒白术12g，白芍10g，密蒙花10g，谷精草10g，炒三仙各10g，乌梅炭8g，墨旱莲12g，首乌藤18g，生龙牡各20g（先煎），丹参10g，当归10g，乌梢蛇6g。水煎服14剂，每日2次。

服药1月后，诸症缓解，无不适症状而停服所有药物。随访1年，病未复发。

按：综观三诊，路志正教授治疗干燥综合征时，注重肺、脾、肝、肾四脏，多以沙参、麦冬、杏仁等养肺阴，通过太子参、白术、生黄芪等补脾而达到益肺的作用，清半夏、枇杷叶等宣肺布津化痰，补而不腻；白芍、丹参、当归等养血而补肝阴，且可养心，旋覆花、佛手等疏肝，石斛、密蒙花、谷精草等清肝明目，补而不燥；二至丸、怀牛膝等益肾之阴阳；赤芍、乌梢蛇等养血活血而不燥的药物祛除关节痹证；此外路老还采用了乌梅、何首乌、甘草等酸甘化阴的方法。干燥综合征是一种多系统损害的自身免疫性疾病，路老用药缜密周全，照顾到各个脏腑系统，及其相互关系；注重先天与后天的互补关系；顾全气与血、阴与阳之间关系，疗效满意。

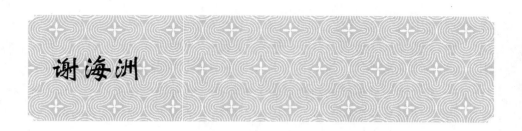

谢海洲

【个人简介】

谢海洲（1921—2005），字鸿波，北京中医药大学名誉教授，中国中医研究院（现中国中医科学院）研究员，广安门医院主任医师、研究生导师，首批国家级名老中医，国内著名的中医药学家。1990 年荣获国务院颁发的有突出贡献的专家称号。

谢老 1942 年曾在燕京大学读书，后转北京大学农学院生物系攻读植物学，拜赵燏黄老先生为师，从事本草学研究。他曾襄助陈慎吾、胡希恕创办北京中医讲习所，任中药方剂教师，后任北京市卫生学校高级教师，中国药学会《中药通报》编辑，北京中医学院中药方剂教研组副主任及中药系主任，兼任中国药学会药学史学会理事，中华中医药学会风湿病学会顾问等。

【经验集粹】（张华东、张晓峰撰稿）

谢海洲教授擅长治疗疑难杂症，尤其是对于风湿病的中医辨证论治有独特心得和宝贵经验。谢老提出的"治痹三要（扶正培本、祛湿健脾、利咽解毒）四宜（寒痹宜温肾、热痹宜养阴、寒热错杂宜通、久病入络宜活血搜剔）"学术思想已经广为国内外中医风湿界流传并接受应用于临床。

一、治痹三要

1. 扶正培本　痹证是因风寒湿侵入人体造成气血周流不畅而致，遵经旨"因其实而泻之",在治疗上应以祛邪为主,但对许多病用通络祛风之剂,并无明显效果。其多失误于忽视扶正。故无论疾病初起或日久、均需治以扶正培本之法。

(1)脾胃虚弱:症见关节肌肉疼痛肿胀全身乏力,四肢困倦,纳少不香,或肌肉萎缩,或肢体浮肿,或食后腹胀,或大便溏泄,或大便干,面色萎黄、舌淡或胖嫩,苔薄或白腻,脉沉弱无力,治宜健脾益气,化湿和中。方药常用:生黄芪15~30g,白术15g,薏苡仁30g,茯苓30g,甘草10g。

(2)气血不足:症见关节肌肉疼痛,酸楚不适,屈伸不利或挛急,劳则加重,或关节肿大变形,或肌肉萎缩,或麻木、气短乏力,形体消瘦,面色无华,舌淡或淡黯,苔薄白,脉沉细。治宜益气养血。方药常用:生黄芪30g,党参15g,五加皮5g,当归15g,白芍15g,熟地黄20g,丹参20g,鸡血藤30g。

(3)肝肾阴虚:症见关节肌肉疼痛,肿大僵硬,或畸形,肌肉消瘦,屈伸不利,腰膝酸软,或关节局部发热,五心烦热,或时有躁烦,口干不欲饮,或便干,小便黄,舌红苔薄或光剥少苔,脉弦细或弦细数。治宜滋补肝肾。方药常用:生地黄15~30g,玄参15~25g,白芍20g,麦冬10g,知母10g,女贞子30g,墨旱莲30g。

(4)肝肾阳虚:症见关节肌肉疼痛,肿大或僵硬变形,肌肉消瘦,屈伸不利,关节发凉,四末不温,畏寒喜暖,腰膝酸软,甚则脊以代头,尻以代踵,舌淡或淡黯体胖,苔薄或腻,脉沉细。治宜温补肝肾。方药常用:鹿角胶10g,补骨脂15g,鹿衔草15g,杜仲10g,续断15g,狗脊15g,巴戟天15g。

妇人产后多虚,罹患痹证者为数不少,对此类患者施以补益气血尤为重要。可用玉屏风散加养血药,或用八珍汤加少量祛风湿之品治之。

在扶正培本的同时还要依据邪气的偏盛选用相应的祛邪药物。湿热胜:当分湿热孰重。热重于湿者选用犀角或水牛角、玄参、丹参、生地黄、木通、薏苡仁、白茅根、青风藤等;湿重于热者,选用薏苡仁、赤小豆、汉防己、藿香、牛膝、地龙等。寒湿胜:选用苍术、防风、麻黄、细辛、附子、羌活、桂枝等。风湿胜:选用独活、桑枝、海桐皮、秦艽、青风藤、羌活、威灵仙等。瘀血偏胜:选用桃仁、乳香、没药、地龙、赤芍、穿山甲、全蝎、乌梢蛇、蜈蚣等。痛甚:偏寒选用附子、细辛、乌头;偏热选用马钱子、白芍。

2. **祛湿健脾**　痹证之所以长期不愈，从病邪的角度来看，是由于湿邪不去。风可骤散，寒亦可速温，唯湿难以快除。无论寒痹、热痹、风痹，每多夹湿，轻者肌肉重着，重者关节肿痛，屈伸不利。治疗上除湿之法不可偏废，根据病性和病位，可采用发汗、利小便、宣肺、健脾、温通，或敷法等。临证治疗浮肿，关节肿胀者，用防己茯苓汤加薏苡仁 30g、白芥子 10g，适当配合其他药物，数剂之后，常见肿消痛减。谢老主张把健脾放在首位，如用四君子汤、平胃散、胃苓汤之属加减变化。加苍术、薏苡仁、防己燥湿消肿；羌活、秦艽、防风祛风燥湿，此法为治湿之本，脾健则气血生化有源，水湿各有所归。

3. **利咽解毒**　治疗过程中，谢老发现部分痹证患者病情时轻时重，关节肿胀反复发作，很多的风湿病都会因为有上呼吸道的感染或者是肺部的炎症而引起疾病加重；也有一些风湿病会影响到呼吸道，出现咽痛、咳嗽咳喘等症，因此要利咽解毒。因而在治疗之剂中要加入玄参、麦冬、桔梗，甚则加入山豆根、板蓝根、牛蒡子、射干、锦灯笼等利咽解毒之品。尤其咽部鲜红肿甚者，更应先治咽再治痹，临床效果方可明显改善而且稳定。

二、治痹四宜

1. **寒痹宜温肾**　寒痹之作，根本在于肾阳不足，命门火衰，在治疗上以温肾为要，可选用乌头汤或麻黄附子细辛汤，配伍鹿角胶、补骨脂、巴戟天、淫羊藿、胡芦巴、狗脊等品。盖寒痹患者，多为素体阳虚之人，寒邪伏于里，治当温之。方用麻黄附子细辛汤，方中附子温肾壮阳，散寒止痛；细辛走窜经络，通达内外，可祛邪外出，又长于止痛；麻黄开肺气，宣皮毛，且振奋全身阳气。二药合伍，使寒邪由内达外，收效甚捷。若寒甚者，又当易附子为炙川乌、炙草乌，增强散寒之功。更剧者也可用生品，但要注意用量、配伍及煎法。

附子用量一般在 5～10g，最多用至 15～30g，但必需先煎半小时，以去其毒性而保留有效成分。在四川原产地喜用生品，但需先煎 1.5～3 小时不等。乌头可用至 10～20g，必需配以甘草以解毒，煎法同附子。乌头、附子性燥，易伤阴燥血，故不宜久服，中病即止。并要适当加入养血滋阴药，常用当归、丹参、川芎、白芍、生熟地黄、枸杞子、山茱萸、玄参、玉竹等，根据病情，选择 1～2 味即可。

对于心悸患者，应慎用麻黄，因麻黄可致心慌、汗出，甚至呕吐。此时应去麻黄，加黄芪、茯苓、五味子、浮小麦等益气固表，养心安神之品。

2．热痹宜养阴　热痹可见于两种情况，一为类风湿关节炎急性发作期或初期，手足小关节红肿胀痛，局部灼热，皮肤稍红，或脊椎胀痛，四肢活动障碍，持物不便，行动艰难，或伴有全身低热不适，或自觉全身有发热感，烦渴汗出。二为风寒湿邪郁久化热，此类患者多有关节红肿热痛，遇寒痛减，高热、汗出、口渴等表现。

治疗热痹宜清热，用白虎加桂枝汤、苍术白虎汤等。更要加入养阴清热之品，如生地黄、白芍、玄参、麦冬等。热甚者应加入清热解毒之品，如野菊花、重楼、白鲜皮等，具体用量因人而异。

生石膏用于治疗热痹，源于《金匮要略》风引汤治热瘫痫。生石膏不仅是清解气分之要药，且具有明显的凉血消肿作用。临床用于类风湿急性活动期，关节红肿热痛伴有全身出汗、烦渴等热证，尤其血沉快，白细胞偏高者，用之效佳。此外，白鲜皮、土茯苓、穿山龙等用于热痹，血沉快者效果亦好。

3．寒热错杂宜通　寒热错杂之痹证，在临床较为多见，其特点为寒热并存，虚实互见，错综复杂。有的表现为手足关节肿痛，局部灼热，下肢发凉，周身恶寒或脊椎疼痛弯曲畸形；有的手足关节畏寒而扪之发热或自觉手足发热而触摸局部发凉，有的上肢发热，下肢发凉，口渴，便溏等。

治疗痹证寒热错杂证时，曾用桂枝芍药知母汤，临床多有效，但也有不验者。因为痹证日久，多为虚实相兼，寒热夹杂之证。一个患者同时表现出热痛与冷痛，如何处理清热与温阳这一矛盾呢？寒痛者，阳气未至也；热肿者，阳气郁积不行也。因皆由于阳气运行障碍所致，所以在治疗上以通为要。可选用桂枝、桑枝、路路通、丝瓜络、老鹳草、徐长卿等，取其能通行血脉，血气和则障碍除，寒热错杂症状缓解。

4．久病入络宜活血搜剔　病久则入络，在治疗时除散风祛湿通络外，尚需加入血分药，其中又以虫类药效果为好。常用全蝎、蜈蚣、僵蚕、地龙、穿山甲、蜂房、乌梢蛇、蕲蛇、白花蛇、水蛭、土鳖虫等，活血搜风，通络止痛。用此类药物要注意剂量和配伍，虫类药多有毒，不能用大剂量，同时应配伍养血滋阴药，如当归、白芍、丹参、麦冬、玄参等，以防其耗血伤阴之弊。大毒治病，衰其大半则已。用之有效，应适可而止，继用养血活血通络之品以巩固之。

在总结前人治疗痹证经验基础上，结合自己多年临床经验，自拟痹痛宁治疗痹证，每获良效。其药物组成：

鹿角霜15g，制附子10g，桂枝10g，细辛5g，羌独活各10g，防己15g，生黄芪30g，当归15g，赤白芍各10g，生地黄30g，薏苡仁30g，广地龙10g，蜈蚣30条，乌梢蛇10g，生甘草10g。功效：祛风胜湿，温经散寒，舒经活络，通痹止痛，补益气血，强壮筋骨。主治：肢体肌肉关节冷痛，关节肿胀或变形，屈伸不利，腰膝疼痛。用于风湿性关节炎、类风湿关节炎、坐骨神经痛、肩周炎、老年人腰腿疼痛等。用法，水煎服。每半月为一疗程，可根据具体病情，服2~6疗程。

三、痹证常见症状

1. **肿胀** 脾虚生湿生痰，下流关节，出现肿胀粗大，化痰消肿，白芥子为首选药。

2. **疼痛** 风痛，疼痛呈游走性，宜祛风通络。轻者用独活；重者用蕲蛇，透骨搜风。

寒痛，呈虚寒性疼痛，宜温经散寒，常用川草乌、附子、细辛、麻黄、桂枝之类。桂枝温经；麻黄散表寒；细辛散表之里、里之表的寒气；附子温里寒；川乌、草乌祛里寒，生用效猛，炙过效缓，一般用炙品，可同用。

湿痛，疼痛呈重着感，宜健脾化湿，可选用苍白术、薏苡仁之类。

热痛，若为急性发作，常出现热痛，宜生石膏、知母之类；也有郁痹时久而化热者，可用羚羊角粉冲服。

瘀痛，久病必瘀，久痛入络，宜透骨搜络，可选蜈蚣、全蝎、水蛭、白僵蚕、天南星、白芥子之类。

3. **僵直** 痰浊瘀血积久不去，僵直变形，肌肉萎缩拘挛，形成"鹤膝"，宜伸筋草、川牛膝、广地龙、薏苡仁等。

4. 麻木不仁 麻为木之微，木为麻之甚，状如死肌，麻因痰湿死血，凝滞于肌肤关节；木因气血不足，肌肤关节失养。常用鸡血藤、豨莶草、乌梢蛇等。

5. 屈伸不利 屈而不伸，筋缩、抽掣、拘挛；伸而不屈，多见于急慢性风湿性关节炎肿胀，类风湿晚期关节畸形。常用薏苡仁、伸筋草、木瓜、白芍等。

6. 风湿结节 良由湿、水、痰核结成。选药：当归连翘赤小豆汤，升麻与土茯苓并用，薏苡仁与苍术、白芷与天花粉、白芥子、浙贝母与夏枯草、生山楂与生牡蛎、昆布与海藻并用。也可用指迷茯苓丸，包括茯苓、玄明粉、枳实、半夏等，或用对药或用成方，疗效均好于单味应用。

7. 关节畸形 肌肉枯削，肢体痿废不用，关节疼痛。治法寓祛邪于扶正之中，安内攘外，选用治"虚劳诸不足，风气百疾"之薯蓣丸调理，多获良效。

8. 骨质增生 骨刺、骨关节病，属老年人退行性病变，症见疼痛不适，摩擦音，发僵，实验室检查（－），X线片示骨质增生。余认为属痰瘀毒热。宜软坚、化痰、解毒、清热为治。

［治验举例］

病例1：陈某，女，54岁，工人。

初诊日期：1984年4月17日，患者于1980年因劳累引起双踝关节肿痛，渐及全身，曾在友谊医院查类风湿因子（rheumatoid factor，RF），诊断为"类风湿关节炎"，经用温经散寒、活血化瘀及散风祛湿中药治疗三年多，症情虽减，但见效不著。观其面容憔悴，面色无华，虚象外露。问及关节肿胀痛甚，以膝、踝、指关节为明显，晨起僵硬，双手指轻度变形，大小鱼际萎缩，双手持物无力，诸关节活动受限，右上肢抬举困难，全身困倦乏力，纳少不香，恶风，舌淡黯，苔微黄腻，脉弦细滑，RF（＋），ESR 77mm/h，抗链球菌溶血素O试验（简称抗"O"）1∶800IU/ml。

辨证：气血不足，脾虚湿盛，兼有瘀血。

治则：健脾化湿，养血活血，佐散风通络。

方药：生黄芪30g，薏苡仁30g，茯苓24g，党参15g，当归15g，赤芍

18g，丹参 24g，青风藤 30g，防己 12g，乌梢蛇 15g，甘草 6g。

6 月 14 日复诊：服上药 35 剂后，症情减轻，体力有增，纳食好转，上方黄芪量加至 60g 继服。

9 月 24 日复诊，自述黄芪加量后症状明显好转。以上方出入，汤丸交替服用半年，诸关节肿痛除右膝关节夜间时微痛外，余皆消失，双手指持物有力，右上臂已能正常抬举，指关节微有变形，大小鱼际萎缩较前好转，ESR 降至 35mm/h，抗"O"降至 1：300IU/ml，病情基本控制，症状明显好转，继服丸药巩固前效。

此患者病起劳累，由虚致痹，罹病数载，久治不愈，更伤正气，虽见关节肿胀痛甚标实之症，更有身困体倦，四肢无力，面色无华，肌肉萎缩，关节变形等气血不足之候。脾虚生湿，留滞关节，气血不足，筋骨失养，则致关节肿痛。正虚邪恋，本虚标实。湿虽胜，未多用散风除湿之品，经健脾胜湿，使脾气复而化湿，疼痛虽剧，未多用散寒止痛之剂，经益气养血，使筋骨荣而痛止。经半年多守法守方治疗，病情控制，效果满意。

病例 2：陈某，男，35 岁。

初诊日期：1983 年 12 月 28 日，患者患类风湿关节炎 10 余年。现四肢关节疼痛，无红肿，腰脊酸痛强硬不适，行则偻俯，不能屈伸，步履艰难，恶寒明显，天阴加重，遇寒痛剧，得热则缓，倦怠乏力，寐差多梦，小便频数，舌淡黯体胖，苔薄腻，脉沉弦。

辨证：肝肾阳虚，气血不足。

治则：温补肝肾，壮腰强脊，益气养血，佐化湿通络。

方药：补骨脂 10g，巴戟天 10g，桑寄生 30g，杜仲 15g，续断 15g，淫羊藿 10g，牛膝 12g，独活 12g，狗脊 12g，当归 10g，白芍 15g，生地黄 24g，制附子 9g，薏苡仁 28g，蜈蚣 3 条，乌梢蛇 15g，羌活 6g，豨莶草 30g。

1984 年 3 月 20 日复诊：经上方出入服用 30 剂诸关节疼痛、恶寒好转。上方减附子、蜈蚣并嘱患者，因病程日久，难以速效，需坚持治疗，经半年多治疗，诸关节疼痛基本消失，关节活动明显好转，腰已能挺起并可弯曲，自感柔和，已能行走较长路程，余症皆除，配丸药缓图。

病例 3：徐某，女，40 岁，干部。

初诊日期：1984 年 6 月 22 日，患者于 1983 年 5 月感受风寒湿之后，遂出现四肢诸关节、上颌及肩背关节肿胀疼痛，天气阴霾、劳累、逢寒则疼痛加重，关节活动不便，腰膝酸软，畏寒喜暖，全身乏力，头晕，多梦眠差。舌淡黯，苔薄白，脉弦细，ESR 46mm/h，RF（＋），双手 X 线拍片示"骨质疏松"。诊断为"类风湿关节炎"。

辨证：肝肾不足，气血亏损。

治则：益气养血，补益肝肾，佐以散寒湿、通经络。

方药：生黄芪 24g，党参 12g，苍术 12g，白术 12g，当归 15g，鸡血藤 30g，白芍 15g，熟地黄 13g，鹿角（镑）9g，骨碎补 12g，乌梢蛇 9g，炙穿山甲 9g，薏苡仁 18g，豨莶草 30g，汉防己 15g，地龙 12g，甘草 9g。

以上方出入治疗 5 个多月，诸关节肿胀消失，除阴雨天稍感不适外，已无疼痛，各关节活动恢复正常，ESR 由 40mm/h 降至 4mm/h，RF 转阴。病情基本痊愈。

病例 4：刘某，37 岁，工人。

初诊日期：1984 年 12 月 10 日，患者于同年元月因过度劳累再受寒湿之邪，引起腰痛，渐至双膝，又延及肘、腕、指关节肿胀疼痛，麻木酸楚，疼痛游走不定，晨起指关节僵硬，恶寒喜暖，天阴加重，纳少不香，疲倦乏力，舌淡黯苔白腻，脉沉细弦，RF（＋），西医诊断为"类风湿关节炎"。

辨证：血虚生风，气虚血瘀，肝肾不足。

治则：养血熄风，益气行瘀，温补肝肾，佐散风通络。

方药：当归 18g，赤白芍各 15g，熟地黄 15g，鸡血藤 30g，丹参 12g，生黄芪 30g，牛膝 15g，薏苡仁 30g，青风藤 30g，防己 12g，生甘草 10g，全蝎 6g。

经上方增损治疗 4 月余，血复而风祛，气旺则瘀化，气血充盈，筋骨得养，除 RF（＋）外，诸症皆除，近日随访，未有复发。

病例 5：苏某，男，51 岁，水泥工。1963 年 10 月 8 日。

病史：1 周来从右臀至腘、小腿外侧、外踝作痛，日益严重，近日来痛势加重，夜间尤剧，疼痛难忍，痛如灼热之锥刺。病史已 11 年，冬季遇冷则发病，此次不仅提前发作，且痛势剧不可挡。口服及注射维生素 B_1、维生素 B_2 和止痛药少效。6 年前某医院确诊为"坐骨神经痛"。刻下畏风寒，无汗，不思饮食，痛不成寐，二便少。

诊查：望之痛苦病容，向左侧卧于床，右膝关节微屈，右腿不敢动，外观无红肿、畸形等。眼周发黑，舌黯淡苔白，闻之不断呻吟，切之右股后、腘窝、外踝有压痛，右腿皮温正常，脉弦紧。

辨证：风寒湿三气杂至所致痛痹。

治法：散寒止痛，祛风除湿。

处方：制附子 10g（先煎），地龙 12g，牛膝 10g，木瓜 16g，秦艽 15g，麻黄 6g，白芍 15g，没药 5g，独活 10g，水煎服，2 剂。

针刺风市、环跳、委中。

二诊：1963 年 10 月 10 日。步行前来就诊。药后痛势大减，已能下地行走，昨夜入睡约 6 小时，可进食。右腿可抬至 30°，但牵及臀部作痛。舌黯淡苔白，脉弦，面带笑容。续散寒止痛、祛风除湿。

处方：制附子 6g（先煎），木瓜 10g，牛膝 10g，秦艽 12g，没药 3g，桑枝 10g，白芍 12g，地龙 10g，水煎服，3 剂。

针刺环跳、风市、委中。

随访：15 年未发。

病例 6： 于某，女，30 岁，职员。1997 年 3 月 10 日。

病史：患者 5 年前双手、足、膝关节肿痛，逐步加重，渐至右膝关节变形，弯曲受限，不能步履，在北京某医院诊为"类风湿关节炎"。屡治少效，坐轮椅由其父陪诊。

诊查：体形消瘦，面色萎黄，双手腕、掌指、近端指间关节红肿疼痛，双踝关节肿胀，双膝关节肿大变形，不能弯曲，活动受限，怕风畏寒，五心烦热，凉汗自出，动则益甚，急躁易怒，觉痛发热，阴雨天加重，纳谷不馨，腹胀肠鸣，大便时肛门有灼热感，尿黄而短，月经量多，带下色黄，舌体胖大，质黯，尖红，苔薄黄，舌下脉络紫滞，脉沉细。

辨证：气血肝肾亏虚，邪郁化热，痰瘀阻络。为本虚标实、寒热错杂之病。

治法：寒温并用，清化温通；气血双补，肝脾肾同治；化痰祛痰，健步缓痛。

处方：黄芪 30g，党参 15g，炙甘草 10g，熟地黄 20g，白芍 20g，当归 15g，川芎 10g，苍术 15g，黄柏 10g，薏苡仁 30g，辽细辛 3g，乌梢蛇 15g，地龙 10g，净全蝎 5g，白僵蚕 10g，炙乳没各 3g，香附 12g，益母草 15g，水煎服，每日 1 剂，30 剂。

二诊：1997 年 4 月 11 日。服药后关节疼痛有减，肿胀见消，右膝关节活动幅度增大，痛处热减，怕风感轻，汗出少，动时仍多，舌脉进步，前方有效，稍作增损，加桂枝 10g，牛膝 10g，减香附、益母草。30 剂。水煎服，每日 1 剂，效不更方继续服。

三诊：1997 年 6 月 5 日。患者持拐前来，步行缓慢，显吃力，余症进步显著，前方继进。尔后复诊时稍作调整，继服 2 个月，来诊时已能独立行走，且较为自如。

病例 7：覃某，女，12 岁，学生。1978 年 6 月 13 日。

病史：患者于数日前外感，右腕关节肿痛，1 个月后疼痛加重，继而左手腕关节也肿大疼痛，且全身其他关节呈游走性窜痛，初在某医院就诊。血沉 88mm/h，胸透示心影向两侧扩大，心尖部可闻及 II 级收缩期杂音，诊为"风湿热"而收住院。曾用青霉素、阿司匹林、激素等治疗 4 个月，症状未见明显缓解，复查血沉 25mm/h，类风湿因子弱阳性，血浆脂蛋白 80mg/dl，疑为"类风湿关节炎"，转请中医治疗。

诊查：患者两踝、腕、指、趾关节肿大畸形，疼痛剧烈。舌胖嫩，苔薄白，脉弦结，此属中医"历节风"。

辨证：风寒湿邪闭阻经络。

治法：疏风散寒胜湿，益气活血。

处方：当归 8g，黄芪 15g，丹参 15g，牛膝 15g，桂枝 6g，羌活 6g，防风 9g，秦艽 9g，伸筋草 9g，木瓜 9g，白蒺藜 9g，水煎服，6 剂。

二诊：1978 年 6 月 21 日。四肢关节疼痛稍缓，仍肿大畸形，低烧 37.2℃左右，舌质红，苔薄白，脉弦细。证属风寒湿邪郁留阴分，久则化热，宜以祛风清热、敛阴养血为主，以白虎汤合大秦艽汤加减。

处方：生石膏 12g，知母 6g，苍术 6g，秦艽 9g，当归 9g，威灵仙 15g，赤芍 9g，木瓜 9g，薏苡仁 15g，鸡血藤 20g，水煎服，3 剂。

三诊：1978 年 6 月 25 日。服上方肿痛减轻，热退。守方续服月余，至症状消除。最后以滋阴清热、益气补血、健脾利湿为治，选用秦艽鳖甲汤合防己黄芪汤加减。

处方：银柴胡 12g，地骨皮 12g，汉防己 12g，生黄芪 12g，威灵仙 15g，白茅根 15g，秦艽 15g，鸡血藤 24g，千年健 9g，赤白芍各 9g，苍白术各 9g，水煎服，6 剂。

另服金鸡虎补丸 1 瓶，按说明服用。

经随访，药后完全恢复健康。

病例 8：王某，女，18 岁，学生。1981 年 3 月 16 日就诊。

病史：患者周身关节游走性刺痛已 5 年，以双手指、双腕、双膝、双足趾尤著，对称性肿胀疼痛难忍，关节变形，呈典型梭形指，晨起僵硬难屈，气候变化时诸症加重。北京某医院诊断为类风湿关节炎，服西药仍不能控制病情。因生活不能自理，被迫停学。望之舌胖大紫黯，边有瘀点，脉弦涩无力。

辨证：风寒湿痹，痰瘀互结。

治法：祛风散寒，除湿化痰，活血通络。

处方：防风 10g，全蝎 10g，蜈蚣 3 条，制川乌、制草乌各 4.5g，羌活 10g，独活 10g，秦艽 12g，薏苡仁 30g，当归 15g，川芎 15g，制马钱子 0.5g（分冲），麝香 0.3g（分冲），金钱白花蛇 1 条，甘草 6g。水煎服，14 剂。

二诊：1981 年 4 月 1 日。药后病情稍减，药已中病。上方继服，制马钱子增至 0.7g（分冲），已服激素减半。进药 30 剂，文火水煎服，早晚分服，每日 1 剂。

三诊：1981 年 4 月 30 日。服药 30 剂后，诸症明显减轻，关节功能改善，效不更方，继进药 30 剂，制马钱子再增至 0.9g（分冲），停激素。

四诊：1981 年 6 月 2 日。患者疼痛肿胀消失，关节功能明显改善，行走自如，生活自理。上方制马钱子减至 0.6g（分冲），上方续服 30 剂后，诸症皆除，学业恢复。

五诊：1981 年 7 月 3 日。ESR 5mm/h，抗"O"阴性，类风湿因子阴性，X 线摄片提示，未见明显骨质改变。原类风湿关节炎诸症消失，舌脉正常，为巩固疗效，上方不变，易汤为丸，每年初冬连服 30 天，连服 3 年。3 年后随访，病未复发。

病例 9：生某，男，13 岁。初诊：2002 年 5 月 13 日。

半年前患者出现腹泻，每日 4～5 次，当地医院诊断为"急性肠炎"，经治疗腹泻缓解，半月后出现左膝关节肿胀疼痛，发热，体温 38.5℃，逐渐发展为双侧肩、髋、膝关节及腰背疼痛，先后在北京儿童医院和 301 医院查人类白细胞抗原 -B27（HLA-B27）阳性，诊断为"反应性关节炎"，经过治疗关节肿痛减轻。目前左膝肿痛，不能屈曲，行走缓慢不稳，右膝、双肩、双髋疼痛，活动有声响，腰背疼痛，弯腰困难，不能后仰，夜间疼痛加重，久坐久卧后腰部僵硬，晨僵 10 分钟，恶风寒，手心热，咽部干痛，咽红。舌淡苔薄白，脉细小弦。此气血亏虚，风湿阻络，寒热错杂。治宜益气养血，散风通络法，以利关节，清湿热。当归四逆汤加味。

处方：当归 12g，桂枝 10g，白芍 18g，黄芪 30g，细辛 3g，通草 10g，炙甘草 10g，羌活 6g，川芎 10g，姜黄 12g，地龙 10g，狗脊 15g，桔梗 12g，玄参 15g，射干 6g，马勃 9g，鱼腥草 15g，连翘 12g，锦灯笼 9g，藁本 9g，防风 6g。15 剂，水煎服。

药后诸恙皆安，再服 30 剂后停药，3 月未作。

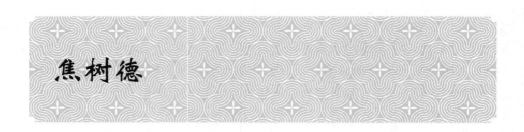

焦树德

【个人简介】

焦树德（1922—2008），中日友好医院主任医师、教授。当代中医名家，全国首批名老中医。历任中华中医药学会顾问，中华中医药学会内科分会副主任委员，中华中医药学会心病专业委员会主任委员，痹病专业委员会副主任委员，国家中医药管理局高级顾问，国家中医药管理局科技进步奖审评委员会委员，第四、五届全国科技图书评选委员会委员，中日友好医院专家室副主任、学术委员会委员、高级职称审评委员会委员等。著有《方剂心得十讲》《焦树德临床经验辑要》《焦树德医论医话精选》等书籍，参加全国中医学院试用教材《内科学》和北京中医学院《内科学》讲义、《中华医学百科全书·中医基础理论》《中医证候鉴别诊断学》等书的编写。首创"尪痹""大偻"等病名及初步诊治规律，后被中华中医药学会采用。应用中医诊治了大量的疑难风湿病患者，尤其在辨治类风湿关节炎、强直性脊柱炎等风湿病方面颇有独到之处，临床疗效显著，深受患者的信赖与拥戴。

【经验集粹】

一、类风湿关节炎治疗经验（阎小萍撰稿）

吾师焦树德教授根据《金匮要略》"诸肢节疼痛，身体魁羸"之意，结合临床治疗类风湿关节炎的经验，将本病命名为"尪痹"。尪痹发病关键在于风寒湿邪深侵入肾伤骨，骨质受损，关节变形。三邪未侵入肾者，虽久痹不愈也不会使骨质受损变形，所以尪痹的发病机理较风寒湿诸痹更为复杂，病邪更为深入，症状更为严重，常波及于肝肾致骨损筋挛肉削。且病程绵长，寒湿、贼风、痰浊、瘀血，互为胶结，凝聚不散，使病情不断加重。焦树德教授根据尪痹的病因病机，将尪痹进行辨证分型，并制订了相应的处方，具体如下：

（一）补肾祛寒治尪汤适用于肾虚寒盛证

该方由《金匮要略》桂枝芍药知母汤合《太平惠民和剂局方》虎骨散加减化裁而成，方中用续断12～20g、补骨脂9～12g、熟地黄12～24g、制附片6～12g、骨碎补10～20g、淫羊藿9～12g、狗骨30g、白芍9～12g、桂枝9～15g、独活10～12g、威灵仙12～15g、防风10g、麻黄3～6g、苍术6～10g、知母9～12g、炙山甲6～9g、伸筋草30g、赤芍9～12g、松节15g、土鳖虫6～10g、牛膝12～18g以补肾祛寒，填精补血，滋养肝肾，强壮筋骨。

如果上肢病重者，去牛膝加姜黄、羌活各9～10g；瘀血明显者，加血竭0.7～0.9g（分冲）或加乳香、没药各6g，红花10g；肢体关节僵直蜷挛者，去苍术、防风、松节，加生薏苡仁10～30g，木瓜9～12g，白僵蚕10g；有低热或关节发热者，减少桂枝、附子用量，并去淫羊藿、苍术，加黄柏10～12g（需黄酒浸3～4h，取朱丹溪"潜行散"之意），地骨皮10～12g。

（二）加减补肾治尪汤适用于肾虚标热轻证

肾虚寒盛证经过治疗休养后阳气渐振，部分邪气有欲化热之势，则会出现肾虚标热证，此时应在补肾祛寒治尪汤中减轻温燥之品用量（即制附片3～5g，桂枝6～9g，麻黄2g）；若汗多者可以去掉熟地黄、麻黄、淫羊藿、防风、苍术，加入苦以坚肾、活络舒筋之品（生地黄15～20g，酒浸黄柏12g，忍冬藤15～30g，络石藤20～30g，红花9～10g，桑寄生30g，生薏苡仁30g）。

（三）补肾清热治尪汤适用于肾虚标热重证

本方为急则治其标热之邪的暂用方剂。方中用续断15g、骨碎补15g、生地黄15～20g、知母12g、炒黄柏12g、地骨皮10g、赤芍12g、桑枝30g、秦艽 20～30g、忍冬藤 30g、络石藤 30g、蚕砂 10g、威灵仙 15g、羌独活（各）6～9g、白僵蚕 9g、制乳没（各）6g、土鳖虫 9g、红花 10g。虎骨现为禁用之品，常以狗骨 30g、透骨草 15～20g、寻骨风 15g、自然铜 6～9g。

（四）补肾强督治尪汤适用于肾虚督寒证

组成：熟地黄 15～20g，制附子 10～12g，金狗脊 20～40g，鹿角胶（烊化）9g（或鹿角霜 10～15g），骨碎补 15～20g，羌活 12g，独活 10g，川续断 15～18g，杜仲 15g，桂枝 15g，赤芍药、白芍药各 12g，知母 15g，土鳖虫 6～9g，白僵蚕 9～12g，防风 12g，麻黄 3～6g，炙山甲 9g，怀牛膝 12～15g，淫羊藿 9～10g，干姜 3～6g，制草乌 3～6g。

本方主治加减法：腰胯疼痛，大腿伸屈不利，下蹲困难者，可加泽兰 12～15g，白芥子 6～9g，苍耳子 6～9g，苍术 9g，五加皮 9g。汗多可减麻黄，一般不减也可。腰痛明显，以腰脊强痛为主者，可加补骨脂 12g，制草乌 9g，干姜 6g。略见热象（上火）者，改熟地黄为生地黄，加炒黄柏 12g，秦艽 12g。骨关节受损者，可加寻骨风 15g，自然铜（先煎）9g。腿酸痛者，加伸筋草 30g。

（五）补肾清化治尪汤适用于湿热伤肾证

组成：骨碎补 15～20g，川续断 10～20g，怀牛膝 9～12g，黄柏 9～12g，苍术 12g，地龙 9g，秦艽 12～18g，青蒿 10～15g，豨莶草 30g，络石藤 30g，青风藤 15～25g，防己 10g，威灵仙 10～15g，银柴胡 10g，茯苓 15～30g，羌活、独活各 9g，炙穿山甲 6～9g，生薏苡仁 30g。

本方主治加减法：四肢屈伸不利者，加桑枝 30～40g，片姜黄 10g，减银柴胡、防己。疼痛游走不定者，加防风 9g、荆芥 10g，去地龙。痛剧难忍者，可加闹羊花 0.3～0.6g。

［治验举例］

张某，女，66 岁。初诊：1992 年 7 月 7 日。

患者于 1991 年 11 月开始双手指、腕关节肿痛，伴晨僵感，曾于北京市和平里医院就诊，查血沉 42mm/h，尿酸 340μmol/L，类风湿因子（－），予以解热镇痛药物对症治疗，并予以理疗，无显效。约 4 个月后（1992 年

3月）复现双膝关节肿痛，以右膝为重，且伴积液，来我院免疫科、骨外科就诊，予以双氯芬酸等口服并复查，双手正侧位 X 线片显示骨质疏松，腕关节间隙变窄；血沉 35mm/h，类风湿因子 1：20，抗"O" < 500IU/ml，血红蛋白 97g/L，余（-），诊断为"类风湿关节炎"，故请焦老师诊治。现症：双腕、指关节肿痛明显，膝、肩、肘、踝等关节亦疼痛，晨僵明显，腕关节肿略变形，活动受限，周身乏力，易汗出，纳食尚可，二便调，夜寐尚安。舌苔略白，脉沉滑略弦。

辨证：风寒湿之邪，乘肾虚深侵入肾，伤骨损筋，致骨痹筋挛发为尪痹。

治法：补肾祛寒，散风除湿，活血通络，强腰壮骨。

方用：补肾祛寒治尪汤加减。

处方：骨碎补 20g，补骨脂 12g，续断 20g，制附片 12g，伸筋草 30g，桂枝 15g，赤白芍各 12g，炙麻黄 3g，知母 15g，炒白术 10g，茯苓 20g，生姜 5g，羌独活各 10g，防风 10g，草乌 6g，川怀牛膝各 15g，片姜黄 10g。

二诊（1992 年 7 月 14 日）：服上药 7 剂后，疼痛减轻，唯晨起僵痛显著，时有胃脘隐痛不已，左足尖时针刺样痛，舌苔略白，脉沉滑略弦。诊治同前，守上方，加白僵蚕 10g，改片姜黄 12g。

三诊（1992 年 7 月 28 日）：服上药 14 剂后，关节疼痛及晨僵感均较前减轻，唯时胃脘隐痛。舌质边尖略红，苔白，脉沉略滑。诊治同前，守方加减。上方加千年健 12g。

四诊（1992 年 8 月 7 日）至七诊（1992 年 9 月 21 日）：患者症状稳定，规律复诊，治疗上守方加减。

八诊（1992 年 9 月 25 日）：近两日双腕关节红肿疼痛，双膝关节疼消，尤以右侧为者，酸痛沉重感减轻，舌苔薄白，脉沉滑。鉴于邪欲化热，故加强清热之作用。

处方：生地黄 12g，炒黄柏 10g，骨碎补 20g，续断 20g，制附片 10g，秦艽 15g，桂枝 15g，赤白芍各 12g，炙麻黄 3g，知母 15g，炒白术 10g，茯苓 18g，生姜 5g，羌独活各 10g，防风 10g，草乌 6g，千年健 15g，片姜黄 12g。

九诊（1992 年 9 月 29 日）：服药后患者关节痛减，双腕红肿疼痛稍减轻，唯觉心中惕惕然，寐欠，舌苔薄白，脉沉略滑。上方去麻黄，加生龙骨、牡蛎各 30g（先煎）。

十诊（1992年10月9日）至十七诊（1993年2月19日）：其间患者规律复诊，症状逐渐缓解，关节功能改善，后患者未再复诊，电话随访，症状稳定。

十八诊（1993年9月6日）：鉴于关节痛明显减轻，双腕、双膝关节肿明显减轻，已能做一切家务劳动，故中断中药治疗。因用冰凉水拆洗被褥等，双腕关节复于6月中旬始肿痛，复查血沉11mm/h，类风湿因子（+）1：40。正值焦老师出国讲学，故服双氯芬酸止痛，甚时加服雷公藤，且时加服1992年8月份的中药方。经服中西药，关节疼痛不明显。但近月来，夜寐不宁，心烦易怒，多梦，头昏耳鸣，胸闷时作，气短乏力，双膝软感，舌尖略痛，纳食尚可，大便时干时稀，每日一次，小便略黄，舌边尖略红薄白苔，中略著，脉沉略弦。四诊合参，诊为肝肾阴虚，水不涵木，肝阳上亢所致少寐证。治宜滋补肝肾，平肝潜阳。

处方：生地黄20g，杭白芍15g，天麦冬各10g，生石决明30g（先煎），生代赭石25g（先煎），旱莲草12g，灵磁石20g，女贞子10g，何首乌18g，夜交藤30g，合欢花12g，炒黄芩12g，泽泻25g，明天麻10g，炒枣仁25g（先煎），远志12g，佩兰12g，陈皮12g，淡竹叶9g。

十九诊（1993年9月20日）：服上药后，睡眠好转，时烘热汗出及双臂活动受限均较前减轻，舌尖痛消失，唯觉头晕而胀，指、腕关节遇冷后仍有疼痛，晨僵时间缩短，疼痛亦减轻，纳可，食后胃脘略有不适，二便调，复查血沉5mm/h，抗"O"＜500IU/ml，类风湿因子1：20，舌淡红，薄白苔，脉略弦细而沉，寸脉尤强。诊治同前，守方加减。

处方：细生地黄20g，杭白芍15g，天麦冬各10g，生石决明30g（先煎），灵磁石25g（先煎），墨旱莲12g，女贞子9g，合欢花12g，炒黄芩12g，泽泻25g，明天麻10g，炒白术9g，炒枣仁25g（先煎），佩兰15g，陈皮12g，羌独活各10g，半夏10g，千年健12g，青海风藤各15g，片姜黄10g。

二十诊（1993年10月25日）：近日因天气变冷加之劳累及洗冷水，致右手拇指关节疼痛僵感，屈伸欠利，骶髂关节亦疼痛，且觉头晕而胀，夜寐可，纳谷馨香，时吁，二便调，双膝关节以下畏寒、酸感，舌淡红少津，薄白苔，脉沉弦尺弱。

处方：补骨脂12g，骨碎补12g，桂枝10g，知母10g，赤白芍各12g，制附片 9g，秦艽 15g，络石藤 15g，千年健 12g，黄柏 9g，片姜黄 12g，羌独活各 10g，茯苓 25g，薏苡仁 30g，泽泻 25g，怀牛膝 18g，夏枯草 15g，首乌藤 25g，生地黄 15g，陈皮 10g。

二十一诊（1993 年 11 月 17 日）：服上药关节痛减，然近二三天，因天气变化致肩、肘、腕指掌关节痛僵加重，纳食尚可，时有吞酸，胃脘不适，大便偏干，小便尚调，耳鸣，寐安，舌黯淡红，薄白苔，脉沉略弦，尺弱，时痛甚时，自服雷公藤或双氯芬酸止痛。诊治同前，守方加减。

处方：补骨脂 10g，骨碎补 15g，桂枝 12g，知母 12g，赤白芍各 12g，制附片 12g，秦艽 15g，青海风藤各 12g，片姜黄 12g，羌独活各 12g，络石藤 15g，薏苡仁 30g，夏枯草 15g，灵磁石 25g（先煎），生地黄 12g，千年健 15g，陈皮 12g，草乌 5g，生石决明 25g（先煎），白术 9g。

二十二诊（1993 年 12 月 17 日）至二十四诊（1994 年 2 月 21 日）：此间规律复诊，至二十四诊之时，患者病情稳定，双腕关节肿痛明显减退，平素基本不痛，但因爱人病重过于劳累及洗凉水时偶有腕、指、膝等关节痛，微有晨僵，纳食欠佳，时嗳气，大便偏干 1～2 日一行，夜间喜将双手放于被外。舌淡红，薄白苔，脉沉滑略弦。鉴于病情稳定，较前明显好转，加之家务繁重，故要求服中药巩固疗效，因证欲化热，故宜兼清其热。

处方：尪痹冲剂 1.5 袋/次，3 次/d；知柏地黄丸 1 丸/次，2 次/d；越鞠保和九 1 袋/次，2 次/d。

1994 年 8 月 15 日、8 月 29 日追访，患者关节疼痛无明显发作，8 月 15 日复查血沉 20mm/h，抗"O"＜500IU/ml，类风湿因子（－），时自服尪痹冲剂及湿热痹冲剂，或知柏地黄丸配尪痹冲剂，维持疗效。

二、强直性脊柱炎治疗经验（阎小萍撰稿）

治疗强直性脊柱炎的大法，要以补肾祛寒、强督助阳为主，辅以化湿疏风、养肝荣筋、活瘀通络。并时时注意调护脾胃，以固后天之本。若出现邪气从阳化热之证者，则需暂予补肾清热法，待标热得清后，仍转为补肾强督祛寒治本之法以收功。焦树德教授拟定了 4 首常用药方，都在临床上取得了较好效果，其辨证分型及处方具体如下：

（一）补肾强督治偻汤

此方在补肾强督治尪汤基础上变化而成。主治肾虚督寒证。

组方：骨碎补 18g，补骨脂 12g，熟地黄 15g，淫羊藿 12g，金狗脊 30g，鹿角胶（或片、霜）6~9g，羌活 12g，独活 10g，续断 18g，杜仲 20g，川牛膝 12g，炙麻黄 6g 等 19 味药组成。

方解：本方以骨碎补补骨祛瘀强骨，补骨脂补肾阳暖丹田，熟地黄补肾填髓、生精养血共为君药；鹿角胶补督脉养精血，淫羊藿补肝肾、益精气，羌活主治督脉为病、脊强而厥共为臣药；金狗脊补肾壮腰膝、利俯仰，续断补肝肾、强筋骨杜仲补肾壮腰、强健筋骨，独活搜少阴伏风，麻黄散风寒，配熟地黄能温肌腠、化阴疽等佐使，共同组成补肾强督祛寒活络强壮筋骨之剂。

加减法：寒甚疼重者，加制川草乌各 3g；舌苔白厚腻者去熟地黄，加苍术 10g、炒白芥子 6g、茯苓 10~20g；久病关节强直不能行走者，可加透骨草 15g、寻骨风 15g、自然铜 6~9g（先煎）。

（二）补肾强督清化汤

此方由补肾清热治尪汤和补肾清化治尪汤化裁而成。主治邪郁化热证。

组方：骨碎补 18g，生地黄 15g，炒黄柏 12g，续断 18g，杜仲 20g，苍术 10g，川牛膝 12g，金狗脊 30g，鹿角霜 6g，羌活 10g，秦艽 15g，土鳖虫 6~9g，桑枝 30g，桂枝 6~9g，赤白芍各 12g，知母 15g 等 22 味药组成。

方解：本方以骨碎补祛骨风、疗骨痿、活瘀坚肾，生地黄甘寒益肾、凉血清热，黄柏清热坚肾共为君药；续断补肝肾、强筋骨，杜仲补腰膝、健筋强骨，鹿角霜入督脉补肾强骨、壮腰膝，金狗脊补肝肾、入督脉、强机关、利俯仰，羌活主治督脉为病脊强而厥共为臣药；苍术化湿健脾，秦艽治潮热骨蒸、通身挛急，土鳖虫剔血积、接补骨折，桑枝祛风清热、通活经络，桂枝辛温和营卫通经络，诸药共同组成既补肾强督又能清热化湿之剂。

加减法：下午潮热明显者，加银柴胡 10g、地骨皮 12g、青蒿 12g；腰部怕风明显者加独活 10g；口燥咽干（或痛），加玄参 15g，生地黄加量至 20g；兼有腿脚疼痛者，加地龙 6g、槟榔 10g、伸筋草 20~30g；疼痛游走者，加青风藤 15～20g、独活 10g、防风 10g；病久腰背僵曲者骨碎补加量至 20g、白僵蚕加量至 15g，另加炒白芥子 6g、透骨草 15～18g、寻骨风 15g、自然铜 6～9g（先煎）。

（三）补肾强督利节汤

本方在补肾强督治偻汤的基础上适当加入疏风散寒、通利关节之品而成。主治痹阻肢节证。

组方：骨碎补 18g，补骨脂 12g，金狗脊 30g，鹿角胶（或片、霜）6～10g，土鳖虫 6～9g，杜仲 20g，防风 12g，羌独活各 10g，川牛膝 12g，片姜黄 10g，桂枝 15g，赤白芍各 12g，知母 15g，制附片 12g，制草乌 3g，炙麻黄 5g 等 24 味药组成。

方解：本方以骨碎补活瘀强骨、补肾、祛肾风，补骨脂温补肾阳、暖丹田、壮腰膝共为君药；鹿角胶补督脉、养精血、益督阳，金狗脊补肾督、强腰脊、利俯仰，羌活主治督脉为病、脊强而厥，杜仲补肾强筋骨，制附片性温热大壮肾督阳气共为臣药；防风散风胜湿，制草乌祛寒助阳，独活搜少阴伏风，桂枝和营卫，助行阳气通达四肢，赤白芍养血活血，知母滋肾以防温性药生热，麻黄散风寒，松节通利关节，威灵仙通行十二经而祛风邪等，诸药共同组成补肾强督、祛寒湿、利关节之剂。

加减法：有化热征象者，去草乌、麻黄，减少附片、桂枝用量，加秦艽 12～15g、炒黄柏 10g。若同时关节痛喜凉爽者，可加忍冬藤 30g、络石藤 30g；踝关节肿痛喜暖者，可加地龙 6g；上肢关节痛重者，可改羌活为 12g、片姜黄 12g；上肢关节痛而不怕凉者，加桑枝 20～30g；关节痛喜暖怕冷明显者，可加制川乌 3g。余可参考上两方的加减法。

（四）补肾强督调肝汤

本方在补肾强督治偻汤的基础上加减变化而成。主治邪及肝肺证。

组方：骨碎补 18g，补骨脂 12g，续断 18～20g，炒杜仲 20g，川牛膝 10～12g，泽兰 15g，金狗脊 30g，土鳖虫 6～9g，鹿角片 6～12g（或胶 6g、霜 12g），白蒺藜 10～12g，炒枳壳 10～12g，片姜黄 12g，桂枝 15g，赤白芍各 12g，知母 15g，防风 12g，制附片 9～12g，麻黄 3～6g，干姜 3～6g，羌

独活各 12g，白僵蚕 12g 等 23 味药组成。

方解：本方可看补肾强督治偻汤的方解，本方由补肾强督治尪汤加减而成。方中加入了枳壳、片姜黄，这二药是"推气散"的主要药物（原方还有桂心、甘草），功能调和肝经气血，活瘀郁，散肝风，是治肝肺气血郁滞而胁痛的有效药物。本方特点是加了调肝理肺的药。值得注意的是，本证不宜用柴胡，因柴胡有升提作用加用后，常使病情从下向上发展加快。

加减法：兼有胃部胀满、食欲不振者，加厚朴 12g、枳实 10g（去枳壳）、陈皮 10g；胸闷明显者，加檀香 9g、紫苏梗 12g、槟榔 10g；有微咳者，可加杏仁 10g、炒苏子 10g、紫菀 15g；有低热者，去麻黄，减少干姜用量，加炒黄柏 10g、秦艽 10～15g、玄参 12g，附片用量可酌减；颈部僵痛明显者，可另加葛根 20g。

[治验举例]

许某，男，20 岁。1988 年 2 月 25 日初诊。

患者于就诊前半年余，自觉腰髋部及双膝关节疼痛，遇热则痛减，伴僵直不舒。曾于当地医院查血沉 70mm/h。予以青霉素、链霉素和吡罗昔康片等治疗无效。近日来腰髋关节痛加重，坐时尤著，腰椎僵直感明显，前弯、侧弯、后仰活动受限，双下肢无力、不能下床活动，生活不能自理。痛甚则用吲哚美辛栓纳肛，汗出痛稍减。并自购服"尪痹冲剂"未见显效。故来我院就诊，收入院治疗。入院后查血沉 45mm/h，类风湿因子阴性，腰骶椎正侧位片示：两侧骶髂关节改变符合强直性脊柱炎。查体：腰椎旁压痛（＋）、腰背肌肉呈板状僵硬，双下肢肌肉萎缩，不能下地行走。舌质淡、舌苔白，脉细滑。诊断为强直性脊柱炎。特请吾师会诊。

辨证：四诊合参，知为风寒湿邪乘虚而入，寒邪深侵入肾，督阳不化，伤骨损筋，而成尪痹病肾虚督寒之证。

治法：补肾祛寒，强督壮阳，散风除湿，活瘀通络。

方用：补肾强督治尪汤加减。

处方：骨碎补 15g，桑寄生 30g，续断 15g，金毛狗脊 30g，制附片 10g，桂枝 10g，威灵仙 10g，牛膝 15g，赤白芍各 15g，知母 10g，伸筋草 30g，独活 10g，木瓜 12g，红花 12g，泽兰 15g，鸡血藤 10g，白僵蚕 10g，炙山甲 10g，茯苓 20g。

服用上药约30剂后，自觉腰髋疼痛较前减轻，腰椎板直、关节僵硬感均好转，双下肢自觉较前有力，并能下床推轮椅车行走数十步，应家属要求于3月26日出院。回家后继续坚持服用以上处方。

1988年8月5日复诊：服药后腰、髋、膝关节疼痛明显减轻，僵直感显著好转，活动较前灵活，行走自如，能自行1里多路，可自行登楼梯上四层楼，精神好转，体力较前增加，生活能自理，纳食增，两便调。舌苔薄白，脉沉弦细，尺脉沉细。以原方继服。

1989年7月21日再诊：患者述服药后髋关节疼痛消失，生活能自理，仅有轻微腰部酸痛，双膝关节略痛。行走自如，可长达20余里。能骑自行车远行，能跑步百米以上。患者因自觉症状明显减轻，曾自行停服中药，达两个月以上，病情仍稳定。查舌苔略白，脉沉略弦。嘱其继服中药，以巩固疗效。

处方：补骨脂10g，杜仲15g，续断20g，鹿角胶9g（烊化），狗脊30g，淫羊藿10g，制附片10g，桂枝10g，赤芍15g，知母12g，红花10g，牛膝12g，泽兰12g，白僵蚕10g，炙山甲9g，透骨草30g，土鳖虫9g，生地黄20g，炒黄柏10g。

1990年7月3日再诊：患者现已恢复农业劳动，行走一天都不觉累，腰膝关节未发生疼痛，时有腰部微酸略痛。又曾自行停服中药3个月以上，病情一直稳定。仍守7月21日原方加自然铜9g（醋淬、先煎），熟地黄20g，骨碎补18g，制虎骨[①]10g，改续断为30g，改制附片为12g。以上方3剂共为细末，每服3g，每日2~3次，温开水送服，以巩固治疗。

①　虎骨："虎骨现已禁用。下文同。"

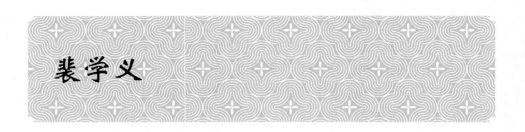

【个人简介】

裴学义（1926—2017），男，首都医科大学附属北京儿童医院中医科主任医师，教授。为第二、三批全国老中医专家学术经验继承工作指导老师，享受国务院政府特殊津贴。2000年荣获全国老中医药专家学术经验继承工作优秀指导老师、首都国医名师。曾任北京市东城区联合诊所所长、中华中医药学会理事。1944年裴老毕业于北平国医学院医科班，毕业后正式拜北京四大名医之一孔伯华先生为师，随师研习十一年，深得其真传。20世纪50年代初期，裴老积极协助传染病医院、北京儿童医院治疗各种瘟疫杂病，成绩卓著，因此受北京儿童医院诸福棠院长之聘到北京儿童医院工作。裴老以疗效明显、医术精湛而受到同道们的赞誉。在患儿家长中享有很高的威望。

【经验集粹】

过敏性紫癜治疗经验（胡艳撰稿）

过敏性紫癜是儿童时期最常见的血管炎之一。以非血小板减少性紫癜、关节炎或关节痛、腹痛、胃肠出血及肾炎为主要临床表现。本病属中医"发斑"和"血证"的范畴，裴学义认为本病虽以出血为主要表现，但其本质为湿热阻滞，血不归经所致。治疗上以清热祛湿凉血贯穿疾病始终。而对活血与止血药物的选择，裴老强调临床应灵活应用，早期应凉血以达止血，而慎用温经止血之药，以防闭门留寇，使疾病缠绵难愈。若病情日久反复不愈，出现乏力、面黄，舌淡、脉缓之虚象时方中可加用性温收涩之止血药物，如血余炭、蒲黄炭等，治疗后使血止而不留瘀，化瘀而不动血。

一、裴老对过敏性紫癜的病因病机的认识

裴老认为本病的临床表现繁多，病因病机虽有不同，但综合分析其特点，本质为湿热交织、耗血动血之象，病位主要责之肺脾肾，病因可归为风、热、湿（毒）、瘀、虚五方面。小儿脾胃薄弱，受纳运化功能多不足，加之饮食不知自节，易致脾虚湿困；又因小儿为纯阳之体，脏腑娇嫩，易于感受外邪，感邪之后极易入里化热，湿热相合，化火伤络动血而发为紫斑。如《诸病源候论》中说："斑毒之病，是热气入胃，而胃主肌肉，其热夹毒蕴积于胃，毒气熏发于肌肉，状如蚊蚤所啮，赤斑起，周匝遍体。"因湿邪黏腻、胶着，与热相合，如油如面，攻之不可，散之不去，湿热熏蒸，煎熬津液可使血液黏滞，加之离经之血瘀阻于内，可造成出血加重或反复出血不止而使疾病缠绵反复、久治不愈。故本病发病脾肾不足，湿热郁滞是本，肺气不足，外邪侵袭为标。急性发作期以湿热内盛，血热妄行为多见，属实证、热证。慢性期则以气血阴亏，血脉瘀滞为主，属虚证、瘀证。如《医宗金鉴》曰："青紫斑点其色反淡，久则令人虚羸。"

二、治疗过敏性紫癜的思路及用药特点

裴老认为紫癜的发生多属于温病后期，湿热毒邪未尽，蕴郁血分，伤及经络，迫血妄行而致，属湿热、血证范畴。治疗上以清热祛湿凉血为主，以青黛、紫草、蒲公英、地丁、赤芍、牡丹皮、薏苡仁、败酱草为基本方剂，随证加减。发病初期多为皮肤型，皮疹颜色多鲜红，证属毒热内蕴，熏蒸肌肤，为毒热炽盛搏于气血，郁蒸肌肤，灼伤脉络，迫血妄行所致。治疗上以清热解毒，凉血止血为主。方中加地肤子、白鲜皮以清皮肤、肌肉之积热，除其湿毒。若皮疹迁延日久，色紫暗，则加血余炭、蒲黄炭、丹参、川芎，活血化瘀以止血。中期2/3的患儿出现腹型，表现腹痛，呕吐，便血，证属湿热蕴结，痹阻胃肠，为湿热合邪，蕴结于内，灼伤胃肠脉络所致。方中加橘核、乌药、炙延胡索、乳香、没药；呕吐加竹茹、橘红；便血加地榆炭、

槐角。伴关节肿痛者，属湿热蕴结，痹阻经络证，为湿热合邪，交阻络脉，气血痹阻不通所致。方中加怀牛膝、鸡血藤、木瓜、伸筋草等清热祛湿，通经活络。疾病中后期合并紫癜肾炎以血尿为主者，属湿热内蕴，伤及肝肾证，为湿热蕴结日久，流注下焦，损及肝肾，伤及阴络，血不归经而致。方中加鲜白茅根、小蓟、连翘、赤小豆、藕节、知母、生黄柏、仙鹤草、茜草、莲须、豆豉等清利下焦湿热，凉血止血；血尿日久不消，反复不愈者可加血余炭、蒲黄炭、生牡蛎、生熟地黄等温涩经脉，坚固下焦而止血。若素体脾肾不足，湿热之邪损阴及阳者可造成下焦分清泌浊功能失司，以蛋白尿为主者，方中加苦参、石韦、凤尾草、倒扣草、生山药、芡实除肾经湿热，活肾经血脉，健脾固精。

［治验举例］

曹某，男性，7 岁，因"皮疹 1 周，腹痛 2 天"就诊。1 周前患儿双下肢出现红色皮疹，分布对称，高出皮肤，压之不退色，2 天前出现腹部疼痛，呈阵发性以脐周为主，伴呕吐，舌红苔黄腻，脉滑。证属毒热内蕴，迫血妄行。治以清热祛湿，凉血止血。药用青黛 3g，紫草 9g，地丁 9g，鲜白茅根 30g，赤芍 10g，白芍 10g，牡丹皮 10g，地肤子 10g，白鲜皮 15g，炙延胡索 10g、橘核 10g、乌药 10g，乳香 3g，没药 3g。嘱忌食辛辣，免动物蛋白流食。服药 1 周后，患儿腹痛消失，皮疹大部分消退，但尿常规出现尿蛋白（＋），镜检红细胞 3～5 个／高倍视野，裴老于上方去地肤子、白鲜皮、炙延胡索、橘核、乌药、乳香、没药，加小蓟 9g，连翘 9g，赤小豆 30g，藕节 9g，知母 6g，生黄柏 6g，仙鹤草 15g，茜草 9g，莲须 9g，豆豉 9g。嘱可继续上学，但避免剧烈体育活动。服药二周后患儿尿蛋白转阴，镜检红细胞偶见／高倍视野，继续上方巩固治疗一月余，患儿尿常规转阴。

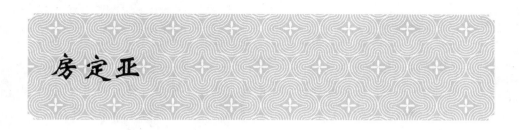

房定亚

【个人简介】

　　房定亚，男，1937年生，中国中医科学院西苑医院风湿病科主任医师，教授，博士、博士后导师，中国中医科学院名誉首席研究员。首都国医名师，第二、六、七批全国老中医药专家学术经验继承工作指导老师。师从著名中医学专家宋孝志、祝谌予、岳美中。

　　1964年毕业于北京中医学院中医系，先后在北京中医药大学、东直门医院、中国中医科学院西苑医院从事医疗、教学、科研及管理工作近60载，治疗风湿病、心脏病、肾脏病疗效显著，深受广大患者信任和爱戴。其学术观点多有创建，如"从'毒热致痹、热毒伤络'论治风湿病""清热解毒治疗类风湿关节炎""解痉舒督治疗强直性脊柱炎""益气活血治疗冠心病""补肾保心治疗慢性肾衰"等，在中医风湿病、心脏病、肾脏病领域影响深远。

【经验集粹】

一、治疗复发性多软骨炎经验（潘峥撰稿）

　　复发性多软骨炎（relapsing polychondritis，RP）是一种少见的原因不明的多系统疾病，主要表现为耳、鼻、咽喉、眼球和全身软骨反复发作性炎性破坏。可累及软骨、心血管系统、眼、耳等器官。部分患者可累及喉气管软骨，造成气道塌陷、瘢痕狭窄，引起严重呼吸困难和难以控制的肺部感染，常因呼吸衰竭死亡。

由于 RP 以耳部症状为主要临床表现，中医可归属于"断耳疮"范畴。房老师分析其病位与肝（胆）、脾（胃）、心经有关，病机为先天禀赋不足，加之后天调护不足，脏腑功能失调，内生之热毒、痰湿，腐而生热，循肝胆经上行于耳所致。本病发作时耳郭红肿热痛，严重者渗液、溃脓、坏死，符合热毒的发病特点。房师一贯运用中医理论来认识西医的病因病机。RP 被公认为是针对软骨蛋白的异常细胞免疫反应，患者体内存在异常的细胞因子、炎症介质，他认为此细胞因子、炎症介质均属于中医"内毒"范畴。因此"热毒伤络"是本病的病机关键，故以清热解毒为治疗大法。他喜用四妙勇安汤、四神煎加减治疗。方中以金银花清热解毒、祛风通络，当归活血养血，玄参清热滋阴，黄芪、石斛、川牛膝益气养阴，补其本之虚，远志可搜剔络脉、骨骱之痰浊。两方虽配伍简单，但清热、滋阴、解毒、活血、化痰，用药虽少而多面顾及，可谓思虑周全。

四神煎原是中医治疗鹤膝风的专方，现代用于类风湿关节炎、心肌炎、支气管哮喘、糖尿病周围神经病变均有很好的疗效。现代医学认为四神煎对多种原因引起的免疫性疾病都有较好的治疗作用，其机制是能使病变组织炎症渗出减少，吸收增加，抑制致炎物质如肿瘤坏死因子 α（TNF-α）、白细胞介素 -6（IL-6）的释放等作用[1]。四妙勇安汤原是治疗血栓闭塞性脉管炎的专方，现代用于类风湿关节炎、心肌梗死、亚急性甲状腺炎、糖尿病足、荨麻疹性血管炎、心力衰竭、脑卒中等多种疾病。研究证明四妙勇安汤能降低血栓闭塞性脉管炎模型大鼠的 TNF-α、IL-6 和 C 反应蛋白（CRP）等炎症因子含量[2]，能降低动脉粥样硬化家兔模型的白细胞介素 -1（IL-1）、TNF-α、单核细胞趋化因子（MCP-1）的含量，从而抑制炎症反应[3]。可见上述两方具有抑制多种致炎因子的作用，在多种自身免疫病中发挥作用，可以认为是中

---

① 考希良. 四神煎对佐剂性关节炎大鼠细胞因子的影响［J］. 中华中医药学刊，2008，26（4）：777-779.

② 李娜. 四妙勇安汤对大鼠血栓闭塞性脉管炎的抗炎作用及其机制［J］. 吉林大学学报（医学版），2003，39（2）：262-268.

③ 张军平. 四妙勇安汤对动脉粥样硬化模型兔氧化应激及炎症反应的影响［J］. 中医杂志，2010，51（1）：72-74.

医的免疫抑制剂。

房老师的临证思路是先辨病、结合专病特点，选用专方，再根据个体差异辨证治疗。下附 2 例病例以说明。先辨病为 RP，根据 RP 热毒伤络的特点，选用既有解毒通络，又有免疫抑制作用的四神煎、四妙勇安汤调节免疫，治疗疾病的根本。然后在专方基础上根据个体情况辨证治疗。

［治验举例］

张某，女，52 岁。2012 年 9 月 21 日初诊。

患者反复咳喘、喉中痰鸣 3 年未愈。起病之初无明显诱因突发外耳轮疼痛、肿胀发红，后渐出现慢性咳嗽、咯痰，鼻梁渐塌陷，声音嘶哑，活动后胸闷、气短、呼吸困难。辅助检查：血常规、抗核抗体（antinuclear antibody，ANA）、ENA 多肽抗体均阴性。电子喉镜及 CT 检查示气管上端下喉区管腔狭窄，软组织增厚。外院诊断复发性多软骨炎，患者间断服用激素，拒绝行气管切开或支架置入等手术治疗，转求中医治疗。刻下症：形体消瘦，声音嘶哑，面色晦滞，咳喘频作，呼吸声如风箱，吸气困难，喘息抬肩，唇舌紫黯，活动加重，喉中痰鸣，咳吐黄白相间黏痰，偶有血丝，舌黯红，苔黄，脉滑数。中医诊断：断耳疮、喘证（热毒蕴结）。治则为清热通络、宣肺化痰。处方四神煎加减：生黄芪 30g，石斛 30g，银花 30g，远志 10g，川牛膝 15g，鱼腥草 15g，黄芩 10g，石韦 20g，辛夷 8g，炙麻黄 6g，胆南星 10g，桑白皮 15g，30 剂。

2012 年 10 月 21 日二诊：痰热减少，经常鼻塞，活动后喘憋，咳嗽有黄黏痰，苔根白腻，脉弦滑。辨证：痰热蕴肺，治疗以宣肺平喘、清肺化痰。处方泻白散、麻杏石甘汤加减：桑白皮 15g，地骨皮 15g，黄芩 12g，生甘草 10g，石韦 20g，青黛 4g，浙贝母 10g，葛根 30g，麻黄 5g，杏仁 10g，生石膏 40g，夏枯草 15g，蛇蜕 6g，14 剂。

2012 年 11 月 3 日三诊：服药初期痰喘明显缓解，近期外感后咳喘加重，吸气困难，气急感，有白痰，耳郭胀痛，口角糜烂，舌红。苔白，脉数。辨证：热毒蕴结，肺气失宣。治以清热解毒、宣肺平喘。处方四神煎、四妙勇安汤、黛蛤散加减：生黄芪 30g，金银花 30g，当归 20g，生甘草 10g，玄参 20g，石斛 30g，远志 10g，石韦 20g，川牛膝 15g，蝉蜕 10g，芦根 30g，瓜子仁 15g，胆南星 10g，青黛 4g，海蛤壳 10g，7 剂。

2012 年 11 月 11 日四诊：耳郭胀痛、咳喘、吸气困难减轻，咳嗽，有清痰，后患者每半个月就诊 1 次，咳喘、咳痰、吸气困难等症状时有发作，但程度较前减轻。后续治疗均在上方基础上，根据出现的兼夹症状，加减调理，每日 1 剂，水煎服。咳喘、吸气困难症状明显改善，耳郭胀痛未发作，体重增加 10 余斤，目前患者病情稳定。

按语：患者的特点为气道狭窄严重，表现喉中痰鸣、喘促、吸气困难。房老师认为是病久则内舍于肺，肺气不宣，痰浊阻肺则见咳喘、吸气困难。针对本患痰浊阻肺明显的特点，在治疗主病的基础上加用麻杏石甘汤、黛蛤散、泻白散。麻黄开达肺气，重用石膏急清肺热以存阴，杏仁宣降肺气，共奏清肺化痰平喘之功；青黛清肺、肝之热，凉血解毒，蛤壳清泻肺热、化稠痰，为成方黛蛤散，是治痰热咳嗽的名方；桑白皮清泻肺热，平喘止咳，地骨皮降肺中伏火。现代药理研究表明麻杏石甘汤有调节免疫、解热、平喘、镇咳等作用。黛蛤散对炭疽杆菌、志贺氏痢疾杆菌、金黄色葡萄球菌等均有抑制作用。

二、分期辨证治疗系统性红斑狼疮经验（韩淑花，唐今扬，周彩云撰稿）

系统性红斑狼疮（systemic lupus erythematosus，SLE）是风湿科常见的、相对病情较重的疾病之一。房定亚教授在数十年的临床诊疗中，对于系统性红斑狼疮患者应用西药的同时分期辨证选用中药，协同增效，减少西药的不良反应，取得了良好的效果。

（一）初期清热凉血

系统性红斑狼疮患者初期患者常表现为发热、面部红斑、甲周红斑、皮肤网状青斑、口腔溃疡、鼻衄、紫癜、尿血等，严重时可侵及内脏血管，房师认为此期病情急性发作，以免疫复合物诱导的血管炎为主要病理表现，需应用大量激素以抗炎抑制免疫，初期使用激素，其不良反应尚未显现，此期中医治疗以辨证论治，针对本病而用药。病因病机为血热内扰，迫血妄行，泛溢肌肤，治宜清热凉血止血，选用犀角地黄汤加味。犀角地黄汤首载于唐·孙思邈《备急千金要方》曰："犀角地黄汤,治伤寒及温病应发汗而不汗之内蓄血者,及鼻衄吐血不尽,内余瘀血、面黄、大便黑,消瘀血方。"古代多用于外感温热病和血证的治疗,滋阴与清热相辅相成,并行不悖,是犀角地黄汤的独到之处。因犀角被禁止使用,而水牛角与其化学组成相似,故临床上房师常用水牛角替换犀角,增大用量,同样取之清营凉血、活血止血、清热解毒之功。房师认为该方有独特的控制出血及炎症的作用,现代药理研究也表明,犀角地黄汤具有改善微循环,保护血管壁,改善血液促凝物质与抗凝物质之间的失衡,防止弥散性血管内凝血的形成,抗菌消炎,解毒,调整免疫功能,提高垂体 - 肾上腺应激能力之功效[1]。

临床配伍方面,根据患者临床表现不同,选用药物不同,如:针对高热或燥热烦躁者,房师常加用生石膏 50～60g、知母以清热养阴除烦;血尿者,加小蓟、白茅根凉血止血;若见低热、手足心热、下肢紫癜的患者,常合用紫草、墨旱莲、女贞子(二至丸)以滋阴降火,凉血止血,但紫草易致光过敏,不可常用,中病即止;有尿蛋白者,加百合、芡实、金樱子健脾固精缩尿。

(二)平稳期滋补肝肾

此期一般为大剂量应用激素治疗 1 个月以后,病情较前好转,红斑渐消,不良反应开始出现:食欲亢进、满月脸、水牛背、时有心慌、汗出、夜间烦躁、失眠、面部及背部痤疮、兴奋激动、多毛、口干咽燥等。房师认为激素性温,为纯阳之品,长期应用后易耗伤阴液,出现上述一系列阴虚火旺之象,治疗宜滋阴降火,选用麦味地黄汤加减。麦味地黄汤来自宋·钱乙《小儿药证直诀》地黄丸加味,原意用于治疗肺肾阴亏证,表现为潮热盗汗、咽干咳血、眩晕耳鸣、腰膝酸软等。房师用其来滋阴降火,药物上常选用生地黄替换熟地黄,防止熟地黄滋腻碍胃。临床上房师非常重视辨病与辨证相

---

① 杨伟鹏,李冀,姚凤云,等. 清热凉血法治疗过敏性紫癜的抗炎实验研究[J]. 中医药信息,2004,21(1):50. / 张艳萍,杨芙蓉,施昌年,等. 球结膜微循环观察牛角地黄汤治疗家兔 DIC 模型的效果[J]. 微循环学杂志,1992,2(1):12. / 陈利国,屈援,胡小勤,等. 犀角地黄汤对肾上腺素与低温处理大鼠血管内皮细胞黏附分子表达的影响[J]. 中国病理生理杂志,2006,22(3):547.

结合，常教导我们要熟知疾病的病理过程，结合现代医学知识，了解中药的药理作用，才能取得药少而力专的效果。他认为长期应用激素的患者，其下丘脑－垂体－肾上腺轴对于激素的分泌受到抑制，而麦味地黄汤能够拮抗激素的抑制作用，从而起到保护下丘脑－垂体－肾上腺系统的作用；单味药物来说，生地黄、知母、玄参等中药既具有类激素样治疗作用，又能拮抗外源性激素对下丘脑－垂体－肾上腺轴抑制的作用，减少外源性激素的不良反应[①]，故临床上经常加用知母、玄参等养阴清热药物，增强疗效。

配伍方面，此期患者容易出现痤疮等热毒表现，房师常加用白花蛇舌草、蒲公英、金银花等清热解毒；出现乏力、喘息，加用生黄芪、白术健脾益气；水液代谢失常出现水肿者，加用猪苓、茯苓、车前草利水消肿；失眠烦躁者，加百合、清半夏安神；食欲亢进者，稍加生石膏、黄连苦寒清胃热以减少食欲等。

（三）撤减期酌加温补肾阳之品

治疗过程中，病情平稳的情况下，逐渐撤减激素用量，房师认为此期应用中药的关键在于防止反跳和巩固已取得的疗效。激素为阳热之品，撤减过程中，机体失于催化温煦，有些患者会表现出腰膝酸软、头晕耳鸣、肢疲神倦、少气懒言、畏寒肢冷、纳差等阳虚证，房师认为此期由于患者阴虚已甚，阴损及阳，阳气生化不足且无所依附而耗散，形成以阴虚为主的阴阳两虚的病理状态。西医病理方面即为由于长期应用激素，下丘脑－垂体－肾上腺轴对于激素的分泌受到抑制，甚至造成肾上腺皮质的萎缩，生理性激素分泌减少，撤减过程中，内源性激素分泌不足，不能及时发挥作用，而出现一系列不良反应。治宜阴中求阳，房师仍以麦味地黄汤为基础方，加用菟丝子、淫羊藿、巴戟天等温补肾阳。现代药理研究表明，淫羊藿对机体的体液免疫和细胞免疫都具有良好的促进和恢复作用，能够刺激粒细胞原巨噬细胞，明显增强粒细胞原巨噬细胞的杀伤能力，且能改善骨髓造血，显著提升外周血细胞和骨髓细胞的数量。巴戟天中的巴戟天多糖具有提高免疫力、抗

---

① 沈自尹. 有关证与神经内分泌免疫网络的研究［J］. 中医药学刊，2003，21（1）：10-14. / 董竞成，蔡定芳. 肾虚与科学［M］. 北京：人民卫生出版社，2007：262.

氧化、促进骨细胞增殖抗骨质疏松等作用。因此，酌加具有免疫调节之效的温补肾阳药物，能减少激素撤减过程中不良反应，平稳撤减激素。

需要注意的是，此期不宜加用附子、肉桂等辛温大热之品，恐峻烈燥热之性继续耗伤阴液，加重病情。此期时间较长，需叮嘱患者在应用过程中要有耐心，有良好的依从性，以协助激素继续减量至最小量维持。

[治验举例]

李某，女，42岁。2014年7月22日初诊：间断发热、面部红斑5年，加重1个月。来诊时表现为晨起低热，体温37.4℃，面部及胸部红斑，甲周红斑，脱发，月经量大，手足胀痛，眠差，二便调。舌红，苔薄黄腻，脉细数。辅助检查：ANA核颗粒型1∶1 280（+），ds-DNA IgG 254↑，ESR 41mm/h↑，24h尿蛋白0.3g。西医诊断：系统性红斑狼疮性肾炎，中医诊断红蝴蝶疮，辨证：血热内扰。治疗上外院已应用醋酸泼尼松片每日一次，每次50mg；硫酸羟氯喹每日两次，每次0.2g治疗，中医治宜清热凉血，以犀角地黄汤加减：水牛角30g（先煎），牡丹皮10g，赤芍15g，生地黄20g，紫草12g，生黄芪30g，白花蛇舌草20g，知母10g，玄参15g，百合30g，菟丝子20g，水煎服，每日1剂，14剂。

二诊：2014年8月22日，患者前方服用1个月，现基本不发热，皮肤红斑颜色变浅，脱发，手足胀痛明显改善，眠差，舌红，苔黄，脉细数。复查尿蛋白（–），嘱其将醋酸泼尼松减至每日一次，每次45mg，病情稳定的情况下，醋酸泼尼松片每1~2周减量5mg，至每天30mg时减慢减量速度，硫酸羟氯喹按原剂量继续服用。中医治以滋补肝肾，予麦味地黄汤加减，处方如下：麦冬10g，五味子10g，知母10g，生地黄15g，山茱萸10g，山药15g，牡丹皮10g，茯苓15g，泽泻10g，玄参15g，白花蛇舌草20g，百合30g，生黄芪30g，水煎服，每日1剂，30剂。

三诊：2014年12月22日，患者皮肤红斑明显变浅，脱发改善，睡眠好转，舌红，苔少，脉细。现醋酸泼尼松已减至每日一次，每次25mg，效不更方，在上方基础上加淫羊藿、巴戟天，继续30剂。醋酸泼尼松片在医师指导下继续减量，硫酸羟氯喹原量继续服用。

四诊：2015年7月22日，患者病情稳定，醋酸泼尼松片已减至每日一次，每次10mg，硫酸羟氯喹每日两次，每次0.2g，未诉明显不适，继服上方 30 剂调理善后。

按：房师强调，系统性红斑狼疮是慢性系统性疾病，患者常在急性期或亚急性期就诊，此时血热炽盛，需凉血散血；长期应用激素控制病情，会耗伤肾阴，出现阴虚火旺、热毒内盛之象，则需滋补肝肾、清热解毒；激素撤减期阳气虚衰，酌加温阳之品防止撤减反应。在系统性红斑狼疮不同时期分期辨证运用中药，中西医结合，既能减少西药的不良反应，又能增强其疗效，全面调节患者的免疫功能，起到协同增效减毒的效果，使气血充盈、阴阳调和，则疾病渐消。

三、分期论治痛风性关节炎经验（韩淑花，杜丽妍，周彩云，王鑫，李斌，唐今扬撰稿）

（一）急性期清热利湿

痛风性关节炎急性期是痛风发作的典型阶段，临床表现为关节的红肿热痛，以单侧足第一跖趾关节多见，病人多在此期就诊。此期的诱因多为嗜食海鲜厚味、贪于饮酒、劳欲过度或缺乏运动、或外伤等，导致体内湿热内生，脏腑积热蕴毒，下注关节，气机不畅，不通则痛，故见关节红肿疼痛，伴有舌红、苔黄腻、脉滑数等湿热内蕴之象，房师认为此期急则治其标，治宜清热利湿、通痹止痛，若贸然进补，病必不愈。在治疗中辨病辨证相结合，提出专病专方的理念，自拟痛风方治疗急性痛风性关节炎湿热内蕴证。痛风方由葛根、马齿苋、海金沙、金钱草、土茯苓、滑石、威灵仙、萆薢、山慈菇、车前子组成。方中葛根味甘平，能解肌退热、透疹、生津止渴、升阳止泻，似乎无清热利湿之效，但《神农本草经》谓其"主治……诸痹"，且现代药理研究表明其主要成分葛根素能抑制炎性因子、缓解血管痉挛，发挥抗炎、舒张血管止痛的功效，且能改善肾功能，这也是房师选其为主药的原因。马齿苋能清热解毒、凉血止痛，《开宝本草》谓其能"利大小便，去寒热"，动物实验研究表明其具有降低小鼠血尿酸的作用。海金沙、金钱草、车前子、滑石能清热利湿排石，对于痛风患者，无论初病、久病、有无泌尿系结石，均可选用，寓有"未病先防、既病防变"之意。山慈菇清热解毒、消肿散结，含秋水仙碱样物质，能抗炎止痛，威灵仙祛风湿止痛，诸药合用，发挥清热利湿、活血止痛之效。王林应用自拟痛风方治疗痛风性关节炎急性期湿热蕴结证 30 例，总有效率 89.66%，能明显改善患者的疼痛 VAS 评分及血清 CRP 水平[①]。

此外，房师还自拟痛风贴敷方（生大黄、芒硝、乳香等），外敷于关节红肿热痛处，能明显缩短疼痛时间，配合口服中药进一步增强消肿止痛之力。

（二）缓解期补益脾肾

此期病人多无明显的临床症状，因此病人多疏于就诊，从而导致痛风性关节炎的反复发作，久则痛风石出现，甚至导致痛风性肾病的发生。房师认为痛风性关节炎有一定的基因易感性，体质在热毒的发生中有一定的基础，诚如章虚谷所说"外邪伤人必随人身之气而变……故人身阳气旺即随火化"。此期病人多因脾肾不足，导致水液运行不畅。房师非常重视脾肾在痛风发病中的地位。他认为脾胃为仓廪之官，气血生化之源，脾虚则运化无权，升降失常，导致机体能量代谢障碍，免疫功能低下；而肾为水火之脏，全身气血阴阳之本，肾精盛衰不但与人体的生长、发育、生殖和衰老有密切的关系，同时与西医的内分泌、免疫系统密切相关。脾肾亏虚，水液运行失常，蓄积体内，若有外邪引动，或劳欲过度，正气耗损，均可导致痛风的发病。因此在缓解期补益脾肾非常重要，治脾不忘补肾，补肾同时注意健脾，殊途同归，目的都是通过补益人体正气，使脾运强健、肾气旺盛，水液疏布正常，减少痛风的发病。房师常建议病人可以长期服用成药清宫寿桃丸，是补肾健脾的佳品。现代医学研究证实，寿桃丸中的药物有降血压、降血糖、调节血尿酸及胆固醇等作用，适于老人服用，对肾虚衰老的各种证候类型都有较好效果。房师用其治疗痛风缓解期，取其益肾补虚扶正、阴阳并补之功，通过加强补肾健脾，调节机体尿酸的代谢，从而保持血尿酸达标。

病情进展合并肾功能不全有尿蛋白者，房师擅于用芡实合剂补肾健脾。芡实合剂源自《岳美中医案集》，方能补肾填精、健脾益气，方中以芡实为

---

① 王林. 痛风方治疗急性痛风性关节炎（湿热蕴结证）的临床观察［D］. 北京：北京中医药大学，2011.

君药，《神农本草经》认为其"主湿痹腰脊膝痛，补中，除暴疾，益精气"，《本草纲目》谓其"止渴益肾，治小便不禁，遗精，白浊，带下"，具有很强的固摄作用，药理研究表明芡实能降低尿蛋白，减缓肾病的进展；配合菟丝子、怀山药脾肾双补，配合参、术、茯苓补后天以填先天之精；黄芪可协同党参补气养血生津，使全身气血充盛，延缓肾脏细胞的衰老。合方研究表明其以激活肾功能为目的，具有改善肾脏微循环、恢复病变肾组织的新陈代谢的作用。此外，若合并有尿潜血阳性者，加用玉米须代茶饮；合并有肾结石者，加用滑石、鸡内金、小剂量芒硝软坚消石；大便干者，加用生大黄通腑泄浊，且近代实验研究表明，生大黄能改善慢性肾功能不全患者氮代谢，对残存肾单位有保护作用，纠正钙磷代谢，还能促进内毒素排泄，起到结肠透析作用。

（三）活血化瘀贯穿始终

房师认为痛风性关节炎急性期，因湿热内生，气血运行不畅，瘀血内生；待急性期过后，遗留关节处色暗红或者青紫，也与气血运行不畅，瘀血阻滞有关。因此瘀血贯穿痛风发病的始终。痛风性关节炎发病关节多在下肢远端，血液供应及回流均较差，是瘀血证产生的基础，同时也导致了尿酸盐局部沉积，导致关节炎反复发作，刺激血管痉挛，血流不畅，也会促进瘀血形成，是心脑血管疾病的危险因素之一。且房师认为痛风是代谢紊乱综合征之一，常与糖尿病、高血脂、肥胖、冠心病、高血压、脑卒中、肾病等合并出现，血尿酸沉积于血管壁导致动脉粥样硬化的加重，随着病程的进展，也会导致瘀滞，因此需活血化瘀，改善局部微循环，增加血流量。所以说活血化瘀贯穿痛风治疗的始终，急性期以痛风方加减活血化瘀药物，如桃仁、红花；缓解期常选用血府逐瘀汤加减。现代药理研究表明，血府逐瘀汤能够抑制血小板聚集、改善血液黏稠度、抗动脉粥样硬化及抑制血栓形成等。房师认为凡体内瘀血证均可应用此方，并常在原方基础上加用生黄芪，养血活血的同时兼顾正气。

总之，痛风性关节炎脾肾亏虚为本，湿热、瘀血为标，治疗时需标本兼顾，同时需要患者改善生活方式，减轻体重，进而减少痛风的发作。

四、白塞病合并葡萄膜炎经验（韩淑花、周彩云、杜丽妍、郭颖撰稿）

贝赫切特综合征（又称白塞病）伴有葡萄膜炎是白塞病常见的表现，一般发病平均年龄约 30 岁，多双眼受累，男性葡萄膜炎的发病率明显高于女性，临床若不及时治疗，容易失明。白塞病中医辨病属于"狐惑病"范畴，临床应用中选方以甘草泻心汤及赤小豆当归散较多。房师临床中认为，根据患者口腔溃疡、外阴溃疡、眼部充血疼痛等表现，属于湿热蕴毒成瘀之证，善用四妙勇安汤联合甘草泻心汤及赤小豆当归散治疗白塞病，效果较好。

［治验举例］

刘某，男，28 岁，2015 年 4 月 12 日初诊。

间断口腔溃疡 10 余年，视力下降 1 年余。患者 10 年前无明显诱因出现口腔溃疡未予重视，未系统诊治。此后间断发作，熬夜及压力大时明显。2014 年 4 月无明显诱因出现双眼发红，视力下降，就诊于北京某医院，发现眼压高，考虑白塞病、葡萄膜炎，予口服醋酸泼尼松片每日一次，每次 40mg 治疗，环孢素每日两次，每次 50mg 抑制免疫，服药后眼部症状改善，激素逐渐减量。8 月因劳累后再次复发，并发现双眼白内障，行手术治疗，术后继续口服醋酸泼尼松片每日一次，每次 15mg；环孢素每日两次，每次 50mg。病情不稳定，间断发作，为求进一步中西医结合诊治来我科就诊。症见：口腔溃疡 1 处约 1cm×2cm，双眼结膜发红，时有流泪，眼压偏高（双眼压 25mmHg，左眼视力 0.1，右眼视力 0.4），双膝关节疼痛，无结节红斑、无外阴部溃疡，满月脸，面部散在痤疮，小便调，大便干结，3～4 天一次。舌红，苔黄腻，脉弦细。西医诊断：白塞病、葡萄膜炎。中医诊断：狐惑病。辨证：湿热蕴毒。处方：生大黄 8g（后下），芒硝 3g（分冲），炙甘草 8g，生甘草 8g，赤小豆 30g，赤芍 15g，槐米 10g，牡丹皮 10g，生蒲黄 10g，紫苏叶 10g，薄荷 5g，儿茶 3g，生地黄 15g，7 剂，水煎分 2 次早晚温服，并嘱少熬夜，忌辛辣刺激饮食。

二诊（2015 年 4 月 19 日）：患者眼压恢复正常（18mmHg），仍有结膜发红，口腔溃疡好转，面部痤疮，汗多，舌红，苔薄黄，脉弦细。处方：炙甘草 8g，生甘草 10g，车前草 30g，生石膏 60g（先煎），赤小豆 30g，赤芍 15g，槐米 10g，牡丹皮 10g，生蒲黄 10g，紫苏叶 10g，薄荷 5g，儿茶 3g，生地黄 15g，14 剂，水煎分 2 次早晚温服，继口服醋酸泼尼松每日一次，每次 15mg；环孢素每日两次，每次 50mg。

三诊（2015 年 5 月 10 日）：患者结膜基本不红，眼压正常（20mmHg），口腔溃疡不明显，纳眠可，二便调。舌红，苔薄黄，脉弦细。处方：金银花 20g，当归 20g，玄参 20g，甘草 10g，车前草 30g，石斛 20g，槐米 10g，生地黄 15g，牡丹皮 10g，赤芍 15g，生蒲黄 8g，芦根 20g，赤小豆 30g，30 剂，水煎分 2 次早晚温服，醋酸泼尼松减至每日一次，每次 10mg；环孢素每日两次，每次 50mg。

四诊（2015 年 6 月 7 日）：患者因熬夜加班后查眼压较前升高（眼压 37mmHg，左眼视力 0.1，右眼视力 0.6），无明显自觉症状，口腔溃疡未犯，面部痤疮，纳眠可，二便调。舌红，苔薄黄，脉弦。处方：金银花 30g，当归 30g，玄参 30g，生甘草 10g，槐米 10g，生地黄 15g，牡丹皮 10g，赤芍 15g，芦根 20g，赤小豆 30g，生石膏 60g（先煎），知母 10g，车前子 30g（包煎），30 剂，水煎分 2 次早晚温服，继续醋酸泼尼松每日 1 次，每次 10mg；环孢素减至每日 2 次，每次 25mg。嘱患者避免熬夜，多休息，避免辛辣刺激饮食。

目前患者间断随诊，2016 年 1 月停用醋酸泼尼松、环孢素，继续服用中药，眼压恢复正常，口腔溃疡发作次数明显减少。

按：本案中初诊患者目赤、眼压高，降低眼压为第一要务。眼压高病理在于炎症引起的房水生成过多或排出不畅，在中医里考虑为水液运行不畅，而大黄、芒硝药理研究表明具有类似输液治疗的血液稀释作用，通过药物的渗透压作用，调动机体的自身体液向血管内转移，从而达到解除微循环障碍，恢复组织和细胞正常代谢及正常血流供给的目的。房师根据甘草泻心汤应用，选用生炙甘草合用，治疗口腔溃疡。甘草性平味甘，归心、肺、脾、胃经，具有补脾益气、清热解毒、祛痰止咳、缓急止痛、调和诸药等功效，《神农本草经》指出："甘草味甘平，无毒，主治五脏六腑寒热邪气，坚筋骨，长肌肉，倍力，金疮，解毒。"说明甘草具有扶助正气，祛除邪气之功能。现代药理研究也表明甘草的主要成分甘草酸、甘草次酸和甘草苷、总黄酮等有防治溃疡的作用，能促进溃疡面的愈合。此外，甘草的成分甘草酸苷、甘草黄酮还具有糖皮质激素样抗炎作用，而无明显糖皮质激素的其他不良反应，故临床上可生炙甘草配合使用，生甘草清热解毒，炙甘草顾护脾胃，协同增效。房师认为热毒损伤络脉，可导致瘀血内生，加用赤小豆、蒲黄、牡丹皮、赤芍等活血通络，紫苏叶、薄荷清热利湿解毒，儿茶收湿敛疮，促进溃疡愈合，酌加生地黄补肾，对抗糖皮质激素的不良反应。诸药合用，共奏清热利湿、活血解毒之效。二诊患者眼压恢复正常，仍有目赤、口腔溃疡，考虑湿热仍重，在上方基础上去苦寒之大黄、芒硝，以防伤胃，加用辛寒之生石膏、车前草增强清热利湿之效。

三诊：患者眼压正常，口腔溃疡及结膜发红基本正常，病情平稳，缓则治本，从白塞病病理表现血管炎论治，房师常用四妙勇安汤治疗。四妙勇安汤合方具有抗炎、解毒、扩张血管的功效。房师认为其热毒病机与白塞病中医病机相同，白塞病、大动脉炎等疾病表现为热毒壅盛之血管炎的，均可加减应用。热毒症状明显者，金银花、当归、玄参量可加至30g。

四诊：患者因熬夜劳累后再次出现眼压升高，余症未见反复，考虑治疗有效，效不更方，在上方基础上将金银花、玄参、当归加量，增强清热活血解毒之效，去蒲黄、石斛，加生石膏、知母增强清热之效，车前子易车前草，因车前子入肝经，肝开窍于目，清热明目之效优于车前草，继续应用30剂调理善后。

本案是房师应用中西医结合治疗白塞病合并葡萄膜炎以渗出为主表现为眼压升高的验案，此外在临证中若患者表现以出血为主，伴有舌质红绛、脉细数时常选用犀角地黄汤（水牛角30g、生地黄20g、赤芍15g、牡丹皮10g）清营凉血止血为治。根据症状出血明显者加用槐花、黄芩、白茅根、紫草等凉血止血药；渗出、血瘀较为突出者加用柴胡、大黄等化瘀药，对于溃疡较重者，还配合儿茶、五倍子等煮水外洗或漱口，均有良好的效果。

五、解痉舒筋治疗强直性脊柱炎经验（马芳、周彩云撰稿）

强直性脊柱炎（AS）属中医"肾痹""骨痹"等范畴，治疗常法多为补肾、温阳、散寒、祛湿。房定亚教授不拘常制，善立新意，疗效显著。

（一）病因病机

房师治疗风湿免疫性疾病，素以病证结合、擅用专方专药著称，从不以通套之药敷衍塞责，他认为，本病中医虽有病名，但并未脱离古人以症状为主的窠臼，因此对疾病的认识难免固守成规，疗效自然难以提高。他在精研本病的病因、生理、病理等方面的特殊变化基础上，认为痉挛、强直是本病的病理特点，大胆提出以解痉舒筋法治疗本病，通过长期临床实践反复验证，方药灵妙，屡起沉疴。

房师认为，对本病的治疗，不能仅顾其一面，只关注骨质的破坏，还必须重视肌肉、韧带等软组织病变的危害，尤其在病程的早期阶段阻止这些软组织病变的进展才是提高疗效和控制病情发展的关键。现代研究亦证实，肌腱端病是本病最具特征性的病理改变，炎症起始于肌腱或韧带附着于骨的部位，如脊柱骨突、椎间盘、耻骨联合、大转子、跟腱等部位。表现为局部炎性渗出，炎性细胞浸润，肉芽组织增生，逐渐出现纤维组织增多，最终导致局部纤维化、骨化和骨赘形成，从而引起关节强直、活动受限。实验显示，与正常成纤维细胞相比，AS患者的成纤维细胞具有强烈的成骨能力，在脊柱韧带发展为"竹节椎"的过程中起到重要作用。另一方面，炎症会使体内的巨噬细胞和活化的淋巴细胞产生大量TNF-α，从而导致前列腺素、白介素等一系列炎性细胞因子表达增多，这些成分的聚集不断刺激神经末梢产生疼痛，使脊柱周围的肌肉及软组织出现保护性痉挛，进而导致血管收缩致使病变部位缺血而加重疼痛，疼痛又使肌张力进一步增高，关节活动受到进一步限制，加速了关节的纤维性强直。因此房师强调，从多方面阻断肌痉挛的恶性循环，减轻炎症，消除疼痛，改善血液循环，改善肌肉等软组织的营养代谢，加速局部炎症物质的清除，是治疗本病的关键环节。

房师指出，AS当属中医"筋痹"的范畴，筋脉拘挛是本病的主要病机所在，治疗需以解痉舒筋为法。筋附着于骨而聚于关节，是连接关节并主关节运动的组织结构，有广义和狭义之分，广义的筋是包括肌肉在内的所有软组织的总称，狭义的筋是肌腱、韧带和筋膜的总称。《素问·痹论》曰："痹……在于筋则屈不伸。"《素问·长刺节论》曰："病在筋，筋挛节痛，不可以行，名曰筋痹。"筋易出现的病理改变是失去正常的柔韧性，变得痉挛僵硬，抽掣疼痛，关节也因此变得屈伸不利。

《灵枢·九针论》曰："肝主筋。"筋在五脏之中与肝的关系最密切。"筋以肝气为用"，筋所具有的收缩有力，舒张有致的运动功能实为肝气所主。"肝者，其充在筋"，筋又赖肝血的滋养，《素问·经脉别论》"食气入胃，散精于肝，淫气于筋"，肝血充盈才能养筋，筋得其养才能束骨而利关节，运动有力而灵活。若肝血暗耗，筋失濡润，就会出现痉挛抽搐、屈伸不利。肝体阴而用阳，肝血不足，阳用亦不力，肝疏泄功能减弱，气的生发不足，生机必然迟缓，代谢必然障碍，也会出现筋脉的拘挛不柔。此外，房师强调，肝主疼痛，一切痉挛、僵直、疼痛均可归属于肝，此即李杲所谓："诸痛皆属于肝木"，故调肝实为治疗一切关节疼痛僵硬的不移之法。

（二）用药特点

知方甚易，用方至难，了解制方之法才能灵活运用。房师制方的关键在于洞明药性，"酸以养肝体，甘以缓筋急，辛以理肝用"是其治疗本病的基本用药原则。

房师认为，柔肝之法最顺肝之刚烈之性，可使肝有所生，筋有所养。房师柔肝常常重用性味酸敛之白芍。白芍乃养血濡筋，缓急止痛的良药，柯韵伯曰："头痛项强，下连于背，牵引不宁，是筋伤于风也。白芍既能养肝柔肝，筋有所生，肝有所养，乃治本也，又通利脉络，缓急止痉。"且白芍质清不腻，补而不滞，故可重用不殆。同时白芍与甘草组成的名方芍药甘草汤，收缓相济，功擅缓急止痛，常用于筋脉拘挛之证，临床广泛应用于消化、运动、神经系统等以疼痛或挛急为特征的病症，能缓解中枢性及末梢性肌肉痉挛及因痉挛引起的多种疼痛。

盖痉病非风不成，《素问·至真要大论》曰"诸暴强直，皆属于风"，房师在 AS 的治疗中十分强调风药的应用。祛风药味多辛散，性清属阳，可宣肺气，疏肝气，升脾气，调整气机升降。吴昆云："顺其性者之为补……肝木性喜散，故辛为之补。"房师认为，祛风药多能解痉止痛，且可开发郁结，畅行气血，祛除内外之邪。风药中首推葛根，《金匮》治刚痉、柔痉均不离葛根，葛根为仲景治疗项背强的专药。柯琴曰："葛根味甘辛凉，能起阴气而升津液，滋筋脉而舒其牵引。"葛根的应用，既解痉又活血，同时可引诸药直达病所，可谓一举多得，是房师治疗本病的专药。其他如防风、羌活、独活、忍冬藤、桂枝、威灵仙、大血藤、白芷等祛风药也可随证灵活选用。房师在临床中也十分重视虫类药的应用，如乌梢蛇、蜈蚣、全蝎、地龙、蝉蜕、穿山甲等虫药，房师认为他们都属虫类药中的风药，辛能通络，咸能软坚，有攻坚破积，活血祛瘀，通阳散结，解痉止痛之功能。

《素问·脏气法时论》："肝苦急，急食甘以缓之。"甘味缓急，还具有缓和拘挛的作用。如房师常重用薏苡仁、生黄芪，薏仁有舒筋展肌作用，在《神农本草经》中载："甘，微寒，主筋急拘挛不可屈伸，风湿痹"，《本草纲目》载："薏苡仁属土，阳明药也，故能健脾益胃。虚则补其母，……筋骨之病，以治阳明为本，故拘挛筋急风痹者用之。"生黄芪，《日华子本草》谓其"助气，壮筋骨，长肉，补血"，张锡纯认为黄芪能补肝气，肝属木而应春令，其气温而性喜调达，黄芪之性温而上升，以之补肝有"同气相求"之妙用。

房师亦十分重视从中药的现代药理研究中汲取精华，加深对药性的理解，对药物的选择也更加精准。研究证实，白芍的主要成分白芍总甙对神经肌肉接合部位呈阻断作用，提示白芍对骨骼肌有松弛作用。黄芪可降低毛细血管通透性，降低磷脂酶 A2 的活性，减少 IL-8、PGE$_2$ 和 NO 等炎性介质的产生与抑制氧自由基生成而抗炎。且白芍和黄芪均有明显的浓度依赖性免疫调节作用，呈现低浓度促进和高浓度抑制的双向调节作用，尤其值得重视的是高浓度的白芍总苷和黄芪多糖可抑制病理状态下 TNF-α 的产生，而后者被认为是在 AS 中介导炎症破坏的重要因素，阻断 TNF-α 以治疗 AS 已成为近年的研究热点，故大剂量白芍和黄芪（房师常重用白芍 30g、生黄芪 30g）与阻断 TNF-α 的生物制剂有异曲同工之妙。实验发现，葛根所含的大豆苷元具有抗乙酰胆碱作用，所以临床上多用于解痉。且研究证实，葛根有很强的活血化瘀作用，可促进血液循环，改善组织的营养代谢，减轻局部缺血和酸中毒，加速致炎物质和致痛物质清除，并减轻水肿，以利组织修复。薏苡仁油能阻止或降低横纹肌的挛缩作用，还有研究表明，在较大剂量下，对家兔横纹肌有松弛作用，对青蛙肌肉的收缩也有明显的抑制作用。山慈菇中含有大量的秋水仙碱，可有效抑制成纤维细胞的合成，减轻组织粘连，抑制肥大细胞的组胺分泌，抑制前列腺素的合成，并可抑制 TNF-α 基因表达，从而抑制 TNF-α 的生物合成，阻断病理环节以减轻炎症。此外，房师常用的如威灵仙、大血藤、忍冬藤、蜈蚣、乌梢蛇、乳香、没药、白花蛇舌草等经试验研究证实也均具有很强的消炎镇痛作用。

以上分析可以看出，房师用药，既疏泄了肝脏气机，也起到滋润生津、解痉舒筋的作用，又与现代免疫药理研究相结合，可消除局部无菌性炎症，促进血液循环，改善局部缺血缺氧状态，缓解软组织痉挛，以利于炎症介质的吸收消散和病变组织的修复，多途径阻断病理环节，故能恰切病机，顺应病情，不失浮泛。

[治验举例]

韩某，男，40岁，髋部及腰背部僵硬疼痛反复发作20年。患者20年前开始感觉右髋及右臀部疼痛，1个月后疼痛加重，并出现左髋关节疼痛，伴低热，因既往有结核病史，加之血沉增快，在当地医院诊为"髋关节结核"，经抗痨治疗半年病情不缓解，故自行停药。此后曾在骨科就诊，诊断为"梨状肌炎"，并未进行系统治疗，后患者逐渐出现腰背僵硬困痛，经人介绍到房师门诊就诊，刻下症见：双髋及整个脊柱僵痛，吸气及咳嗽时胸痛，俯仰及转头受限，翻身困难，症状以夜间及晨起为重，活动后可缓解，伴体倦乏力，大便干，小便黄。查体：驼背畸形，枕壁实验7.0cm，胸廓活动度1.5cm，Schober试验阳性，双侧4字试验阳性，舌黯暗红，苔薄黄，脉弦。辅助检查：ESR 51mm/h，HLA-B27阳性（90.8%），X线片示骶髂关节间隙消失，双髋关节间隙变窄。诊断为强直性脊柱炎，治以解痉舒筋为法：

处方：葛根30g，白芍30g，蜈蚣2条，山慈菇10g，威灵仙20g，生薏苡仁40g，忍冬藤30g，大血藤20g，乌梢蛇15g，白花蛇舌草20g，生黄芪30g，生甘草10g。

服药7剂后自觉脊柱十分轻松，僵硬疼痛明显缓解，胸痛消失，仍诉髋关节疼痛，上方加穿山甲10g，乳香、没药各6g，嘱患者继续服用半月，病情稳定后将该方制成丸药长期服用，半年后患者复诊时驼背畸形已明显改善，喜称背部困重感和髋关节疼痛基本消失，脊椎及髋关节活动范围均较前明显增加。

按：房师以葛根养筋通痹；白芍养血濡筋，并合甘草组成芍药甘草汤以缓急止痛；蜈蚣、乌梢蛇、穿山甲祛风解痉，攻毒散结，通络止痛；生薏苡仁舒筋除痹；白花蛇舌草、山慈菇清热散结，活血止痛；忍冬藤、威灵仙、大血藤强筋壮骨，祛风通络，活血解毒；生黄芪肝脾同调，使脾旺肝宁，有养肝舒筋之妙；乳香、没药行气活血，散瘀止痛。此方由房师自拟的经验方"解痉舒督汤"化裁而来，柔肝舒筋，解痉止痛，清热消炎之力宏专，用于AS活动期，关节僵硬挛痛，炎症反应剧烈者。

六、治疗类风湿关节炎经验（周彩云、唐今扬撰稿）

房定亚教授擅长治疗类风湿关节炎，他在前人对"痹证"认识的基础上，率先提出类风湿关节炎"湿热毒痹"的病机关键和"清热解毒"的治疗方法，以验方"四妙勇安汤"加味，临证化裁，用于RA发作期及缓解期的治疗，取得了显著疗效。

（一）病因病机

房师认为，RA活动期关节肿胀疼痛不可触近，或暴痛如虫兽咬伤，局部皮肤灼热或皮色发红，常伴有发热，口渴，汗出，面赤，心烦，咽痛，大便干，小便黄，或有口疮及皮下硬结，舌质多红，苔黄或黄腻，脉弦数或滑数，其关节症状、全身症状及舌脉表现多呈明显的湿热征象，显然与"风寒湿痹"不同，而属于"湿热痹"范畴。

再者，RA活动期病势急、病情重；较快深入骨骱，侵蚀骨质而致关节畸形；病情顽固，治疗较为棘手，故言RA活动期具有发作上的暴戾性、进展上的侵蚀性与治疗上的顽固性，因此房师认为RA活动期亦与一般的湿热痹有所不同，其病因病机、临床表现已经超出了一般湿热邪气致痹的特征，而具有毒邪致病的特点，实属湿热毒邪为患。正如《诸病源候论》云："热毒气从脏腑出……攻于手足，故手足则焮热赤肿疼痛也。"《备急千金要方》亦云"热毒流入四肢，历节肿痛""历节风着人久不治者，令人骨节蹉跌……此是风之毒害者也"。

因此，房师认为RA活动期发病原因多为阳盛体质复感外邪，热盛成毒，湿郁化浊，二邪交结，窜入经络，舍于关节，灼伤血脉，正邪交争，经络阻隔，气血凝滞。"湿热毒痹"是RA活动期的病机关键。同时，由于RA活动期热毒炽张，耗气伤阴，气损及血，故RA缓解期亦多呈现气阴不足、气血衰少之证，尤其在经年久病者中更为显著。

（二）治则治法

房师认为 RA 活动期病情急迫，治疗应遵循"急则治标"的原则，结合本病湿热毒痹的病机特点，治法应以清热解毒、利湿通痹为主，辅以柔筋利节、活血止痛之法，临证时可根据湿、热、毒邪的偏重选择药味，并根据阴虚、脾虚等兼夹随证加减，固护正气。

此外，房师治疗 RA 提倡"辨病与辨证相结合"，认为 RA 本质是湿热毒邪为患，少有自愈倾向，即便在 RA 缓解期，邪毒深伏，成为宿根，亦难以尽除，因此"清热解毒"必须贯穿于 RA 治疗的全过程，有利于巩固疗效，防止病情复发。故言"清热解毒法"实为 RA"标本兼治"之法，在 RA 缓解期治疗中亦不可偏废，临证可根据气血津液亏耗之有无多寡，给予益气阴、补精血之法，培补正气。

（三）专病专方

房师经多年临床经验总结，创制验方"四妙消痹汤"，成为 RA 活动期治疗之专病专方，疗效显著。方药组成：金银花 30g，当归 20g，玄参 20g，生甘草 10g，白花蛇舌草 30g，山慈菇 9g，豨莶草 30g，虎杖 15g，土茯苓 20g，白芍 30g，威灵仙 20g，萆薢 20g。湿重者加汉防己 20g，阴虚者加生地黄 20g，痛甚者加蜈蚣 2 条，脾胃虚弱者加白术 10g。

四妙消痹汤由四妙勇安汤加味而成。四妙勇安汤出自清初陈士铎编述的《石室秘录》，现代中药药理研究提示其复方和单药具有明显的抗炎、免疫调节、抑制血管通透性、保护血管内皮细胞等作用①。

房师认为，现代医学关于疾病病理及中药药理的研究，可以帮助我们认识疾病本质，探索治疗切入点，拓宽用药思路，提高治疗效果。20 世纪 80 年代，英格兰风湿病学家 P·A·Bacon 教授的研究显示：RA 患者体表和

---

① 李伟东，石磊，刘陶世. 四妙勇安汤及不同提取部位对小鼠急性炎症的影响［J］. 南京中医药大学学报，2004，20（5）：305-306. / 何显忠，兰荣德. 金银花的药理作用与临床应用［J］. 时珍国医国药，2005，15（12）：865-867. / 曾华武. 玄参提取液的抗炎和抗氧化活性［J］. 第二军医大学学报，1999，20（9）：614-616.

内脏的血管都发生炎性或坏死性改变，而且是其主要病理变化之一。房师结合此研究成果，认为 RA 活动期湿热毒痹，舍于关节，灼伤血脉的病机与 RA 关节滑膜慢性炎症及系统性血管炎的病理特征相合；而四妙勇安汤功能清热解毒、活血止痛，对于毒热痹阻，灼伤血脉的病机具有很强的针对性；且该方现代药理免疫调节机制又为其用于治疗 RA 提供了充分的理由，故将外科治疗血管病常用的四妙勇安汤加味治疗 RA，临证取效甚捷。

方中金银花清热解毒、祛风通络，《本草汇言》谓其"驱风除湿，散热疗痹"，既治其内邪引起的红、肿、热、痛，又散其外感之邪引起的毒热痹痛，为主药；辅以当归活血养血，《本草正义》言其"补中有动，行中有补"，故能行血气之凝滞，祛瘀而生新，和血止痛；玄参清热滋阴，泻火解毒，软坚散结，助金银花以解热毒，合当归以和营血；甘草生用，泻火解毒，调和诸药以为佐使。药仅四味，量大力专，清热解毒，活血止痛。

方中白花蛇舌草清热解毒、散瘀消肿，主治毒热肿痛；山慈菇清热解毒、消肿散结，主治毒热红肿、痰火流注；豨莶草祛风湿，利筋骨，主治风湿痹痛；虎杖祛风、利湿、破瘀，主治风湿筋骨疼痛兼有瘀血；土茯苓清湿热，利关节，止拘挛，除骨痛；白芍养血敛阴柔肝，配生甘草缓急止痛，和血脉；威灵仙通经络，性猛急，善走而不守，宣通十二经络；萆薢祛风湿、利湿浊、强骨节，主治腰背痛，风寒周痹。

方中选用之汉防己利水消肿，清利湿热，祛风止痛，用其主治风湿痹痛，关节肿胀；生地黄清热、凉血、通血脉，用其主治阴虚发热，口干消渴；蜈蚣善走窜，功能通经逐邪、调达肝经，用其祛风镇痛、攻毒散结；白术补气健脾，燥湿化痰，利水消肿，用其主治脾气虚弱，神疲乏力，食少便溏，湿痹酸痛。诸药合用，共奏清热解毒、利湿通痹、柔筋利节、活血止痛之功。

待 RA 缓解期，湿热毒邪渐缓，又显气阴不足之证者，房师亦主张以四妙勇安汤贯彻清热解毒之法，合《验方新编》所载四神煎（生黄芪 30g，石斛 30g，川牛膝 15g，远志 10g，金银花 30g），并加木瓜 10g，山慈菇 10g，蜈蚣 2 条，取其清热解毒、和血通痹，并能益气滋阴、祛痰散结、攻毒定痛之功。至于 RA 反复发作，久病亏耗，热毒内伏，气血衰少者，房师喜于上方加用紫河车，以血肉有情之品峻补气血，并合菟丝子、枸杞子补肾益精，精血互生，全方祛邪扶正，调节免疫，以平为期，防止 RA 复发。

[治验举例]

周某，男，53 岁。2008 年 3 月 5 日初诊。

主诉：四肢多关节疼痛 6 年，加重半年，双手晨僵 3 个月。

初诊：患者 2002 年无明显诱因出现四肢大关节疼痛，曾于当地医院按"风湿"给予中药治疗，间断服用激素，病情一度稳定。2007 年 9 月关节症状加重，四肢关节疼痛固定不移，严重时影响睡眠，并出现肘、腕、膝及踝关节肿胀，以左踝、左膝、右腕为重，局部发热不红，于当地医院查 RF 阳性，诊断"类风湿关节炎"，予中药药酒服用无明显疗效。近 3 个月以来双手小关节疼痛、晨僵。就诊时见其四肢多关节疼痛，累及双手、腕、肘、肩、膝、踝关节，双腕、膝、踝肿胀，伴压痛，肤色暗，皮温高，活动受限，双手小关节隐痛，伴晨僵 1 小时，未见畸形。怕冷，发热，体温最高 38℃，舌黯，苔白腻，脉细滑。诊其为痹证（类风湿关节炎），证属湿热毒痹，瘀血阻络。治宜清热解毒，除湿祛瘀。拟方四妙消痹汤加减。

处方：金银花 30g，玄参 20g，当归 20g，生甘草 10g，川萆薢 20g，豨莶草 30g，威灵仙 20g，汉防己 20g，白花蛇舌草 30g，山慈菇 9g，蜈蚣 2 条，穿山甲 10g，桑枝 30g，川牛膝 15g，桃仁 10g，红花 10g。水煎服，每日 1 剂，服 4 剂。

二诊（2008 年 3 月 7 日）：服药后关节肿胀疼痛明显减轻，肤色暗，皮温偏高，四肢活动较前自如，无晨僵，无发热，无怕冷，舌黯，苔白腻，脉细滑。上方去桃仁、红花、山慈菇，每日 1 剂，续服 7 剂。

三诊（2008 年 3 月 14 日）：服药后关节肿胀疼痛继减，双腕不肿，膝踝疼痛，行动自如，自感乏力，无晨僵，无畏寒发热，舌黯，苔白腻，脉滑。上方加生黄芪 30g、仙鹤草 20g，每日 1 剂，续服 7 剂。先后守方进退月余，关节肿痛消退，病情明显减轻，随访半年无复发。

按：湿邪留滞关节，故见关节肿胀，重着僵硬，缠绵不愈；湿郁化热，蕴久成毒，故见关节及全身发热；久病入络，灼伤脉道，络脉瘀滞，故而肤色发暗，疼痛不移。患者怕冷，为湿热内蕴阳气不得宣发，肢体不得温煦之故，并非寒邪致痹。四诊合参，辨证属"湿热毒痹，瘀血阻络"。故治以清热解毒，除湿祛瘀。拟方四妙消痹汤加减。方中四妙勇安汤清热解毒，活血止痛。萆薢、豨莶草、威灵仙、桑枝祛风湿，通经络，利筋骨；汉防己清利湿热而消肿；白花蛇舌草、山慈菇清热解毒、消肿散结；川牛膝、桃红活血祛瘀，合穿山甲、蜈蚣入络搜剔，攻毒镇痛；其中桑枝行上肢，牛膝行下肢，引药直达病所。二诊关节肿痛好转，湿热得减故发热消退，阳气得宣故畏寒减轻，酌减活血止痛及解毒散结之品。三诊患者乏力，疲倦，为热毒耗气之表现，应顾护正气，正气充盛方可祛邪外出，故于前方加生黄芪、仙鹤草益气扶正，补虚强壮。

房师强调 RA 治疗需注意四点：其一，RA 活动期基本病机为湿热毒痹，若还表现关节怕冷，或周身畏寒，此为湿热毒瘀交炽，气血壅滞不通，阳气内郁，不达于外，并非风寒痹阻，只要热毒得祛，气血流通，则关节怕冷之症可除，不可一见怕冷便投以辛热之品，反而助热伤气。其二，RA 基本病理为滑膜炎和血管炎，符合中医络病之属，无论新病久病，均有邪毒入络留瘀的病理机制，故常酌情选用虫类药如蜈蚣、全蝎、土鳖虫、穿山甲等入络搜剔，活血散瘀，可以增强疗效。其三，RA 活动期"急则治标"，以祛邪为主，但应视患者体质及用药反应，注意顾护正气，正气充盛方可祛邪外出，不可一味攻伐。其四，清热解毒法为 RA "标本兼治"之法，应贯穿于 RA 湿热毒痹证治疗始终，有利于巩固疗效，防止病情复发。

七、运用卫气营血辨治成人斯蒂尔病经验（韩淑花、周彩云撰稿）

成人斯蒂尔病（Adult Onset Still Disease，AOSD）可属于中医"热痹""温病""虚劳"等范畴。房定亚教授治疗 AOSD 强调在专病专方基础上根据卫气营血理论辨证用药，有较好的疗效。

（一）辨治思想

1. 病之初期，邪犯肺卫　本病患者多为机体素盛，内蕴伏热，在感受外邪之后，首先侵袭肺卫，伏热触发，攻注骨节，犯及皮肉筋脉，闭阻经络，表现为发热、微恶风寒、全身肌肉酸痛，或伴汗出、头痛、咽喉肿痛、口干微渴，关节肿痛，胸前颈背皮肤热而起红、热退而消，舌边尖红，苔薄白或薄黄，脉浮数。治宜疏风清热，方选银翘散加减。本期一般时间较短，有发热恶寒伴咽痛等风热外感症状，临床易被误诊为普通外感发热。医者为求速效，常联合应用抗生素治疗，发热虽可一定程度缓解，但易复发，而抗生素性多寒凉，应用过量易损伤肺气，致寒湿内盛，郁遏热邪于里，疾病迁延，进一步加重，此时应合用三仁汤化湿祛邪。

若患者出现反复寒热往来、胸闷呕恶、头身酸痛、肌肤见少量皮疹隐现，则热已不在卫分；若尚未出现高热炽盛等气分症状，乃热入少阳。仲景云"少阳证，但见一、二证便是，不必悉具"，可考虑选用小柴胡汤和解少阳。

2．**中期进展迅速，热炽气营**　此期为本病发展极期，典型的发热、皮疹、关节痛"三联征"即在此期出现。此为温邪化热，传入阳明气分，气分炽热，蕴热化毒，毒热波及营分，营热外窜，伤及肌肤血脉及关节。证见高热持续不退，不恶寒反恶热，汗多口渴，喜冷饮，咽痛甚，吞咽困难，烦躁不安，关节痛，影响活动，颜面红赤，身体多发红斑红疹，小便短黄，大便干结，舌红、苔黄，或舌红绛、少苔，脉滑数或洪数。治宜清气凉营、泻火解毒，方选白虎汤合犀角地黄汤加减。药用生石膏、知母、犀角（水牛角代替）、生地黄、玄参、牡丹皮、赤芍、金银花、紫草等。本期邪至气分，若见高热、烦渴、面赤、脉洪大等里热蒸腾之象，治以辛寒清热，方用辛凉重剂白虎汤；但尚有皮肤斑疹，热退疹退，乃热入营分、尚未入血分之象，此时单纯清气或凉营犹恐力弱，需气营两清，内外合治，使热欲起则从内逼邪外出，热欲退则断其折返潜伏之路。

临床上，AOSD 基本病理改变为血管炎，皮肤斑疹为血管炎外在表现，治宜解毒抗炎、调节免疫。犀角地黄汤有独特的控制出血及炎症的作用，临床常以水牛角代替犀角，水牛角解毒力强，既能提高机体免疫力、抗感染、促进病原微生物的清除，又有抗炎消肿作用，能较好改善机体高热状态。

3．**后期潜伏营分，病情反复**　高热期过后，邪热入营，伏于阴分，营阴受热，热扰心神，窜于肌肤血络。证见身热夜甚，低热反复，心烦不寐，面色潮红，盗汗，筋骨痿软，关节隐痛，斑疹隐隐，舌绛而干，脉细数等，乃余热深伏阴分，耗伤阴液，机体正气不足，伏邪伺机而动。治宜青蒿鳖甲汤加减养阴清热，祛除伏邪。常选药物有：青蒿、鳖甲、赤芍、牡丹皮、生地黄、白花蛇舌草、金银花、麦冬、石斛等。房师认为，伏邪于里、正气不足是本期主要矛盾，故用青蒿、鳖甲等清除余热时，要注意补充阴液以充足正气，可酌加麦冬、石斛等。

4.末期耗气伤阴，顾护为本　发热期过后，邪热虽已外祛，但气阴耗伤，需益气养阴以顾护正气。本期临床常见患者消瘦、乏力、筋骨痿软、面红、心悸、腰酸不适等，多为应用糖皮质激素治疗后出现的一系列气阴两虚、阴虚内热的表现。方选麦味知柏地黄汤加减养阴清热。常选药物有麦冬、五味子、知母、黄柏、山茱萸、生地黄、牡丹皮、山药、茯苓等。

在 AOSD 治疗过程中，单纯中医治疗目前尚不能控制病情，联合西医治疗主要加用糖皮质激素和免疫抑制剂，但免疫抑制对性腺功能有一定损伤，而糖皮质激素性属阳热，耗伤肾阴，易出现阴虚内热、气阴两伤之象。因此，治疗应固护肾阴，注意益气养阴。酌加滋阴益肾之品，补水制火，"壮水之主以治阳光"，以促进病情临床缓解，防止复发，并可减少激素产生的不良反应。

[治验举例]

患者，男，42 岁，2013 年 3 月无明显诱因出现发热，体温 38～39℃，伴眼部疼痛，发热时双上肢及前胸部有红色皮疹、瘙痒，体温下降时皮疹可自行消退，当地医院考虑"荨麻疹"，予"氯雷他定""酮替芬"治疗后仍间断发热，体温最高达 39.6℃，并间断出现周身多关节疼痛，后辗转其他医院，诊断不详，曾予抗炎和抗过敏治疗后仍间断发热皮疹，并逐渐消瘦，2013 年 7 月至本院就诊。刻下：消瘦，皮疹以颈部明显，高热，周身关节疼痛，不能行走，由家属轮椅推入，考虑为"成人 Still 病"收入我科住院治疗。血常规示：白细胞 $18.59 \times 10^9/L$，中性粒细胞百分比 83.44%，血小板 $624 \times 10^9/L$，C 反应蛋白 51.18mg/L，红细胞沉降率 99mm/h，血清铁蛋白 576.82ng/mL，伴有肝酶升高，予甲泼尼龙每次 40mg，每日 1 次，联合"骨化三醇"及"碳酸钙"治疗，并请房师予中药治疗。考虑患者仍有间断高热，皮疹随体温变化而消长，舌红，苔白，脉细，为热势在气营之间，应清气凉营。予白虎汤合犀角地黄汤加减：

生石膏（先煎）100g，知母 12g，水牛角（先煎）30g，生地黄 20g，牡丹皮 10g，赤芍 15g，玄参 15g，青黛 4g，紫草 10g。每日 1 剂，水煎服。

服药 1 周后，患者颈部皮疹减少，间断发热，考虑邪转少阳，处半表半里。故以小柴胡汤联合白虎汤加减：

生石膏（先煎）100g，知母12g，柴胡15g，黄芩12g，党参10g，清半夏9g，生地黄20g，玄参15g，紫草15g。继服14剂后未再发热，皮疹消退，激素渐减至每次4mg，每日一次维持，加"氨甲蝶呤"抑制免疫，防止复发。中药以麦味地黄汤加益气养阴之品调理善后，现患者仍门诊复诊，病情稳定，未再复发。

按：卫气营血辨证阐述了温病发展的不同阶段，代表病邪的轻浅深重。房师认为，AOSD特征性表现虽貌似温病，但疾病变化并不循卫、气、营、血路径逐渐向里规律性传变，而以热毒之邪往返于气营之间为主。初期邪犯肺卫，时间较短，易致失治误治，热毒贯穿疾病整个过程，耗气动血，治疗可参照卫气营血辨证施治，即叶天士所谓"在卫汗之可也，到气才可清气，入营犹可透热转气"，同时热毒易伤津耗液，治应时时顾护阴津。因单纯中医治疗尚不能完全控制病情，故需中西医结合，充分发挥各自长处，达到优势互补，方能取得满意疗效。

八、干燥综合征及合并症治疗经验（唐今扬、周彩云、李斌撰稿）

房定亚教授治疗干燥综合征及合并症，从"燥毒"着眼，整体把握"燥、热、虚、瘀、络脉损伤"等病理机转，灵活运用养阴润燥、解毒散结、益气扶正、散瘀通滞、凉血护脉等治疗方法，疗效满意。此外，房教授重视借鉴SS现代病理学知识，临证善于应用中药药理研究成果，如治疗口干症选用枸杞子、天冬、麦冬，取其增加唾液腺分泌的作用；治疗粒细胞缺乏症（简称粒缺）选用仙鹤草、茜草，取其升白作用；治疗血小板减少性紫癜选用女贞子、墨旱莲，取其提高血小板水平的作用等，成为房教授临证甄别用药的显著特色。

（一）干燥综合征

房教授认为SS起于内毒化燥，损伤络脉，属于"内燥"范畴。发病责之患者体内产生异常的自身抗体、免疫复合物及过量的免疫球蛋白，均为"内毒"的具体载体，损伤络脉，津、气、血闭阻，肺、胃、肾脏阴受损，津液敷布失调，不能充养内外孔窍肌肤，致燥症丛生，故见口鼻干涩、泪少汗少、外阴干涩等症。治之之法，当补益肺、胃、肾之阴液，疏通络脉。房教授常用自拟润燥汤治疗 SS，方以一贯煎化裁，药用北沙参、天冬补肺阴，石斛、麦冬益胃阴，生地黄、枸杞子启肾水；加生甘草合五味子、白芍酸甘化阴；当归活血通络，敛阴益血；茯苓健脾助运，以防诸药滋腻碍胃；酌加金银花、木贼、菊花、槐米、路路通等清热疏风，以散络脉燥毒。

［治验举例］

佟某，女，56岁。2009年6月12日初诊。主诉：口干10年余，加重伴多发龋齿1年，眼干5个月。外院查滤纸试验左眼 1mm，右眼 1mm，泪膜破碎试验 < 5s，唾液流率试验 0.6ml/15min，RF 阳性 361U/ml，ANA 1∶320 阳性，抗 SSA 阳性，诊断"SS"，给予玻璃酸钠眼药外用，白芍总苷、羟氯喹联合治疗。就诊时口干，谈话时频欲饮水，干燥食物难以下咽，多发龋齿，眼干，泪少，鼻干，汗出正常，无腮腺肿痛，无外阴干涩。饮食可，二便调，夜寐可。近期咳嗽，有少量黄痰不易咯出。舌黯，苔薄白干，脉细。

处方：北沙参 30g，天冬 15g，麦冬 15g，五味子 10g，山茱萸 15g，生地黄 20g，枸杞子 20g，茯苓 15g，白花蛇舌草 30g，石斛 30g，槐米 10g，瓜蒌皮 15g，竹茹 10g，服 7 剂。

二诊（2009年6月19日）口干明显好转，眼干、鼻干有所减轻，汗出正常，仍有咳嗽，有少量黄痰不易咯出。舌黯，苔薄白干，脉细。证兼燥痰蕴肺化热，上方去瓜蒌皮，加黄芩、百合清肺利气、润肺止咳，继服 7 剂后口、眼、鼻干继减，咳嗽咯痰缓解。

（二）SS 合并成人腮腺炎

SS 合并腮腺炎患者，以单侧或双侧颐部肿痛酸胀为苦，应属中医"颐肿"之候。本病"颐肿"与"痄腮"及"发颐"不同，并非病毒或细菌等微生物感染所致，而是免疫介导的非感染性炎性病变。究其病因，乃 SS 日久，内燥从阳化热，热邪蕴而不解，火聚成毒，少阳热盛，结于双颐而发，反复迁延者久病入络，瘀血内阻，故双颐结节肿硬。热毒不去，则气阴难复，结聚不散，则肿痛难消，故辨别标本，当先予清热解毒，活血散结为法。房教授自拟散结解毒汤，酌情选取蒲公英、玄参、山慈菇、海藻、蛇蜕、黄药子、夏枯草、土贝母、牡蛎、鳖甲等，均为清热解毒，软坚散结的要药；燥痹本为阴液不足，热炽伤津，投以苦寒之药恐又伤阴液，故用玄参、生地黄、石斛等，既可清热凉血，又可顾护津液；病发于两颐，为少阳经所主，故以柴胡为引，直达病所；牡丹皮、赤芍凉血活血，散血分瘀滞；僵蚕、牛蒡子、金银花等，既可解毒散结于内，又可疏风透热于外，"其在上者，因而越之"。同时，散结解毒之法宜中病即止，尤其黄药子一类有毒之品，不宜久服。

[治验举例]

刘某，女，70岁。2010年1月15日初诊。主诉：反复口干、眼干、鼻干8月余，加重伴双侧腮腺肿痛2个月。外院查 ANA 阳性，抗 SSA 强阳性，抗 SSB 阳性，抗 RO-52 强阳性，ESR 43mm/h。彩超：双侧腮腺及颌下腺不均质改变，左侧腮腺后缘低回声结节，右侧颌下腺低回声结节，双侧颈部颌下淋巴结肿大。诊断为"SS 合并腮腺炎"，经口服白芍总苷、羟氯喹未缓解。就诊时双侧腮腺肿痛，压痛，局部肤色正常，扪之稍热，双颌下淋巴结肿大、口干、眼干涩、鼻干，周身关节疼痛不适，乏力，纳眠均可，大便干，日一行，小便调。口唇暗，舌黯，苔薄黄，脉弦滑数。

处方：蒲公英 20g，玄参 15g，海藻 10g，蛇蜕 6g，黄药子 8g，夏枯草 15g，赤芍 15g，牡丹皮 10g，柴胡 10g，生地黄 20g，牛蒡子 10g，僵蚕10g，服 7 剂。

二诊（2010年1月21日）：腮腺肿痛明显减轻，口干、眼干，喜饮，口唇暗，苔薄白，脉弦滑。前方有效，仍有口干、关节不适，以前方加石斛20g，养阴生津，润燥除痹，服 7 剂。

三诊（2010年1月28日）：腮腺肿痛继减，口干、眼干好转，关节疼痛减轻，口唇暗，苔薄白，脉弦滑。前方继服 7 剂后腮腺肿痛消失。

（三）SS 合并粒缺、贫血

此证属中医"虚损"范畴。房教授提出，SS 起于内毒化燥，燥毒为患，既可耗伤阴液而出现孔窍干涩，又可内损气血而导致气血亏乏，此为毒邪致病的特点，故无论久病新病，均可罹患。其中白细胞减少者多气虚，卫外不固故易感；贫血者则血虚，甚者两者兼见，故责之正气虚损，精血不足。既已虚惫，治疗则应以扶正为主，采取补气、养血、益阴、填精之法，盖气旺生血、精血同源、阴阳互用，免犯"虚虚"之戒。治疗常重用生黄芪大补元气，或以生脉饮气阴双补，酌选当归、紫河车、阿胶、鳖甲、鹿角胶、菟丝子等补血填精，重视血肉有情之品，合女贞子、墨旱莲养阴润燥，茯苓健脾以运药力，并结合现代药理选用茜草、仙鹤草以升白。若新患外感表证，亦不可过于发散，而应按虚人外感选用人参败毒散、荆防败毒散或补中益气汤加减治疗。

[治验举例]

崔某，女，76岁。2011年10月9日初诊。主诉：口干眼干10余年，加重伴周身乏力2月余。我院查 ANA 1∶160 阳性，抗 SSA 强阳性，血常规白细胞（WBC）1.36×10^9/L，中性粒细胞（N）0.23×10^9/L，淋巴细胞（L）0.79×10^9/L，血红蛋白（HGB）97g/L，血小板（PLT）175×10^9/L。诊断为"SS 合并白细胞减少症，贫血"，经口服利可君无效。就诊时口、咽、鼻、眼干燥，常需饮水，周身乏力，食少腹胀，双手僵疼，大便溏，每日2次。舌淡黯，苔薄白干，脉沉细。

处方：生黄芪30g，当归20g，女贞子12g，墨旱莲10g，阿胶珠10g，菟丝子20g，枸杞子20g，茯苓15g，薏苡仁30g，鸡血藤30g，生地黄15g，仙鹤草20g，服14剂。

二诊（2011年10月24日）：乏力减轻，精神可，关节僵疼消失，口干减轻，食欲增加，仍有腹胀便软，日1~2次。舌淡黯，苔薄白，脉沉细。复查血常规 WBC 2.16×10^9/L，N 0.59×10^9/L，L 1.21×10^9/L，HGB 100g/L，PLT 168×10^9/L。

处方：生黄芪30g，当归10g，党参9g，白术10g，陈皮10g，炙甘草8g，紫河车10g，菟丝子20g，女贞子10g，墨旱莲10g，生地黄20g，服10剂。

三诊（2011年11月3日）：体力明显改善，精神饱满，口干眼干减轻，食欲增加，腹胀减轻，大便成形，日1~2次。复查血常规 WBC 3.31×10^9/L，N 1.00×10^9/L，L 1.87×10^9/L，HGB 109g/L，PLT 187×10^9/L。依此法善后调理，随访至今血常规 WBC 维持在 4.0×10^9/L 以上。

（四）SS 合并紫癜

房教授强调，SS 患者紫癜当分虚实两端。其实证者，每因燥毒内盛，蕴而不散，随气血周流，浸淫血脉；或内燥日久，从阳化热，热入血分，伤及血络所致，紫癜多色鲜红或紫红，局部可有刺痛或触痛。其虚证者，则因脾肺不足，气虚失摄，血溢脉外所致，紫癜多色偏淡，不痛不痒，常伴神疲乏力、纳差懒言。此外，紫癜时隐时现者，有风邪为患；出血日久，必兼血虚及血瘀。而临床所见，以虚实夹杂为多，治宜补虚泻实，扶正祛邪，以平为期。房教授擅于以四妙勇安汤之金银花、玄参、当归、生甘草清宣血脉燥毒；以犀角地黄汤之水牛角、生地黄、赤芍、牡丹皮清泻血分邪热；以归脾汤之四君、生黄芪、当归益气健脾摄血；以当归饮子之四物、何首乌、白蒺藜养血理血祛风。在根据患者虚实寒热灵活选方、组方的基础上，尚可酌加紫草、槐米、白茅根、仙鹤草等凉血收敛止血之品，于实热者切合病机，于虚寒者与温性之黄芪、当归相伍，亦无寒凝血结留瘀之虞。

[治验举例]

包某，女，31岁。2010年9月27日初诊。主诉：口干3年余，下肢紫癜2年余，加重7个月。外院查ANA 1∶1 000，抗SSA阳性，抗SSB弱阳性，血常规WBC 6.36×10^9/L，HGB 125g/L，PLT 202×10^9/L，免疫球蛋白G（IgG）38g/L，血清蛋白电泳示：多克隆性高丙种球蛋白血症。诊断为"SS合并高球蛋白血症性紫癜"，曾先后口服泼尼松每次4~6片，每日一次、羟氯喹、来氟米特、白芍总苷等药物，病情时轻时重。就诊时口干眼干，双下肢密集紫癜，部分融合成片，色鲜红，压之不褪色，轻度瘙痒，月经期加重，双手、足雷诺现象，乏力，纳差，眠安，二便调。舌红，苔白，脉沉。

处方：金银花30g，当归20g，生甘草10g，水牛角30g（先煎），生地黄30g，赤芍15g，牡丹皮10g，北沙参30g，制首乌10g，紫草15g，槐米10g，白花蛇舌草30g，服14剂。

二诊（2010年10月11日）：双下肢紫癜明显减轻，色淡紫，无瘙痒，无新发紫癜，口干眼干，仍乏力纳差，手足雷诺现象。舌淡红，苔白，脉沉。

处方：水牛角30g（先煎），生地黄30g，赤芍15g，牡丹皮10g，生黄芪30g，茯苓20g，白术10g，北沙参30g，白蒺藜10g，紫草15g，仙鹤草20g，三七粉2g（分冲），服14剂。意在于犀角地黄汤凉血止血基础上，酌加补气活血之品，止血不留瘀，活血不妄行。服药14剂后，随访下肢紫癜基本消退，后间断加减调理半年，随访至今紫癜未再复发，月经期亦稳定。

九、房定亚专病专方治疗皮肤血管炎（王鑫、周彩云、唐今扬、韩淑花撰稿）

本文所涉及的免疫相关皮肤血管炎主要包括两种，一种是风湿免疫病作为基础疾病的皮肤损害，如系统性红斑狼疮、类风湿关节炎等；一种是以皮肤改变为主，伴全身系统性损害的血管炎，如与药物过敏反应或致敏原有关的变应性皮肤血管炎、过敏性紫癜等。

（一）强调"热毒""风毒""湿毒"为致病关键

房定亚教授指出皮肤位于人体一身之表，皮肤病常见红斑、脱屑、风团、瘙痒、糜烂、渗出等临床表现，中医学认为其病因病机与热邪、风邪、湿邪密切相关。但与一般的皮肤病变相比，皮肤血管炎临床表现还可见可触性紫癜、网状青斑、结节红斑，甚者可出现血疱、坏死性溃疡等；发病机制中有过度的免疫反应参与；病变累及部位常常伴有全身系统性病变；而治疗反应则显示单纯的对症治疗往往无效，需联合使用激素和免疫抑制剂。

因此，房师强调皮肤血管炎临床表现更加多样且严重，病因病机更加复杂、病变范围更广、治疗难度更大，超出一般的热邪、风邪、湿邪的治病规律。这种"邪气过甚"的表现符合中医理论中"毒邪致病"的特点，房师结合临证经验，对传统理论作了进一步的发展，认为皮肤血管炎与"热毒""风毒""湿毒"关系密切。

（二）治疗善用"专病专方"

房定亚教授在诊治风湿免疫病时主张"辨病辨证相结合"的治疗原则，善用"专病专方"。在免疫相关皮肤血管炎的诊治中，也将中西病理、药理融会贯通，在多年临床实证的基础上筛选出3个治疗免疫相关皮肤血管炎的专病专方。其热毒内蕴，热入营血，损伤络脉者，予清热解毒凉血之"犀角地黄汤"；营血不足，风毒外袭者，予养血祛风之"当归饮子"；湿热毒邪壅滞者，予清热利湿解表之"麻黄连翘赤小豆汤"，并随证加减施药，临床疗效显著。

1. **犀角地黄汤**　犀角地黄汤为古今医家所公认的清热凉血散瘀的代表

方剂，目前临床上犀角多用功效相似的水牛角代替。方中水牛角为君药，清心肝而解热毒，寒而不遏，直入血分而凉血，《本草思辨录》谓"犀角除血分之热毒，是解而散之……是热淫于实处，致用多在肌肤"。生地黄为臣，清热凉血，养阴生津，既复已失之阴血，又可助水牛角解血分之热；白芍养血敛阴，并助生地黄凉血和营泄热；牡丹皮清热凉血，活血散瘀，可收化斑之效，与白芍共为佐使。四药合用，共成清热解毒、凉血散瘀之剂。

免疫相关皮肤血管炎与"热毒"关系密切者应包括系统性红斑狼疮、过敏性紫癜病程早期的皮损。这种皮肤损害的中医病机为热毒内蕴，热入营血，损伤络脉。其中"热毒"之邪致病，较普通热邪程度更深，火热之极，毒犯机体，蒸腾于内，最易迫津外泄，消烁津液，使人体阴津耗伤；正邪交争，损伤络脉，劫耗津血；严重者热极生风，风火相煽。临床可见皮疹掀红灼热或溃烂，患处疼痛，伴有高热、脉洪数等热盛之征，房师临证善用专病专方犀角地黄汤清解血分之热毒。

现代药效学研究已证实，犀角地黄汤有不同程度的抑制炎症[1]和改善热毒血瘀证的血液流变性的作用[2]。

2．当归饮子　由当归、白芍、生地黄、川芎、何首乌、黄芪、荆芥、防风、白蒺藜、甘草组成。方中当归、白芍、川芎、生地黄即四物汤养血滋阴，补血活血；黄芪益气固表、托疮生肌；白蒺藜、荆芥、防风疏风止痒；甘草调和诸药。全方共奏养血活血，祛风止痒之功，专治血虚有热、风邪外袭所致的皮肤疮疖、风癣、湿毒瘙痒等症，尤适血虚风燥者。隋·巢元方《诸病源候论》曰："风瘙痒者，是体虚受风，风入腠理与气血相搏，而俱往来，在于皮肤之间，邪气微不能冲击为痛，故但瘙痒也。"

房师认为，免疫相关皮肤血管炎中与"风毒"关系密切者主要包括药物过敏反应或致敏原有关的皮肤病变，如药疹、风疹、荨麻疹等。这种皮肤损害的中医病机为营血不足，风毒外袭。其中"风毒"之邪致病，较普通风邪致病来势更急，病症发展更为迅速，病变范围更广，常泛发全身，突然肌肤

---

① 张云壁，瞿幸，任映，等．犀角（水牛角）地黄汤对急性皮炎及变态反应性皮炎动物模型作用的实验研究［J］．中国实验方剂学杂志，2008，14（3）：61．

② 关现军．加味犀角地黄汤作用机理探讨［J］．西南民族学院学报（自然科学版），1999，25（3）：292．

焮红肿胀，发起皮疹或风团肿块，瘙痒明显为主要特点，症状较重，舌淡红苔薄白或微黄，脉浮等特点。房师临证循"治风先治血，血行风自灭"的古训予专病专方当归饮子以养血祛风。

3. **麻黄连翘赤小豆汤** 麻黄连翘赤小豆汤为表里双解之剂，源于《伤寒论》。麻黄连翘赤小豆汤由麻黄、连翘、杏仁、赤小豆、大枣、生梓白皮（现多用桑白皮代替）、生姜、甘草组成。方中麻黄宣肺解表行水，解表能发汗以"开鬼门"，利尿以"洁净府"，透疹止痒祛风为主药，杏仁苦泄降气，与麻黄相配，一宣一降，畅利肺气；连翘清透邪热之结而解毒，且宣肺利水湿，赤小豆消水行血，清化湿热，桑白皮宣肺专利上焦之湿，生姜引诸药皆达肌肤，且散皮肤之湿，生甘草清热解毒调和诸药。本方组合严谨、配伍精当，旨在清解湿热，发散表邪，发汗与清利并用，用于湿热壅滞于里，表邪不解，肝胆疏泄失职，胆汁外溢于肌肤者。

房师认为，免疫相关皮肤血管炎中与"湿毒"关系密切者包括了部分过敏性紫癜和与致敏原有关的皮肤病变，这种皮肤损害的中医病机为湿热毒邪蕴郁于内，外阻经络肌肤之病候。其中"湿毒"之邪致病，病情更加缠绵难愈，病情反复，且易复发。湿毒浸淫化热，耗伤气血，外发肌肤，湿毒蕴阻肌肤，气血运行受阻，可见发病迅速，皮损焮红作痒，滋水浸淫或起水疱小便黄赤，舌质红苔黄腻，脉滑数。房师予专病专方麻黄连翘赤小豆汤以解毒化湿，宣通内外。

现代药理研究表明，麻黄连翘赤小豆汤中多味单味中药具有抗变态反应的作用。麻黄的水提物和醇提物有抑制与Ⅰ型超敏反应有关的嗜碱性粒细胞和肥大细胞释放组胺等化学介质的作用[1]。方中甘草具有糖皮质激素样作用，具有抗过敏作用[2]。

[治验举例]

案1：石某，女，25岁。2012年2月29日初诊。

患者因"多关节疼痛伴面部红斑1月余，白细胞减少2周"就诊。患

① 骆和生，罗鼎辉. 免疫中药学. 中药免疫药理与临床 [M]. 北京：北京医科大学、中国协和医科大学联合出版社，1994：369-371.

② 李德华，李德宇，李永光. 甘草化学成分与药理作用研究进展 [J]. 中医药信息，1995（5）：31-35.

者 1 月前外感后出现双手散在红斑，甲周红斑，并逐渐出现面颊、鼻翼两侧红斑，偶有鼻出血，咳嗽痰少，外院检查发现血常规血三系减少，骨穿提示：增生尚可，粒系各阶段比例形态大致正常。我院检查血常规：WBC 1.4×10^9/L，Hb 95g/L，PLT 111×10^9/L。尿常规：尿蛋白（PRO）（++），潜血（5+）。24 小时尿蛋白 0.3g。ESR 73mm/h，超敏 C 反应蛋白（hsCRP）4.16mg/L。肝肾功能、凝血功能正常。RF（+）。补体轻度减低。ANA 谱：ANA（+）核颗粒型＋核均质型 1：320，nRNP/SM 强阳性（++）、Sm 强阳性（++）、抗 SSA 强阳性（++）、Ro-52 强阳性（++）、ds-DNA 强阳性（++）、NUC 强阳性（++）、HI（+）、RIB（+）。心电图及肺 CT 未见明显异常。舌黯红苔黄腻，脉细滑。西药予糖皮质激素及免疫抑制剂。

诊断：系统性红斑狼疮；颜面皮疹及四肢红斑等皮肤表现属于"皮肤血管炎"。辨证：热入营血，热毒伤络；治法：清热解毒，凉血护络；方以犀角地黄汤加减。

处方：水牛角 30g（先煎），生地黄 20g，牡丹皮 10g，赤芍 15g，玄参 15g，生石膏 40g（先煎），百合 30g，知母 10g，黄芩 10g，生甘草 10g，金银花 20g，白茅根 20g。3 剂。每日 1 剂，水煎服。

药后患者面颊部、鼻翼两侧蝶形红斑较前减轻，色暗红，仍有甲周红斑，偶咳痰少，咽痛，患者血分热毒渐清，上方去水牛角，加升麻 15g、大青叶 10g 加强清热解毒，加竹茹 10g、芦根 30g 加强化痰清热。患者长期随诊病情稳定。

案 2：张某，女，46 岁。2012 年 6 月 15 日初诊。

患有类风湿关节炎病史 15 年，双手、双足变形。患者未系统治疗，1 年前开始规律服用来氟米特片每次 10mg，每天 1 次，氨甲蝶呤每次 10mg，每周一次。近日因关节肿痛伴有肢体麻木静脉滴注血栓通注射液，输液 1 天后出现双上肢散在鲜红皮疹，瘙痒明显，皮疹略高出皮面，无脱屑。皮疹考虑与药物过敏反应有关，停用血栓通注射液，并予葡萄糖酸钙注射液静脉滴注及西替利嗪片、维生素 C 口服抗过敏治疗。次日患者皮疹消退不明显，仍有新发，四肢及颈部、胸背部散在多发鲜红或暗红皮疹，部分连接成片，瘙痒明显，加用注射用甲泼尼龙琥珀酸钠静脉滴注 3 天。患者皮疹略有消退，每日下午及晚间瘙痒明显加重，伴蚁行感，皮肤发热，舌红苔薄白，脉沉细。

诊断：类风湿关节炎，变应性皮肤血管炎；辨证：营血不足，风毒外袭；治法：滋阴养血，祛风解毒；方予当归饮子加减。

处方：荆芥 10g，防风 10g，当归 15g，生地黄 15g，川芎 10g，赤芍 15g，制首乌 10g，白蒺藜 10g，牡丹皮 10g，知母 10g，黄芩 10g，麻黄 4g，连翘 10g。3 剂。每日 1 剂，水煎服。

药后 3 日患者皮疹逐渐消退，未见新起，瘙痒明显减轻，上方酌减麻黄、连翘疏散之品，加茯苓宁心安神。上方连续服用 6 天，皮疹完全消失，病情平稳。

案 3：王某，女，38 岁。2014 年 12 月 26 日初诊。

患者四肢皮肤紫癜 10 天。10 天前外感后出现下肢皮肤紫癜，下肢肿胀，伴有腹痛，关节痛，检查血常规：WBC 19.38×10^9/L，Hb 138g/L，PLT 512×10^9/L，外院明确诊断"过敏性紫癜"，予注射用甲泼尼龙琥珀酸钠 40mg 静脉滴注，每天一次，连续 3 天，联合抗感染及对症治疗。患者初诊时激素改为口服，诉上肢皮肤紫癜较前减轻，颜色变浅，下肢仍有散在紫癜，色暗红不痒，时有双膝关节疼痛，轻微腹痛，寐差，二便调；舌红苔黄厚腻，脉数。检查血常规：WBC 25×10^9/L，Hb 138g/L，PLT 502×10^9/L，N 78%，L 15%；尿常规：蛋白尿（－），尿潜血（BLD）（－）。

诊断：过敏性紫癜；辨证：湿热毒邪内蕴，热伤血络；治法：解毒化湿，宣通内外，清热凉血；方予麻黄连翘赤小豆汤合犀角地黄汤加减。

处方：麻黄 6g，连翘 12g，赤小豆 30g，桑白皮 15g，生甘草 10g，生地黄 20g，牡丹皮 10g，赤芍 15g，水牛角 30g（先煎），杏仁 10g，白茅根 20g，仙鹤草 15g。14 剂。每日 1 剂，水煎服。

药后患者紫癜逐渐消退，关节疼痛及腹痛均明显缓解。随访观察患者病情平稳。

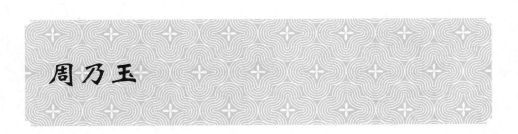

周乃玉

【个人简介】

周乃玉，女，1937年生，首都医科大学附属北京中医医院主任医师，教授，第三、四、五批国家老中医药专家学术经验继承工作指导老师，首都国医名师，创建北京中医药学会风湿病专业委员会、并任首届主任委员，中华中医药学会风湿病分会顾问，前北京中医医院风湿痹证科主任，全国著名中医风湿病学者。1964年起从事中医临床工作。2013年成立周乃玉全国名老中医药专家传承工作室。周乃玉教授作为首都风湿病学的早期学术活动创始人及奠基人之一，率先在中医风湿界主办高水平的中西医荟萃学术培训，为全国中医风湿病学习创新起到了引领及示范作用。周乃玉教授从医近60年，继承前贤，勇于创新。尊古不泥古，不拘流派，汇通中西。医术精湛，见解独特。治学严谨，治必效验，屡起沉疴。

【经验集粹】

一、从脾论治干燥综合征经验（陈爱萍、张秦撰稿）

吾师周乃玉教授从医多年，在治疗干燥综合征一病，积累了丰富的临床经验。她对干燥综合征的病因、病机有着独特认识，强调"脾虚"在疾病发病中的首要地位，治疗上以健脾益气为基本法则，再根据疾病的发展时期、正邪的主次地位、邪气偏盛情况、脏腑虚损情况，加以灵活选药。

（一）病因病机

1. **重视脾脏的地位及作用** 周乃玉教授认为干燥综合征一病属"内燥"范畴。燥病主要是津液代谢异常为病，主要原因为津液生成不足及津液敷布障碍。《素问·经脉别论》所说："饮入于胃，游溢精气，上输于脾，脾气散精，上归于肺，通调水道，下输膀胱，水精四布，五经并行。"津液的生成源于饮食水谷，经过胃的受纳、腐熟、消化，精微部分下传小肠，经小肠分别清浊，吸收有营养的水谷精微，向上输送到脾，糟粕部分下传大肠，形成粪便排出体外。而津液的输布主要由脾、肺、肾和三焦完成。脾将胃肠输送的津液上输于肺，肺通过宣发肃降功能，经三焦通道，把津液输布全身，外达皮毛，内注脏腑，以濡润营养全身。代谢的废物下行膀胱，经肾脏的气化作用，再将代谢废物中有营养的部分上升到肺，输布全身。在发病的病因病机上，周老师尤其重视脾脏的地位与作用。首先，在津液生成中，脾脏的作用尤为重要，中医基础理论中脾主运化，包括运化水谷及运化水湿，只有通过脾气的正常运化功能才能转化为有用的精微物质，由此可见脾在津液生成中处于主要地位。另外在津液的输布中，虽与各脏均有密切关系，但与脾的关系最为密切，表现在脾为后天之本，气血津液生化之源，脾失健运，津液输布失常，其滋润、濡养功能不能很好地发挥，因此出现口干咽燥、眼干无泪。或水湿不运，日久化燥伤阴，阴虚内燥而见口眼干燥。同时脾在五行中居于中土的重要位置，是气机升降出入的枢纽，与各个脏器之间关系密切，脾的功能不调，可以影响肺的通调水道、肾的蒸腾气化等功能。由此可见脾在本病发病中的重要地位。

2. **重视阳气的作用，认为"脾虚津亏，阳气闭郁"是病机关键** 《素问·生气通天论》中"凡阴阳之要，阳密乃固""阳气者，若天与日，失其所则折寿而不彰，故天运当以日月明。"从自然界的现象看，万物的生长、发育、生存都取决和依赖于太阳，人体生命活动始终存在着"阳主阴从"的关系，人体各个脏腑、各个组织器官的一切生理活动以及气、血、精、津（液）的化生、运行和疏布都离不开阳气对它们的温煦、推动、气化和固摄，阳气的盛衰关系到机体生命的强弱与存亡。因此强调扶持和温通阳气在治疗疾病中尤为重要。周乃玉教授在干燥综合征的治疗中，也十分强调阳气的重要地位。首先，燥之一病是由于津液绝对或相对不足引起：津液的绝对不足指的是阴津的匮乏，即阴的缺乏，从阴阳的关系中阳生阴长，阳主阴从，阳气的生长可以化生阴液；津液的相对不足是指体内津液不能正常输布从而发挥作用，犹如冬季之河流，在冰封的时刻不能濡养大地，津液闭郁于内也不能濡养脏腑、组织，从而出现干燥的症状。李东垣曰："气少作燥，甚则口中无涎。泪亦津液，赖气之升提敷布，使能达其所，溢其窍。今气虚津不供奉，则泪液少也，口眼干燥之症作矣。"就是说的这个道理。周乃玉老师经过多年的临床观察及实践，总结出干燥综合征的病机关键是"脾虚津亏，阳气闭郁"。

3．"毒、痰、瘀"在发病过程中既是病理产物、又是致病因素，导致变证丛生 燥毒、痰饮和瘀血都是脏腑功能失调所产生的有形的病理产物，又是继发性的致病因素。人体津血同源，皆赖阳气之推动而流布全身。若阳气不足，或气机不畅，则津凝生痰、血滞成瘀。《杂病源流犀烛·诸痹源流》说："痹者，闭也，三气杂至，壅蔽经络，血气不行，不能随时祛散，故久而为痹。"说明气血运行不畅，脉络痹阻是重要的病理环节。叶天士在《临证指南医案》中多处提及"初病在经，久痛入络，以经主气，络主血""初为气结在经，久则血伤入络"。由此可见痹病日久会导致血瘀，而瘀血又可以再次作为致病因素，引起经脉痹阻不通加重病情。而脾虚运化不利，水湿停聚而成痰饮；肾阳不足，水不得化气则停聚为痰饮。故痰饮也同时为病理产物及致病因素。而脏腑不足，六淫之邪外袭，可酿生毒热；或内生燥毒，郁阻日久，也可致病。因此周乃玉教授认为在干燥综合征发病过程中"毒、痰、瘀"既为病理产物，又为致病因素，可以累及多个脏器，导致变证丛生，疾病更加复杂难愈。

（二）治疗原则

周老师在治疗干燥综合征过程中，充分认识到本病的本质在于脾虚失运，以健脾益气为治疗的根本法则，其一可以使脾气健运，津液输布归于正常，津液上承于口，濡润口腔，使口干症状得减。其二脾气得健，发挥其气血生化之源的功能，化生津液气血，缓解因阴液不足而致的干燥诸症。其三，五脏归五行，存在着表里生克的关系，同时古人认为中土为大，脾土健运，各脏器功能正常，疾病得以康复。周老师在这一治疗法则指导下，常常应用四君子汤易人参为黄芪为基础组方，因为周老师认为黄芪不仅具有益气之功，同时更具升阳之力，可引津液上濡于口、鼻、眼等孔窍。在此基础上又有健脾益气通阳、健脾益气解毒、健脾益气养阴、健脾益气通络之区别。其辨证治疗及用药特点如下：

1. **健脾益气通阳**　用于脾气亏虚、寒湿闭阻之证。症见口干眼干，关节疼痛、肿胀、麻木、屈伸不利，怕风怕凉。舌质淡苔白腻脉沉细。中医理论认为脾主运化、主升清。脾失健运，水液不能布散而停滞体内，并阻遏阳气，致使阳气既不可出入内外，又不可升降上下，故可见口、耳、眼之干燥。因此扶阳、通阳在治疗时尤为重要。周老师在临证中扶阳首选附子，通阳主要用桂枝。

2. **健脾益气解毒**　用于脾气亏虚、湿热浊毒痹阻之证。可见口干、咽燥、眼干，关节热肿疼痛，不恶寒，或见发热，腮腺肿大等症。舌红苔黄腻或薄黄，脉洪大或滑数。中医认为脾主运化水液，如果脾不运化水湿，阳虚不能气化水湿，致使水液不能布散而停滞体内，就可产生湿、痰、饮等病理产物，阻痹经络、关节，从而出现关节肿痛、皮肤结节瘀斑等现象。日久蕴热生毒，出现腮腺肿大等症状。因此治疗中清热解毒也是十分重要的。周老师在组方中常常选择的解毒药有：蒲公英、紫花地丁、白花蛇舌草、虎杖、忍冬藤、石见穿等。

3. **健脾益气养阴**　用于气阴两亏、津伤内燥之证。可见口干、鼻干、咽燥、眼干、泪液唾液减少或消失，或伴低热。舌光红无苔，脉细数。东垣曰："气少则津液不行。"脾气不升，水津不得上承，口无津液之滋润，涎无水液之来源，则口干作燥，甚则口中无涎，涕泪皆少，此乃脾不升津之燥象表现，因此在健脾益气同时应该注意顾护阴液，生津润燥。常用的养阴药物如沙参、麦冬、黄精、玉竹、石斛等。

4. **健脾益气通络**　用于脾气亏虚、痰瘀互阻之证。可见口干眼干，关节肿胀畸形，夜间疼痛明显，或见肌肤甲错。舌黯红或见瘀点瘀斑，脉细涩。在干燥综合征整个发病过程中，由于脾不运化水湿，阳虚不能气化水湿，致使水液不能布散而停滞体内，产生湿、痰、饮等病理产物，日久阻痹经络、关节，经络不通，气虚血瘀始终贯穿疾病始终，因此配合活血化瘀，取得了非常明显的疗效。在选方用药时常常应用全蝎、水蛭等虫类药物，尤其擅长应用穿山甲、白芥子这一组对药，认为二药配伍应用，一行血分，一走气分；一活血，一化痰，可共奏活血化痰、通络止痛之功。

[治验举例]

王某，女性，51岁。2012年10月28日初诊。主诉"口眼干燥3年，反复腮腺肿大2年"。病史：3年前无明显诱因出现口干眼干症状，未予重视，2年前出现左侧腮腺肿大，伴发热，静脉滴注抗生素治疗症状可缓解。此后双侧腮腺反复肿大，胀痛，偶有发热。在外院查血常规曾示白细胞减低，免疫指标IgG增高，ANA及抗SSA（+），腮腺造影提示双侧腮腺导管扩张，分泌功能减低。刻下症：口干，进干食需水送，曾有牙齿片状脱落，双侧腮腺肿大，局部皮温增高，眼干涩，乏力，无关节肿痛，无下肢紫癜，食欲可，眠尚安，大便略干，小便正常。舌质红少苔，脉细数。中医诊断：痹证（脾虚津亏，燥毒内生）。西医：干燥综合征。治法：健脾益气，清热解毒。

处方：生黄芪15g，茯苓15g，生白术10g，甘草10g，丹参15g，沙参15g，黄精20g，石斛15g，白花蛇舌草30g，浙贝母10g，金银花15g，连翘15g，全蝎6g，天花粉20g。

服药4周，患者诉口干有所减轻，近2日口腔溃疡，疼痛。舌脉如前。

处方：生黄芪15g，茯苓15g，生白术10g，甘草10g，丹参15g，沙参15g，黄精20g，石斛15g，青果10g，浙贝母10g，金银花15g，连翘15g，全蝎6g，天花粉20g，凤凰衣10g。

继服2周，口眼干症状减轻，口腔溃疡消退，腮腺肿胀感明显缓解，原方继续加减应用。服药半年后患者来诊，诸症均明显减轻，近半年未再出现明显腮腺肿痛，口干症状明显缓解。

按：干燥综合征一病中医认为属燥痹范畴，医家每多从阴虚来治，往往应用大剂量滋阴清热之品，观患者以往病历多应用沙参、生地黄、麦冬等等药物。初时尚能见到一些效果，可是却忽略了燥的另外一方面。患者感到干燥的原因可能为阴虚内燥。但另外还有一种情况需要加以注意。当阳气耗竭不足，无力蒸腾运化水饮，导致津液不能上承，也可引起干燥的症状。本例患者应用健脾益气以生津液，并应用大量清热解毒药物，清热、润燥、解毒、生津。疗效显著。

二、"寒要寒冷彻骨，热要热血沸腾"（张秦撰稿）

周乃玉老师多次教导我们："中医药既能治疗慢性病，也能治疗急性病；既能治疗轻症，也能治疗重症；对简单的病症，药到病除；对疑难杂病，也能得心应手。全看我们医生技术是否精湛，辨证是否准确，用药是否到位。"

周乃玉教授强调治疗风湿病辨证要精准，使用药物要大胆。因为风湿痹病是一组复杂的疾病，邪气已经入骨入肾，非大寒大热之重剂所不能除。所以治疗寒痹时常应用大辛大热之附子、肉桂，认为治疗寒证要如同正午之日光，将体内的风寒湿邪驱散；而治疗热痹时要应用寒凉峻剂，要达到寒凉刺骨的效果，才可使痹阻的湿热之邪祛除。

"寒要寒冷彻骨，热要热血沸腾"这一临证经验，在临床实践中发现此法，对于治疗急重症风湿病患者的疗效显著，体会如下。

（一）辨证以阴阳、脏腑辨证为纲

阴阳是辨别疾病性质的两纲，是八纲的总纲，即将表里、寒热、虚实加以总的概括。临床运用"寒要寒冷彻骨，热要热血沸腾"的治法，首先辨疾病的阴阳属性，阳热之病，用寒；阴寒之病，用热。临床上高热皮疹、关节红肿热痛，舌红，苔黄厚，脉滑数等，属阳热之症；恶寒肢冷，关节漫肿喜热，舌黯，苔白，脉弦紧，属阴寒之症。

《素问·痹论》"风寒湿三气杂至合而为痹"，提出了痹病致病病因，其中"合"字不仅说明痹病致病外邪的复杂多变，也指出了外因需与内因相结合才可导致疾病的发生、发展。正如《灵枢·百病始生》"风雨寒热，不得虚，邪不能独伤人"。《类证治裁》指出："诸痹……良由营卫先虚，腠理不密，风寒湿乘虚内袭，正气为邪所阻，不能宣行，因而留滞，气血凝涩，久而成痹。"充分说明痹病先有肝、脾、肾脏受损，和气血不调，致络脉空虚，而致风、寒、湿邪乘虚而入。脏腑气血功能失常，是痹病发生的内因，是本。风、寒、湿则是痹病发生的外在因素，是标。

《素问·痹论》："凡痹之客五脏者，肺痹者，烦满喘而呕；心痹者，脉不通，烦则心下鼓，暴上气而喘，嗌干善噫，厥气上则恐；肝痹者，夜卧则惊，多饮数小便，上为引如怀；肾痹者，善胀，尻以代踵，脊以代头；脾痹者，四肢解堕，发咳呕汁，上为大塞。"脏腑内伤，是痹病发展严重的重要原因。治病必求本，正确认识人体整体和局部的关系，抓住主要矛盾解决问题，所以治疗严重的痹病，无论病情如何复杂，辨证必须辨清脏腑，运用脏腑辨证遣方用药。《四圣心源》中指出"以血藏于肝而实生于脾，肝血温升而化阳神，即脾土之左旋而变化者也。是宜升肝脾以助生长，不止徒温肾气也"，脏腑相互密切关联，故辨明疾病的发展程度，主要伤及的脏腑，不仅可提高用药用方的精确性，也可有效防止疾病的进一步传变。

（二）用量猛、准、狠

周乃玉老师的恩师王大经教授，喜用大辛大温附子、乌头之剂治疗痹病，附子常用量60g。王大经教授指出治病要讲求出奇制胜，一味稳重有时会延误病情。他认为慎重是应当的，但我们只有认真去体会、研究，才能学会使用峻烈药，拒而不用，面对很多疑难病就束手无策。当然，在运用有毒药物时，他也很注重药与药之间的配伍。他说很多人不敢运用附子，即使是应用也很少量，是因为没有掌握好药物的配伍。临床上，他把附子与熟地黄同用，这样熟地黄可以去附子之刚，附子可以除熟地黄之腻，且熟地黄、白芍、甘草可减附子之毒。

王大经教授指出自身免疫性疾病以及多种神经内科疾病，病理改变为慢性炎症，机体器官组织生理功能低下，表现多为中医寒证，故治疗这些疾病常以温法获效。如其治疗一个骨髓炎患者，女性，36岁，右手桡骨骨折后化脓，又因沥青中毒，伤口肿痛，半年未愈，王老处方：生黄芪24g，炒白芥子12g，牙皂1.5g，熟地黄30g，炒穿山甲12g，五灵脂6g，肉桂5g，全蝎5g，乌附片20g，骨碎补15g，干姜5g。此方服用10剂后伤口封口，又加减继服70剂而痊愈。从中可以看出王大经教授"艺高人胆大"用药的精准，且擅长使用有毒药物。

（三）中病即止

《素问·六元正纪大论》有云"……有故无殒，亦无殒"。此法治疗疾病以祛邪为主，用药量大力猛，故不可久服，否则会损害正气，导致病邪反复，疾病缠绵不愈。所以本法治疗疾病，多是病情的活动期，而病情缓解期，邪气已经大损，则换为扶正祛邪之方法来善后。

[治验举例]

病案 1： 女性，26 岁，职员。

病史： 患者自 2 年前开始出现手指、腕关节肿痛间作，诊为类风湿关节炎。近期因劳累受凉受潮，患者出现晨僵约 2 小时，手指及腕关节疼痛，无发热，怕风怕凉，月事正常，纳食可，眠安，二便正常。舌淡胖，苔薄白，脉沉细。手 X 线片：腕关节间隙狭窄，骨质疏松改变。

处方：乌附片 15g（先煎），白芍 15g，生甘草 10g，熟地黄 30g，桂枝 6g，姜黄 15g，蜂房 10g，生牡蛎 30g，麻黄 6g，炒白术 10g，防风 10g，生黄芪 20g，当归 10g，生鹿角 10g。

服上方 7 剂后关节疼痛减轻，乏力，饮食不佳，无食欲，二便正常。

处方：乌附片 30g（先煎），砂仁 5g，肉桂 10g，炒白芍 20，炙甘草 10g，香附 10g，乌药 10g，桂枝 10g，炒穿山甲 10g，炒白芥子 6g，补骨脂 10g，熟地黄 20g，片姜黄 10g，柴胡 10g，生黄芪 20g。

服上方 14 剂后关节疼痛明显缓解，饮食好转。

处方：乌附片 30g（先煎），肉桂 10g，炒白芍 20g，炙甘草 10g，香附 10g，乌药 10g，桂枝 10g，炒穿山甲 10g，炒白芥子 6g，补骨脂 10g，熟地黄 20g，片姜黄 10g，柴胡 10g，生黄芪 20g，全蝎 6g。

服上方 7 剂病情平稳。

处方：乌附片 30g（先煎），白芍 20g，生甘草 10g，茯苓 20g，桂枝 10g，片姜黄 15g，炒穿山甲 10g，炒白芥子 10g，骨碎补 10g，透骨草 6g，补骨脂 10g，生黄芪 20g，当归 10g。

继续服上方 14 剂巩固疗效。

按：病史时间 2 年之久，以致脏腑气血亏虚，尤以脾肾两脏亏虚为主，加之此次劳累后复感寒湿之邪，导致气血运行不畅，经络痹阻，不通则痛。为类风湿关节炎晚期且为活动期的患者。

本例用药特点是重用乌附片温阳化湿，用辛温大热之剂，消除阴霾寒凝。凡阳气虚衰，寒湿凝滞之证，则需重用附子，辅以肉桂、麻黄加强附子驱散阴霾的作用，虫类药炒山甲、全蝎来搜风剔邪，活血通络。叶天士云："风寒湿三气合而为痹，经年累月，外邪留著，气血俱伤，化为败瘀凝痰，混处经络，须用虫类搜剔，以动药使血无凝着，气可宣通。"

病案2：陈某，男，28岁，主因"腰背痛4年，加重2周，伴发热"就诊。

现病史：患者4年前有腰背痛，间断发作，未诊治。近2周疼痛加重，伴双膝、踝关节痛肿，活动受限，友谊医院诊为强直性脊柱炎，服来氟米特、美洛昔康，住院后用柳氮磺吡啶期间，出现周身大量皮疹，高热，关节肿痛加重。舌淡，苔白厚腻，脉沉滑。

既往史、家族史无特殊。

查体：双膝、双踝关节肿（＋），压痛（＋），局部皮温高。脊柱活动可，双"4"字试验不能完成。

辅助检查：HLA-B27（＋）；骶髂CT：骶髂关节炎Ⅳ级；ESR 46mm/h；CRP 116mg/L。

西医诊断：强直性脊柱炎、药疹。

中医诊断：痹病。

辨证：湿热蕴毒。

治法：清热化湿解毒。

处方：白鲜皮15g，蝉衣10g，刺蒺藜12g，甘草10g，土茯苓20g，酒大黄6g，灯笼3g，连翘20g，虎杖10g，生石膏20g，白芍10g，炒山甲6g，柴胡10g，黄芩10g，浮小麦30g。7剂，水煎服，每日1剂。

二诊：皮疹减轻，仍痒，胸前小疹时隐时现，踝、腰关节时痛。苔黄厚腻，脉细滑。上方去柴胡、黄芪、浮小麦，加赤芍20g、乌梅15g。7剂，水煎温服。

三诊：咽部不利，汗出，踝关节肿，轻痛。舌黯红，苔白厚腻，脉细滑。

处方：白鲜皮15g，蝉蜕10g，刺蒺藜12g，甘草10g，土茯苓20g，酒大黄6g，连翘20g，虎杖10g，生石膏30g，白芍10g，炒穿山甲6g，赤芍10g，茵陈30g，牛蒡子10g，白花蛇舌草30g，乌梅20g。7剂，水煎服，每日1剂。

四诊：腰部隐隐不适，汗出，时有纳不香，胸部红疹隐见。舌脉同前。

处方：苍术10g，黄柏10g，生甘草10g，土茯苓20g，忍冬藤30g，知母 30g，炒穿山甲 10g，炒白芥子 6g，蒲公英 15g，柴胡 10g，生石膏 20g，赤白芍各 15g，白鲜皮 10g，生葛根 15g，生杜仲 15g。7 剂，水煎服，每日 1 剂。

按：患者腰痛，膝、踝关节肿痛明显，炎性指标明显升高，疾病处于急性活动期，结合舌脉，证属湿热蕴毒。湿热内蕴，阻遏气血，流注关节，故为疼痛及肿胀。复发药疹，湿热蕴毒，发于肌表，则见大量鲜红皮疹。正邪相争，故高热。药疹多为血热、湿热、热毒，周老师用白鲜皮、蝉蜕、刺蒺藜、虎杖、大黄等，其中大黄作用很重要，取其泄热凉血之意。

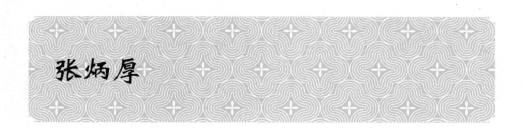

张炳厚

【个人简介】

张炳厚，男，1937年生，主任医师，教授，博士生导师，全国中医药传承博士后指导老师，全国名中医，首都国医名师，北京同仁堂中医大师，第二、三、四批全国老中医药专家学术经验继承工作指导老师，全国优才指导老师，首届仲景国医指导老师。国家中医药管理局设"全国名老中医药专家张炳厚传承工作室"，北京中医药管理局设"薪火传承3+3工程张炳厚名医工作室"。张老师行医60余年，博览古今医籍，谙熟经典著作，中医理论基础雄厚，以脏腑辨证为核心，用方新颖，遣药奇特，因擅长治疗内、外、妇、儿疑难怪病而闻名。

【经验集粹】

寒湿瘀阻型类风湿关节炎治疗经验（关伟、钟柳娜、张华东撰稿）

类风湿关节炎（RA）属中医"痹证"范畴，其辨证分型中以寒湿瘀阻型尤为常见，医家多治以散寒、除湿、化瘀、温肾之法。张炳厚老师对寒湿瘀阻型RA的治疗有独到见解。

（一）对病因病机的认识

张老师认为寒湿瘀阻型RA比一般的风、寒、湿痹病邪更为深入，症状更为严重，发病机制更为复杂。其具体病因病机为：机体正气先虚，营卫不调，经络空虚，气血运行不畅，风、寒、湿邪乘虚而入，寒湿、贼风乃至瘀血互为交结，凝聚不散，终致经脉痹阻。其中，尤强调"血虚"是寒湿瘀阻型 RA 发病的基础病因，认为"因虚致瘀，最终导致瘀血痹阻脉络"是病机的关键。

（二）治疗方法

1．和血法概述　和血法属中医治病八法中和法的一部分，兼和法之精要，含理血法的各种特点。和血与补血、凉血、活血、通络、化瘀等既有区别，又有联系，既有协同，又有侧重；也可以说，和血法既独立存在又融于各种理血法之中，其含义远深于其他理血法。和血法的核心为"若欲通之，必先充之"。正如秦伯未教授在《谦斋医学讲稿》中所述："我认为在和血的基础上行血，在行血的基础上逐瘀，这是一个原则。"和血法临床适用于病证复杂者，当单一的理血法难以奏效且可能产生副效应时，都可以使用和血法。其用药亦有鲜明的特色，即均为"药性平和"之品。

2．和血法对寒湿瘀阻型 RA 的治疗意义　基于以上对病因病机的认识及对和血法的理解，张老师认为寒湿瘀阻型 RA 的治疗当以和血祛风，温经通络为法。其中除对"贼风""寒湿""瘀血"的针对性治疗："祛风""温经""通络"外，"和血"的意义尤为重要，应引起医家的足够重视。和血法对寒湿瘀阻型 RA 的具体治疗意义如下：

（1）血虚者，补中需和：张老师认为"血虚"是 RA 发病的基础病因，"若脉中无血，则难以行舟"，故"治病求本"，需"补血、养血"为先，"充血而后行血"。同时，虽言"虚者补之，损者益之"，但又有"虚不受补"及"补而助邪"之说，故虚羸之人并不宜纯投峻补之品，而当用轻淡平补之剂，并佐以活血、化瘀等法。

（2）血寒者，温中宜和：寒邪侵入体内，凝涩血脉，若血寒甚者与温热相格拒，则纯用温药不易见效；或兼有阴血大虚者，辛热之药易重劫阴血。故此时施治宜取性温而平的和血药，而不宜过用燥烈之品。

（3）血瘀者，化中应和："久病入络"，"旧血不去则新血不生"。叶天士在《临证指南医案》中强调，络病治疗虽以"通络"为总则，但又不可一味破气开结，虫类搜剔，其多耗气伤正，当于补剂中加用通络之品，以扶正祛邪，轻剂缓图。所谓"通则不痛"，而此处运用和血法亦与其"若欲通之，必先充之"的核心相吻合。

此外,《金匮要略》提出"血虚风扰,风血相搏"的痹证病机,故在祛风的同时,治以和血法又充分体现了"治风先治血,血行风自灭"的治风要旨。

(三)代表方剂

"三两三"是流传于民间的中药验方,由三味三两药物及一到两味三钱、三分或三厘的药物组成。相传其中三分或三厘的药物为汤方中的保密药,虽用量不大,但疗效要高出许多。"三两三"有多个代表方剂,"痹证三两三"即是其中之一,主治风寒湿痹[①]。

张老师治疗寒湿瘀阻型 RA 所用的代表方剂为"和血祛风三两三"。这是他根据临床经验在"痹证三两三"的基础上所创制。较"痹证三两三"又增加了生黄芪、桂枝、白芍、防风 4 味药,全方合而共奏和血祛风,温经通络之功。具体方药组成为:当归 30g,生黄芪 30g,川芎 30g,忍冬藤 30g,白芍 15g,桂枝 10g,穿山甲 10g,三七粉 3g(冲),防风 10g[②]。

"和血祛风三两三"方中:当归甘温而润,辛香善走,既可补血又可行血,且能消肿止痛;生黄芪升阳通阳,走而不守,与当归配伍又可旺气生血,达到"补血、养血"的目的;川芎为血中之气药,秉升散之气,通达气血,《日华子本草》曰:"当归治一切风、一切血,补一切劳。"《本草求真》云:"补血行血无如当归……行血散血无如川芎。"故当归与川芎合用,"养血、活血、化瘀";忍冬藤通行经络,疏利关节,有通络之功,其药性甘寒,又可使全方不温燥太过。以上四药用量均重,共为君药,同彰"和血"之效。白芍和血脉,收阴气;桂枝解肌表风,温通经络,与白芍相配,一散一收,调和营卫;穿山甲性善行散,能活血化瘀、软坚散结,搜风通络,透达关窍,四药同为臣药(注:生黄芪、桂枝、白芍又恰为"血痹"主方"黄芪桂枝五物汤"的 3 味主药)。三七即为"三两三"中所谓"秘不外传"之药,属既补血又活血的调血之品,祛瘀而不伤正,寓消瘀于补血,为佐药;防风伍桂枝祛风散寒,加强祛邪之效,亦为佐药。综观本方,在"补血、养血"

---

① 庞博,赵进喜,李景. 验方"三两三"配伍经验与临床应用浅析 [J]. 北京中医药大学学报,35(10):708-711.

② 张炳厚. 神医怪杰张炳厚 [M]. 北京:中国中医药出版社,2007:111.

的基础上"活血、通络、化瘀",几乎囊括了"和血法"的全部内涵。临床实践亦证明,其对寒湿瘀阻型 RA 有着确切的疗效。

[治验举例]

刘某,女,39岁,2014年1月10日初诊。主诉:双侧掌指关节、腕关节及膝关节疼痛肿胀2年,加重3个月。患者既往常在湿冷环境下工作,2年前起开始出现上述关节疼痛肿胀,3个月来关节疼痛肿胀程度加重,呈对称性,遇凉尤甚。上述关节晨僵明显,持续约2个小时,活动后及午后好转。素畏寒,四末不温,月经周期调,经行量少色暗,有少量血块。舌淡红,苔薄白,脉沉细。查:RF(+),ESR 47mm/h,CRP 13.7mg/L。西医诊断为类风湿关节炎。中医诊断为痹证,寒湿瘀阻证。治以和血祛风,温经通络法。以和血祛风三两三汤加减。

处方:当归30g,生黄芪30g,川芎30g,忍冬藤30g,桂枝10g,白芍15g,穿山甲10g,三七粉(3g冲),防风10g,熟附片10g(先煎),制水蛭10g,炙麻黄10g,炒白芥子10g。14剂,水煎服,每日1剂,早晚分服。

二诊:药后关节疼痛明显减轻,肿胀好转,手足凉改善。晨僵如前。苔薄白,脉沉细。上方加地龙12g,益母草15g,牛膝15g。继服14剂。

三诊:关节肿胀感缓解,关节疼痛进一步减轻,现以双侧掌指关节疼痛为主,晨僵时间缩短至约50分钟。上方减炙麻黄、炒白芥子、熟附片,生黄芪加至60g,嘱有效长服。

半年后随访,关节疼痛肿胀缓解,晨僵不明显,RF(-),ESR 15mm/h,CRP 6.8mg/L。

按:本患者既往常在湿冷环境下工作,久而正气受损,营卫失调,经络空虚,邪气乘虚而入,寒湿、贼风乃至瘀血交结凝聚,乘其肌肉筋骨之间,阻遏气血运行及津液代谢,故见诸关节疼痛肿胀,遇凉尤甚,并经行量少色暗,见有血块。结合舌脉,当属典型的 RA 寒湿瘀阻证。本案的施治除印证了张老师对寒湿瘀阻型 RA 病因病机、治疗方法及代表方剂的准确认识和运用外,还充分体现了张老师治疗痹证的另外几大特色:

(1)虫蚁搜剔,首当其冲:虫蚁药善通经窜络,追风定痛,刮剔瘀血,治久痹顽痹尤不可缺。本案中穿山甲、制水蛭及二诊所加之地龙皆为此类,用之则化瘀通络之力倍增。

（2）沉疴顽疾，巧用毒麻：张老师认为药性越强、越有剧毒者，对其适应证往往越有佳效。本患者久伤湿冷，用熟附片补火助阳即可起到此种"以偏纠偏"的作用。

（3）引经报使，药达病所：张老师强调引经药须取用归经专注之品。本案中穿山甲通行十二经，忍冬藤亦善走经通络，二者皆能引药达病所，增强方药疗效。

（4）对症治疗，立竿见影：本案初诊时方中所用炙麻黄、炒白芥子是张老师治疗手指肿胀的经验"对药"，是其学习名老中医王大经以阳和汤治疗寒痹的关键，用之每获佳效；二诊加益母草、牛膝治疗晨僵，则乃取"水瘀同祛"之意。

（5）显效加量，乘胜追击：多数医家见到患者症状减轻，常随即减少相应功效药物的剂量。而张老师恰恰相反，他认为见效说明"药证相符"，正当加大该药用量，以期乘胜追击，巩固疗效。本案中三诊将生黄芪增至60g强化升阳通阳、旺气生血效力，正属此意。

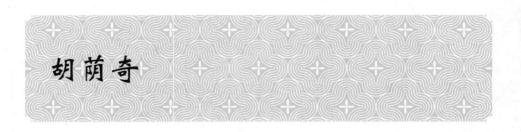

胡荫奇

👤【个人简介】

胡荫奇，男，1943年生，中国中医科学院望京医院主任医师、教授、博士生导师，曾为中华中医药学会风湿病分会副主任委员，现任世界中医药学会联合会风湿病专业委员会副会长、中华中医药学会内科分会常委、国家新药评审委员会委员、北京市新药和制剂评审委员会委员、中国中医科学院学术委员会委员，中国中医科学院风湿类疾病学科带头人，第三、四、五、六批全国老中医药专家学术经验继承人指导老师，第二批中国中医科学院传承博士后合作导师，享受国务院政府特殊津贴。从事中医临床、科研、教学工作50年，擅长运用中医药治疗类风湿关节炎、强直性脊柱炎、系统性红斑狼疮、干燥综合征、皮肌炎、白塞病、硬皮病等，对其他多种疑难病症也有很深造诣。曾承担多项国家及省部级科研课题并获奖。主编《实用中医风湿病学》《痹病古今名家验案全析》《风湿病临床常用中药指南》《风湿性疾病诊断治疗指南》《简明中西医结合风湿病学》等著作数十部，发表学术论文数十篇。

📖【经验集粹】（王义军撰稿）

一、以补肾化瘀为主治疗强直性脊柱炎经验

（一）病因病机

胡老师认为强直性脊柱炎的基本病因病机为素体虚弱，禀赋不足，肝肾

精血亏虚，风寒湿深侵肾督，寒湿或可郁而化热或直接感受湿热之邪，深入骨骼、脊柱。肝肾精血不足，使筋挛骨弱而邪留不去，渐致痰浊瘀血阻于体内，终致疾病缠绵难愈。

（二）治疗强调补益肝肾化瘀通络

胡老师指出本病基本病机为本虚标实，肝肾亏虚，督脉失荣为本，风寒湿、湿热、痰浊瘀血为标。治疗上强调以补益肝肾为主以治本，以祛风散寒除湿或清热利湿或化痰祛瘀通络以治标，以辨证为主并结合分期进行治疗，临床上常分以下三型进行辨证施治。

1. 肾督亏虚、风寒湿痹阻证（多为强直性脊柱炎的早期阶段）　治法：补肾益督、祛风散寒除湿通络。方药：常选用狗脊、川续断、巴戟天、淫羊藿、赤白芍、牛膝、杜仲、蜈蚣、青风藤、伸筋草、穿山龙等药。

2. 肝肾阴虚、湿热痹阻证（多见于活动期）　治法：滋补肝肾、清热利湿通络。方药：常选用知母、黄柏、怀牛膝、萆薢、山茱萸、生地黄、木瓜、秦艽、忍冬藤、苦参、青风藤、穿山龙、薏苡仁等药。

3. 肝肾亏虚、痰瘀痹阻证（多见于缓解期）　治法：补益肝肾、化痰祛瘀通络。方药：常选用狗脊、山茱萸、鹿角胶、鸡血藤、青风藤、白芥子、莪术、土贝母、赤芍、蜈蚣、僵蚕、穿山甲、穿山龙、乌梢蛇等药。另外，无论是风寒湿之邪侵袭还是内生湿热或痰浊之邪，皆可导致血瘀络阻、经脉不痛，故对于肝肾亏虚之证，无论是兼有风寒湿痹阻或湿热痹阻或痰浊痹阻，在补益肝肾的同时，均需配合使用活血化瘀通络之剂。

（三）特色用药

胡老师经过多年的临床实践，总结出几组具有固定配伍关系的药对，治疗强直性脊柱炎疗效显著。

1. 青风藤与穿山龙　青风藤：辛、苦，微温，入肝、脾，功能祛风除湿，通络止痛；穿山龙：苦、微寒，入肝、肺经，功能祛风除湿，活血通络，并有祛痰之作用。两药配伍辛开苦泄温通相须为用，共同起到祛风除湿，化痰祛瘀通络的作用，临床常和其他中药配伍用于风寒湿热痹阻经络引起的腰背肢节疼痛，特别是对缓解晨僵有良效。

2．狗脊与杜仲　狗脊：苦、甘，温，归肝、肾经，具有补益肝肾、强壮腰膝、祛风胜湿之功；杜仲：甘，温，归肝、肾经，具有补肝肾、强筋骨之功。二药配伍发挥协同作用，共奏补肝肾、益督脉、强腰膝、壮筋骨之功，且因二药性质平和，可应用于强直性脊柱炎以肝肾不足为主的各证。

3．山茱萸与白芍　山茱萸：酸，微温，归肝、肾经，具有补益肝肾，收敛固涩之功，本品补益肝肾，既能补精，又能助阳；白芍：苦、酸，微寒，归肝、脾经，具有养血敛阴，柔肝止痛，平抑肝阳之效。二者配伍，山茱萸补益肝肾治其本，白芍柔肝缓急止痛治其标，相须为用，标本兼治，是治疗肝肾亏虚所致腰背强痛，四肢关节拘挛疼痛不可多得的良药效对。

［治验举例］

李某，男，36岁，已婚。初诊日期：2007年9月8日。

主诉：下腰背酸痛5个月，加重10天。

现病史：5个月前出现腰背发僵发酸，腰骶部疼痛，当时未予特殊注意，此后每逢劳累腰背及骶部酸痛加重。来诊时见：腰背及骶部酸痛僵硬，甚如折，颈部酸痛不适，时有周身发热感，双下肢酸楚重着，夜间翻身困难，晨起周身僵硬，口渴不思饮，大便正常，小便黄。舌质红，苔黄腻，脉滑细。HLA-B27（＋），RF（－），CRP 50.6mg/L，ESR 65mm/h，CT示双侧骶髂关节局限性硬化，骨质边缘毛糙，骶髂关节炎（Ⅱ级）。中医诊断：痹病；证属肝肾阴虚，湿热痹阻证；西医诊断：强直性脊柱炎（早期）。治以清热利湿通督，补益肝肾为大法。

处方：青蒿15g，猪苓15g，苦参12g，苍术12g，黄柏12g，半枝莲12g，鳖甲30g，山茱萸20g，赤芍15g，青风藤15g，穿山龙20g，白芥子6g，蜈蚣3条，片姜黄20g，莪术15g。14剂，水煎服，日1剂，日服2次。

二诊：服药后腰骶部僵硬感及颈部酸痛有所减轻，腰骶部时有针刺样疼痛，夜间翻身困难，活动后周身乏力，舌质红苔黄微腻，脉滑细。处方：上方加木瓜15g，14剂。

三诊：药后腰骶部疼痛僵硬及颈部酸痛感较前减轻，晨僵减轻，夜间翻身困难有所减轻，时有手足心热，口干，舌质红，苔薄黄，脉滑细。

处方：枸杞子 15g，山茱萸 15g，杜仲 15g，生地黄 20g，葛根 15g，赤白芍各 15g，僵蚕 10g，生黄芪 15g，白芥子 6g，延胡索 15g，鸡血藤 20g，伸筋草 15g，半枝莲 10g，蜈蚣 2 条，檀香 10g，莪术 15g，威灵仙 20g，知母 12g。14 剂。

四诊：药后夜间翻身困难明显减轻，腰骶部疼痛僵硬及颈部酸痛感明显减轻，晨僵大减。舌质淡红，苔薄白，脉细。上方加狗脊 10g，14 剂。

五诊：药后腰骶部疼痛僵硬及颈部酸痛感基本消失，无晨僵、手足心热、口干等症，唯感劳累后腰骶部不适，乏力，舌质淡红，苔薄白，脉细。HLA-B27 仍阳性，CRP 4.9mg/L，ESR 8mm/h，CT 示双侧骶髂关节表现基本同前，无进一步发展。嘱其服益肾蠲痹丸 6 个月以善后调理。

按：本例强直性脊柱炎患者初诊时表现为本虚（肝肾阴虚）标实（湿热痹阻）。治疗宜先清热利湿通络为主以治其标，待热祛湿清，再行滋补肝肾、益督通络之法以固其本。药用青蒿、苦参、苍术、黄柏等以清热利湿；山茱萸、枸杞子、杜仲、狗脊、生地黄等以补肝肾益督脉；生黄芪、鸡血藤益气、养血通络；赤白芍、青风藤、穿山龙、蜈蚣、片姜黄、莪术、伸筋草等以活血通络止痛。收效后改丸药，取"丸者缓也"，意在缓图其功，巩固疗效。治疗紧扣病机，标本兼治，终取佳效。

二、成人斯蒂尔病治疗经验

（一）病机关键：邪实正虚

成人斯蒂尔病临床表现有多系统受累，主要为发热、皮疹和关节炎。胡荫奇教授认为本病初期以邪实为主，邪实多为湿、热、毒、瘀。后期伤及正气，可出现气阴两伤，尤其是阴血亏虚的证候，但这时余邪未清，多表现为本虚标实之证。本病多发于青壮年，素体阳盛，脏腑积热，复感湿热疫毒或感受风寒湿邪从阳化热，病邪或循卫气营血内传，或侵犯皮肤、经络、关节、血脉，重者可累及脏腑。

（二）病证结合，分期制宜

胡荫奇教授根据本病的临床表现特点及诊治本病的多年临床经验，将本病分为发作期和恢复期。发作期多表现为湿热蕴毒、热入营血、寒热错杂之证，而恢复期一般表现为阴虚血瘀、气阴两虚之象。提出对于本病要在辨证用药的同时，在不违背中医辨证论治的前提下，选用一些具有免疫抑制作用及对成人斯蒂尔病具有针对性治疗作用的药物，如土茯苓、穿山龙等药。胡荫奇教授将本病分为以下几型进行辨证论治。

1. **湿热蕴毒** 临床多表现为日晡潮热，四肢沉重酸胀，关节肿痛，周身酸困，口苦，纳呆，恶心，舌苔黄腻，脉滑数。治法：清热解毒、利湿通络，予以土龙合剂（自拟方）。常用苍术、黄柏、土茯苓、土贝母、穿山龙、川牛膝、薏苡仁、车前子、肿节风、忍冬藤、半枝莲、虎杖、野菊花、蒲公英、赤芍。

2. **热入营血** 高热持续不退，口渴，心烦，失眠，或有谵语，四肢关节疼痛，或见斑疹隐隐，舌质红绛而干，苔黄燥，脉细数。治法：清营解毒，化瘀通络，予以清营通络合剂（自拟方）。药物有：生地黄、牡丹皮、赤芍、玄参、金银花、连翘、羚羊角粉（冲服）、生侧柏叶、生石膏、知母、栀子、茜草、大青叶、麦冬、秦艽、土茯苓、半枝莲。

3. **寒热错杂** 低热，关节灼痛，畏寒肢冷，怕风，阴雨天关节酸痛，舌质红，苔白，脉弦细。治法：散寒除湿，清热通络，治以桂枝芍药知母汤加减。药物有：桂枝、赤芍、知母、麻黄、牡丹皮、羌活、土茯苓、川芎、生白术、半枝莲、忍冬藤、穿山龙。

4. **阴虚血瘀** 低热昼轻夜重，盗汗，口干咽燥，五心烦热，身疲乏力，皮疹隐隐未净，面色潮红，瘰疬肿痛，腰痛酸软，关节疼痛，小便赤涩，大便干秘，或有肌肉萎缩，胸痛心悸，舌质干红或兼瘀斑，少苔，脉象细数。治法：养阴退热，化瘀通络，予以滋阴通络合剂（自拟方）。药物有：青蒿、鳖甲、牡丹皮、玄参、麦冬、生地黄、知母、地骨皮、秦艽、土茯苓、土贝母、赤芍、葛根、桑枝。

5. **气阴两虚，脉络瘀阻** 发热，间断性发作，午后为甚，关节疼痛，盗汗或自汗，神疲乏力，纳呆，大便干，舌质淡或黯红，苔薄白或少苔，脉细。治法：益气养阴，活血通络，治以养阴益气通络汤（自拟方）。药物有：炙鳖甲、银柴胡、太子参、地骨皮、紫苏梗、生黄芪、青蒿、穿山龙、知母、土茯苓、五味子、鸡血藤、葛根、赤芍。

[治验举例]

霍某，女，30岁，公司职员。初诊日期：2012年7月3日。

主诉：间断性发热6个月。发病情况：患者6个月前无明显诱因突然出现发热，体温最高39.5℃，伴有关节痛、咽痛、乏力。5个月前患者于北京某医院就诊，诊断为"成人斯蒂尔病"，给予激素，硫酸羟氯喹片等药治疗，效果不佳，并因出现西药导致的毒副作用而停药。患者近日症状加重，故来我院求治。刻下症见：发热，间断性发作，以下午出现较多，体温最高38.5℃，咽痛，周身关节疼痛，恶寒，夜间汗出较多，神疲乏力，时有心悸。纳差，胃脘胀闷不适，夜眠欠安，大便干，小便调。舌质淡黯，苔薄白腻，脉弦。查体：颌下淋巴结略有肿大。西医诊断：成人斯蒂尔病（AOSD），中医诊断：热痹，证属气阴两虚、脉络瘀阻。治法：益气养阴、活血通络、清热祛风。

处方：炙鳖甲30g，太子参30g，地骨皮15g，紫苏梗10g，生黄芪15g，青蒿15g，白薇30g，忍冬藤30g，土茯苓15g，穿山龙30g，知母10g，寒水石30g，柏子仁10g，荆芥10g，防风10g，葛根30g，赤芍15g。水煎服，日1剂，14剂。

二诊：2012年7月18日。药后夜间出汗减少，自觉午后低热，体温正常，仍有乏力感，周身关节时有疼痛，咽痛。自觉药后胃部不适，有呃逆感，眠可，二便调。舌脉同前。前方减白薇、寒水石、炙鳖甲、柏子仁、青蒿，加姜半夏10g，旋覆花10g，炮姜6g，银柴胡10g，桂枝10g，党参15g。14剂。

三诊：2012年8月1日。患者近日间歇性发热伴有畏风，以早上7～10点为主，时有夜间8～9点发热，体温最高38.2℃，咽痛不适，双手近端指间关节、腕关节、肘关节疼痛，汗出，上午口干明显，纳眠可，大便质稀，日1～2次，小便可。舌脉同前。方药调整如下：黄精30g，太子参30g，银柴胡10g，党参15g，白术15g，茯苓30g，柴胡10g，生黄芪15g，地骨皮15g，知母15g，葛根30g，穿山龙15g，白芍30g。14剂。

四诊：2012年8月15日。午前发热，体温最高37.7℃，咽痛缓解，汗出，口干，周身关节疼痛，纳眠可，二便调。舌质淡嫩略黯，苔白滑，脉滑而小数。方药调整如下：太子参30g，党参15g，葛根30g，升麻10g，杏仁10g，草豆蔻10g，薏苡仁30g，金银花15g，柴胡10g，荆芥10g，徐长卿

15g，丹参 15g，防风 10g，地骨皮 15g，青蒿 15g，白术 15g。14 剂。

五诊：2012 年 11 月 7 日。患者服药 14 剂后，诸症减轻，因到外地出差停药 2 月余，近期时有低热，双手关节、膝关节疼痛，双手屈伸不利，膝关节下蹲困难，咽痛，咳嗽，无皮疹，偶有皮痒。纳眠可，二便调。舌质嫩红，苔白腻，脉细。方药调整如下：地骨皮 15g，秦艽 10g，天麻 15g，蝉蜕 6g，菖蒲 10g，青蒿 15g，炙鳖甲 30g，伸筋草 15g，川牛膝 15g，夏枯草 10g，柴胡 10g，当归 15g，五味子 10g，蔓荆子 10g，黛蛤散 10g（包煎），金银花 15g，知母 15g。14 剂。

六诊：2012 年 11 月 21 日。药后关节疼痛缓解，体温正常，未发热。耳鸣（低调音），汗出，无皮疹，皮痒消失。余无不适。纳眠可，二便调。舌质淡红，苔白，脉细。查体：颌下淋巴结无肿大。前方减黛蛤散、蝉蜕、夏枯草，加钩藤 15g，麦冬 10g，太子参 15g。此方服用 30 剂，诸症缓解，病情平稳。

按：本例患者发病初期表现为阳盛热毒内蕴之证。用西药后病情未得到控制并因毒副作用停药而使病情迁延。患者到胡教授诊室初诊时正气已伤，且邪留经络，表现为气阴两虚、脉络瘀阻之证。治疗上给予益气养阴、活血通络、清热祛风之剂。以炙鳖甲、太子参、生黄芪、地骨皮、青蒿、白薇益气养阴退热；知母、寒水石、荆芥、防风清热散风祛邪；忍冬藤、土茯苓、葛根、赤芍、穿山龙活血通络。以后诸诊根据病情变化，随证加减，终取佳效。

三、产后痹治疗经验

产后痹是由妇人产后所患关节肌肉疼痛肿胀的病症，发病在产褥期，或产后百日内，有产后体虚感受外邪史。

（一）病机强调正虚邪实

胡荫奇教授认为产后痹乃因平素脾肾阳虚，产后气血大亏，百脉空虚，感受外邪所致。正虚是发病的根本，邪实（风寒湿等）为标。

1. 正虚　主要包括：①气血两虚：胡教授指出妇人在妊娠期间，大量气血孕育胎儿，因而易致气血不足。加之产后失血过多，或难产，或分娩时间延长，精力损耗过度；或产后恶露不净，气血再伤，肌肤、筋脉、关节、脏腑、骨骼等全身组织失于濡养。气虚则阳气不固，血虚则阳气无所依附，外邪如风寒湿等易乘虚入侵机体，从而导致本病的发生。②脾肾阳虚：先天不足，形体失充；后天失调，机体失养，则脏腑功能薄弱。脾肾阳气素虚，加之妊养胞胎气血亏耗，若产后调养不当，易感外邪而发为产后痹。

2．邪实　胡教授认为妇人产后居住潮湿之地，或分娩在春、秋、冬之季，室内温度过低，衣衾被褥增减失宜；或产期在盛夏炎热之时，室内用空调、电扇消暑，皆易感受风、寒、湿等邪，邪气痹阻经络而导致本病。

另外，产后恶露不下，或下之不尽，气虚血运无力，加之风、寒、湿等邪乘虚入侵机体，痹阻经络，故胡教授强调产后多瘀。

（二）辨治强调虚实兼顾

胡教授根据多年诊治产后痹的临床经验，常将本病分为以下几型进行论治。

1．气血两虚证　临床多表现为周身关节肌肉疼痛，肢体酸楚、麻木，时轻时重。伴有头晕、气短、心悸、恶风、畏寒、自汗等症。舌质淡嫩，苔白或少苔，脉细弱。治法：益气养血，活血通络。方药：生黄芪30g，炒白术15g，桂枝10g，白芍10g，当归10g，川芎10g，秦艽10g，豨莶草30g，地龙10g，路路通10g，鸡血藤15g，生姜5片，大枣5枚。加减：关节痛重者，加海桐皮、延胡索；周身关节筋脉挛急、麻木者，加伸筋草、木瓜；易汗出者，加煅龙骨、煅牡蛎、山茱萸。

2．风寒湿痹阻证　临床多表现为肢体关节疼痛、重着、肿胀，痛处游走不定，畏寒喜暖，关节疼痛得暖则舒，得寒则剧，关节屈伸不利，舌质淡红，苔白腻，脉细或濡。治法：祛风散寒除湿，活血通络。方药：羌活10g，独活10g，防风10g，蔓荆子10g，川芎10g，秦艽10g，桂枝10g，生黄芪30g，当归10g，威灵仙15g，鸡血藤15g，海风藤20g。加减：膝关节疼痛者加川牛膝；上肢疼痛重者加片姜黄；下肢沉重者，加怀牛膝、防己。

3．阳虚血瘀证　临床多表现为周身关节冷痛，屈伸不利，畏寒怕冷，甚则关节肿胀；或面白无华，气短乏力，腰背酸痛，下肢酸软，足跟冷痛；或有腹胀便溏。舌质淡黯，苔白，脉沉细涩。治法：温补脾肾，化瘀通络。

方药：附子 6g，淫羊藿 15g，茯苓 15g，白术 10g，白芍 10g，川芎 10g，桃仁 10g，红花 10g，甘草 5g，羌活 10g，当归 15g，狗脊 10g，牛膝 15g，香附 10g，地龙 10g，鸡血藤 15g。加减：若关节刺痛者，加莪术；若病久气虚，症见眩晕耳鸣，心悸气短，动则汗出、倦怠乏力等，可加黄芪、党参。

胡教授指出产后痹在临床上多表现为虚实夹杂之证，故在治疗上强调补虚不忘祛邪，祛邪不忘扶正。

[治验举例]

张某，女，28 岁。初诊日期：2014 年 3 月 26 日。

主诉：产后出现全身多关节疼痛 5 个月。

现病史：6 个月前产下一子，5 个月前由于居住地较潮湿，加之起居不慎，汗出当风，感受风寒，开始出现全身多关节疼痛，疼痛呈游走性。曾在当地医院就诊，间断口服中药汤剂（具体用药不详）治疗，症状无好转。患者为求进一步诊治，故来我院求治。刻下症见：遇冷后全身多关节游走性疼痛，怕冷明显，晨僵，活动后减轻，纳寐可，二便调。舌质淡红，苔白腻，脉沉细。实验室检查：类风湿因子、血沉、C 反应蛋白、抗链 O 均阴性。抗核抗体谱阴性。中医诊断：产后痹。证属气血亏虚、风寒湿痹阻。治法：益气养血、祛风散寒、除湿通络。

处方：鹿衔草 15g，老鹳草 15g，穿山龙 30g，当归 15g，桂枝 10g，白术 10g，防风 10g，羌活 15g，徐长卿 15g，延胡索 10g，天麻 15g，鸡血藤 30g，生黄芪 30g。14 剂，水煎服，日 1 剂。

二诊（2014 年 4 月 9 日）：药后患者自觉遇冷后出现双手发胀感，肩关节、踝关节、双下肢大腿肌肉窜痛。夜间双手僵硬感明显，晨起活动后减轻，纳寐可，二便调。舌质淡红，苔白腻，脉沉细。前方加淫羊藿 10g，淡附片 6g，细辛 3g，路路通 10g。14 剂，水煎服，日 1 剂。

三诊（2014 年 4 月 23 日）：药后肩关节、踝关节、双下肢大腿肌肉窜痛以及夜间双手僵硬感明显减轻，但自觉全身怕冷，尤以双下肢大腿外侧怕冷明显，双手遇冷水后自觉发胀，平素尚可，余关节无明显不适，纳寐可，二便调，舌质略红，苔黄腻，脉沉细。前方减淫羊藿、淡附片、细辛，加香附 10g，知母 10g，苍术 10g，黄柏 10g，豨莶草 15g，杜仲 15g。14 剂，水煎服，日 1 剂。

四诊（2014 年 5 月 7 日）：药后诸症大减，唯诉近日因情绪不畅出现心烦，失眠，舌质略红，苔薄黄微腻，脉沉细。上方加柴胡 10g，玫瑰花 10g，首乌藤 15g，远志 10g。14 剂，水煎服，日 1 剂。

五诊（2014 年 5 月 21 日）：药后诸症消失，纳寐可，二便调。恢复正常工作。

按：初诊方用生黄芪益气固表；鸡血藤、当归养血活血；鹿衔草、老鹳草、穿山龙、桂枝、羌活、徐长卿、防风、天麻祛风散寒，除湿通络；白术健脾除湿；延胡索行气止痛。诸药合用，虚实兼顾，标本同治。以后诸诊细心审查病机变化，随证加减，丝丝入扣，经 2 个月的精心调治，疾病得以缓解。

四、系统性红斑狼疮治疗经验

对于本病的临床治疗主张辨证论治与辨病论治相结合，分期制宜。临床用药主张在分证论治的基础上，加用具有类激素作用的中药治疗，常获得满意疗效。

（一）邪实正虚乃病因病机之关键

胡荫奇教授认为本病的病因病机为素体虚弱，真阴不足，瘀热内盛，痹阻脉络，外侵肌肤，内损脏腑，常由外感、劳累、阳光、产后等所引发。病位在经络血脉，以三焦为主，可及心、肝、肺、脑、皮肤、肌肉、关节、营血，遍及全身多个部位和脏腑。本病的性质是本虚标实，肾阴亏虚为本，郁热、热毒、风湿、瘀滞、积饮、水湿为标，晚期则五脏与气血阴阳俱虚。

（二）辨证论治，分期制宜

胡教授根据系统性红斑狼疮的病因病机与临床表现，在治疗上主张辨证论治，分期制宜，常把 SLE 分为以下几型进行分证论治。

1. **气营两燔证（多见于急性发作期）** 临床多表现为高热持续不退，口干渴较甚，咽痛甚，口腔溃疡，汗出，烦躁不安，关节疼痛较剧，身体多发红色皮疹，溲黄，便干，舌质红或绛，苔黄燥少津，脉洪数。治法：清气凉营、解毒通络，予以清热凉血解毒通络汤（自拟方）。常用生石膏、知母、水牛角、生地黄、牡丹皮、玄参、金银花、连翘、穿山龙、土茯苓、虎杖、赤芍等。

2．阴虚内热证（多见于 SLE 早期、慢性活动期）　临床多表现为持续低热，斑疹暗红，脱发，口舌生疮，关节肌肉隐痛，手足心热，腰膝酸软，烦躁不寐，口干咽痛，舌红苔少，脉细数。治法：养阴清热、活血通络，予以养阴清热通络汤（自拟方）。常用生地黄、玄参、知母、忍冬藤、麦冬、秦艽、青蒿、白薇、半枝莲、穿山龙等。

3．瘀热痹阻证（多见于慢性活动期）　临床多表现为四肢关节疼痛，双手变白变紫，口糜口疮，晨僵，手足瘀点累累，面部红而蝶形红斑隐隐可见，下肢散在暗红色斑，低热缠绵，月经不调，尿短赤，舌黯红有瘀斑瘀点，脉细弦。治法：清热凉血、活血化瘀，予以清热活血化瘀汤（自拟方）。常用忍冬藤、川芎、牡丹皮、秦艽、穿山龙、生地黄、虎杖、半枝莲等。

4．气阴两虚证　临床多表现为面色无华，乏力，眠差，斑疹暗红，伴有不规则发热或持续低热，手足心热，心烦，脱发，自汗盗汗，关节痛，月经量少或闭经。舌红，苔薄，脉细弱。治法：健脾、益气、养阴，予以参芪麦味汤（自拟方）。常用太子参、麦冬、五味子、生黄芪、生地黄、熟地黄、生山药、山茱萸、牡丹皮、泽泻、茯苓、白术、知母、大枣等。

5．脾虚肝郁证　临床多表现为皮肤紫斑，胸胁胀满，心烦，腹胀纳呆，头昏头疼，耳鸣失眠，月经不调或闭经。舌紫黯或有瘀斑，脉细弦。治法：健脾补中、疏肝解郁，予以健脾疏肝汤（自拟方）。常用柴胡、白术、当归、白芍、茯苓、牡丹皮、栀子、太子参、红花等。

6．脾肾阳虚证　临床多表现为面色无华，颜面及四肢浮肿，尤以双下肢为甚，腰膝酸软，形寒肢冷，神疲倦怠，腹胀食少，尿少，严重者可出现悬饮，尿闭，胸憋气促，不能平卧，喘咳痰鸣或腹大如鼓，心悸气促。舌体胖嫩、舌质淡，苔薄白，脉沉细弱。治法：温肾健脾、化气行水，予以温肾健脾利水汤（自拟方）。常用巴戟天、杜仲、生黄芪、赤白芍、茯苓、白术、怀牛膝、肉桂、熟地黄、生山药、山茱萸、牡丹皮、泽泻、葶苈子、桑白皮等。

（三）用药经验

胡教授对系统性红斑狼疮的治疗主张辨证辨病相结合，在中医辨证的基础上，常根据本病的特点及某些中药的现代药理研究结果，总结出在临床上行之有效的药对，如穿山龙与土茯苓、牡丹皮与赤芍、巴戟天与知母等，具体介绍如下。

1. **穿山龙与土茯苓**　穿山龙，苦、微寒，入肝、肺经，功能祛风除湿、活血通络，并有清肺化痰、凉血消痈的作用；土茯苓味甘、淡，性平，入肝、胃经，具有解毒、除湿、通利关节之功，《本草正义》曰："土茯苓利湿去热，能入络，搜剔湿热之蕴毒。"两药配伍共同起到清热除湿、祛风通络的作用。现代药理研究证实穿山龙主要成分为薯蓣皂苷等多种甾体皂苷，在体内有类似甾体激素样的作用；土茯苓对细胞免疫有抑制作用。二者配伍功擅清热解毒、祛风利湿、通利关节，是治疗系统性红斑狼疮关节肿痛的良药要对，适用于系统性红斑狼疮活动期，临床表现为关节红肿热痛，屈伸不利，咽喉疼痛红肿，血沉、CRP 升高，舌质红、苔黄，脉数。两药共用对于降低血沉、CRP，缓解关节肿胀疼痛，改善关节功能有良效。穿山龙与土茯苓配伍因具有类激素样作用及免疫抑制作用，从而对系统性红斑狼疮发挥针对性治疗作用。

2. **牡丹皮与赤芍**　牡丹皮味苦、辛，性寒，入肝、心、肾，具有清热凉血、活血散瘀之功；赤芍味苦，性微寒，归肝经，能够清热凉血、散瘀止痛。二者配伍共奏清热凉血，活血散瘀止痛之功，对于治疗系统性红斑狼疮血分热毒壅盛所致面部及周身的斑疹、结节及肢体关节疼痛有良效。

3. **巴戟天与知母**　巴戟天，辛、甘，微温，归肝、肾经，具有补肾助阳、祛风除湿的功效；知母，苦、甘，寒，归肺、胃、肾经，具有清热泻火、滋阴润燥之功。巴戟天与知母相伍为用，辛开苦降，寒温并用，既能祛风散寒除湿，又能清热泻火、生津润燥，用以治疗外寒内热，寒热错杂之证。现代药理研究示巴戟天主要成分为糖类、黄酮、氨基酸等，其乙醇提取物及水煎剂有明显的促肾上腺皮质激素样作用，知母与巴戟天配伍，共同发挥类激素作用及退热作用，对 SLE 的发热、关节痛、皮疹可发挥良好的治疗作用，尤其对长期应用激素需要逐渐撤减激素者，可以减少激素的撤减反应，帮助患者平稳撤减激素。

［治验举例］

张某，女，29 岁。初诊时间：2013 年 3 月 6 日。

现病史：患者于半年前无明显诱因出现反复发热，伴有乏力，在当地医院进行抗炎退热治疗无效，后在鼻梁和双颧颊部出现蝶形分布的红斑，并伴有脱发，口腔溃疡，近端指间关节和腕关节疼痛，在当地医院化验尿蛋白阳性，dsDNA 抗体阳性，抗 Sm 抗体阳性，血白细胞下降。诊为系统性红斑狼疮，予以泼尼松、环磷酰胺、羟氯喹等药，用药后患者病情未能得到有效的控制。

患者来我院初诊时见：反复发热，体温 37.5 ~ 38.5℃，乏力，脱发，口腔溃疡，近端指间关节和腕关节疼痛，手足心热，腰膝酸软，烦躁不寐，口干，舌质黯红有瘀斑瘀点，脉细弦。实验室检查：dsDNA 抗体阳性，抗 Sm 抗体阳性，血白细胞 3.1×10^9/L，尿蛋白（++）。西药服用：泼尼松每日 40mg；羟氯喹 200mg，每日一次；环磷酰胺 400mg，加入生理盐水中静脉滴注，每月一次，并服用阿法骨化醇、钙剂等。

西医诊断：系统性红斑狼疮；中医辨证：阴虚内热，瘀血痹阻。治法：养阴清热、活血化瘀。

处方：石斛 15g，玄参 12g，半枝莲 15g，当归 12g，丹参 30g，忍冬藤 30g，鸡血藤 30g，秦艽 12g，红花 12g，赤芍 12g，川芎 12g，青蒿 15g，蒲公英 15g，牡丹皮 15g。水煎服，日 1 剂。西药维持原方案。

二诊：患者服用上方 1 个月后，发热、脱发、口干、手足心热、口腔溃疡有所减轻，烦躁不寐，近端指间关节和腕关节疼痛，腰膝酸软，舌质黯红有瘀斑瘀点，脉细弦。上方加生地黄 30g，知母 12g，莪术 15g。水煎服，日 1 剂。泼尼松每 2 周减 5mg。

三诊：上方患者服用 1 个月后，时有发热，体温最高 38℃，面部蝶形红斑减轻，脱发、口干、手足心热进一步减轻，口腔溃疡数量及面积减少，腕关节疼痛大减，腰膝酸软，失眠，心烦。泼尼松已减至每日 30mg。实验室检查：血白细胞 4.3×10^9/L，尿蛋白（+）。上方加夜交藤 30g，酸枣仁 30g，柏子仁 12g，侧柏叶 15g。水煎服，日 1 剂。泼尼松逐渐减量。

四诊：患者服用上方 1 个月后，体温基本正常，面部红斑少许，脱发大减，无明显口干、手足心热，口腔溃疡基本消失，腕关节基本不痛，近端指间关节疼痛轻微，睡眠好转，腰膝酸软。泼尼松已减至每日 20mg。上方加虎杖 30g，伸筋草 15g，女贞子 12g，墨旱莲 12g，山茱萸 15g。泼尼松逐渐减量。

　　五诊：患者服用上方 1 个月后，体温正常，面部红斑基本消失，无明显脱发、口干、手足心热，无口腔溃疡，偶有近端指间关节疼痛，睡眠进一步好转，腰膝酸软减轻，舌质黯红，脉细弦。药物调整如下：当归 12g，丹参30g，忍冬藤 30g，鸡血藤 30g，秦艽 12g，泽兰 12g，赤芍 12g，牡丹皮 12g，青蒿 15g，土茯苓 15g，土贝母 10g，生地黄 30g，知母 12g，莪术 15g，柏子仁 12g，侧柏叶 15g，虎杖 30g，伸筋草 15g，女贞子 12g，墨旱莲 12g，山茱萸 15g，桑枝 30g。水煎服，日 1 剂。泼尼松逐渐减量。停用环磷酰胺。

　　以上方加减再行治疗 6 个月，病情稳定，泼尼松已减至每日 5mg。复查：血白细胞 6.7×10^9/L，尿蛋白（－）。

　　按：本例患者根据其临床表现中医辨证为阴虚内热，瘀血痹阻，治以养阴清热、活血化瘀之剂。二诊时患者阴虚血瘀仍较明显，故在上方基础上加生地黄 30g、知母 12g、莪术 15g。三诊时患者多数症状减轻，但失眠、心烦较明显，故在前方基础上加夜交藤、酸枣仁等药。以后诸诊随证加减，丝丝入扣，最终使患者激素减量，病情稳定，中医药达到了减毒、增效之作用。

五、银屑病关节炎治疗经验

（一）病证结合，分期辨治

　　胡老师认为银屑病关节炎多由机体阴阳失调，复感外邪所致。或因素体阳虚复感风寒湿邪，或因素体阳盛，内有蕴热复感阳邪，内外相合，闭阻经络，阴津营血既不能达于肌表，又不能通利关节筋骨，由此造成皮肤关节等损害。急性期多表现为湿热毒瘀之象，证见关节红肿疼痛，活动受限，皮损泛发、潮红、浸润肿胀，弥漫脱屑，舌红，苔黄腻，脉滑数。治宜清热凉血解毒、祛湿通络为主。药选连翘、土茯苓、土贝母、半枝莲、忍冬藤、白花蛇舌草清热解毒、除湿通络；牡丹皮、赤芍、紫草、玄参、白茅根以清热凉血；秦艽、威灵仙、木瓜祛湿活络、通利关节。缓解期多表现为肝肾阴虚、经脉痹阻之证，此时泛发的银屑病皮损或红皮样损害及关节红肿缓解，但关节疼痛较重，筋肉拘紧，活动受限。皮损干燥脱屑，白屑迭起，痒甚，常伴头昏、乏力、腰酸背痛、面色萎黄、舌红苔少，脉细数。治宜滋补肝肾、通经活络。方用独活寄生汤与六味地黄汤加减。胡老师认为：乌梢蛇、蜈蚣、全蝎等虫类药物搜剔通络止痛疗效虽好，但急性期应用可加重银屑病皮损，故血热之象未除时不宜服用；皮屑多时可重用养血药如当归、赤白芍、首乌藤等以润肤止痒。

（二）用药经验

胡老师在多年临证经验基础上，根据银屑病关节炎的发病规律及其特有的病因病机，结合每位患者先天禀赋及体质之差异，以及居处环境、发病诱因之不同，提出在对每位银屑病关节炎患者进行辨证论治基础上，加入对银屑病关节炎具有针对性治疗作用的药物，即辨证与辨病相结合。胡老师在临床上常根据患者病情的不同需要和中药的不同作用特点，将两味中药配伍应用形成药对，两药合用起到协同作用，达到增强药效之目的。胡老师在临床上常用药对举例如下。

1. **忍冬藤与白花蛇舌草**　忍冬藤味甘性寒，归肺、胃经，既可清热解毒，又能疏风通络，尤为治疗风湿热痹，关节红肿热痛之要药。白花蛇舌草味苦，性甘、寒，入胃、大肠经，能清热解毒，利湿消痈；二者配伍应用，功擅清热解毒，疏风通络，利湿消肿止痛，适用于银屑病关节炎活动期，关节红肿热痛，咽喉疼痛红肿，血沉、C反应蛋白升高，舌红苔黄，脉数者，对降低血沉、C反应蛋白，缓解关节肿胀疼痛有良效。临床上对于银屑病性关节炎等风湿病证属热毒或湿热痹阻者皆可用之。

2. **土贝母与土茯苓**　土贝母性味苦，凉，入肺、脾经。《百草镜》曰："除风湿，利痰。"有清热解毒、消肿散结之功。土茯苓为胡老师治疗风湿病常用之药。《本草再新》曰"入肝、脾二经""祛湿热，利筋骨"。本药可解毒，除湿，利关节。胡老师常将此二药作为药对使用，以加强清热解毒，消肿除湿，通利关节之功效，对于银屑病关节炎急性期出现的关节红肿热痛，屈伸不利等症以及炎性指标升高等具有很好的治疗效果。

3. **虎杖与半枝莲**　虎杖性微寒，味微苦，归肝、胆、肺经，具有祛风利湿，散瘀定痛，祛痰止咳之功，常用于治疗风湿痹痛，湿热黄疸，跌仆损伤，咳嗽痰多。半枝莲性味辛平，归肝、肺、胃经。《中药大辞典》记载其具有"清热，解毒，散瘀……定痛"之功，用于"治黄疸，咽喉疼痛，肺痈……癌肿，跌打刀伤"。二者配伍共奏清热解毒、祛风利湿、活血消肿止痛之功，适用于治疗银屑病关节炎活动期，关节红肿热痛，屈伸不利，咽喉红肿疼痛，舌红苔黄，脉数者。

4．**生地榆与生侧柏叶**　生地榆味苦、酸、涩，性微寒，归肝、大肠经，能凉血止血、解毒敛疮。生侧柏叶苦涩寒，归肺、肝、大肠经，具有凉血止血、止咳、生发之功。二者相伍为用，共奏清热解毒、凉血止血之功，临床常用于治疗银屑病关节炎活动期，症见关节红肿热痛，屈伸不利，血沉、C反应蛋白升高者。

5．**丹皮与生地黄**　丹皮性凉，味辛、苦，入心、肝、肾经，有清热凉血，和血消瘀之功。生地黄性寒，味甘，归心、肝、肾经，可清热凉血，养阴生津。两药共用增强了清热凉血之力，达到既能滋热邪耗伤之阴，又能祛热邪灼伤经络所致之瘀。临床对于银屑病关节炎活动期血热症状为主者，症见皮肤红斑上覆薄白色鳞屑者用之颇宜。

［治验举例］

蒋某，女，42岁。初诊日期：2012年8月21日。

主诉：四肢多关节疼痛反复发作2年余，加重6天。

发病情况：2年前患者无明显诱因出现双膝、双踝关节肿胀、疼痛，局部发热，同时伴双肘关节伸侧皮肤及头皮散在皮疹。患者在某西医院就诊，诊断为银屑病关节炎，予西药治疗（具体用药不详），病情好转后自行停药，后渐出现双手多个近端指间关节肿胀、疼痛，疼痛时轻时重。就诊时见双手多个近端指间关节肿胀疼痛，双膝、双踝肿痛，晨僵，持续约4小时，周身关节酸痛，颈部僵硬感，双肘关节伸侧皮肤、头皮散在皮疹，瘙痒明显，胸闷气短，体倦乏力，易汗出，眠可。舌质黯红，苔黄腻，脉弦滑。

查体：双手多个近端指间关节肿胀，压痛（＋），双膝肿胀，局部发热，双踝肿胀，压痛（＋）。双肘关节伸侧皮肤、头皮散在皮疹，上覆鳞屑。CRP 60mg/L，ESR 85mm/h。

西医诊断：银屑病关节炎；中医诊断：痹证，证属湿热毒内盛、瘀血阻络。

治疗以清热除湿、化瘀解毒为大法，药物如下：

土茯苓30g，土贝母15g，苦参15g，龙胆草10g，夏枯草10g，黄柏15g，连翘10g，炒栀子10g，生黄芪15g，穿山龙15g，生地榆30g，生侧柏叶 15g，羚羊角粉 0.6g，天麻 15g，赤芍 15g，延胡索 15g，檀香 10g。水煎服，日 1 剂，14 剂。

二诊：服药两周后，患者双手小关节及双膝、双踝肿胀疼痛较前减轻，晨僵，持续约 3 小时，周身关节酸痛及颈部僵硬感较前好转，双上肢、头皮仍有散在皮疹，瘙痒减轻，腰背沉重感，胸闷气短减轻，头晕，体倦乏力，易汗出，纳差，眠可，大便不成形，日 1～2 次。舌质黯红，苔黄腻，脉弦滑。前方减苦参、赤芍，加钩藤 15g、菊花 10g、乌药 10g、木香 10g、五味子 10g。14 剂。

三诊：药后患者右手无名指近端指关节肿痛，屈伸受限，右足趾肿痛，余关节痛较前减轻，头晕，脱发，夜眠差，大便调。舌边红，舌苔少，脉弦滑。调整方药：土茯苓 30g，土贝母 15g，白花蛇舌草 10g，忍冬藤 45g，麦冬 10g，北沙参 15g，当归 10g，紫草 6g，夏枯草 10g，伸筋草 10g，穿山龙 30g，生地黄 30g，连翘 10g，炒蒺藜 10g，炒枣仁 15g，木香 10g，醋鳖甲 15g，羚羊角粉 0.6g。30 剂。

四诊：药后患者右手无名指近端指关节肿痛及右足趾肿痛明显减轻，上肢及头皮皮损部位缩小，瘙痒明显改善，偶有头晕，脱发，大便溏，每日 2 次，舌边略红，舌苔少，脉弦滑。CRP 10mg/L，ESR 25mm/h。上方加山药 15g。30 剂。

按：本案初期表现为湿热毒内盛、瘀血阻络。故治疗以清热除湿、化瘀解毒为大法，药用土茯苓、土贝母清热解毒、利湿消肿、通利关节；苦参、龙胆草、黄柏、夏枯草、连翘、炒栀子、生地榆、生侧柏叶清热凉血除湿；以生黄芪、赤芍、延胡索、檀香补气行气，活血化瘀；并加穿山龙、天麻祛风除湿，通络止痛；并以羚羊角粉清热息风。随后诸诊随证加减，丝丝入扣，效如桴鼓。

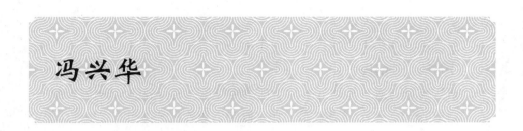

冯兴华

【个人简介】

　　冯兴华，男，1945年生，山东济南人，中国中医科学院广安门医院风湿病科主任医师，硕士、博士研究生、博士后导师，国家中医药管理局传承博士后导师，国家中医药管理局中医风湿病重点学科学术带头人，全国第四批老中医药学术经验继承导师，首都国医名师。1983年毕业于中国中医研究院（现中国中医科学院）研究生部，师从谢海洲教授、方药中教授，从事中医风湿病的临床医疗与研究工作50余年。

【经验集粹】

一、痹证"贵肝"学术思想及治肝八法（宋竖旗、李灿撰稿）

（一）痹证"贵肝"学术思想

1. 理论渊源

　　（1）百病生于气：《素问·举痛论》中"百病生于气也"的气就是指气机，它强调疾病的发生责之为七情内伤，情志失调可导致人体气机的异常变化，影响气的正常升降出入，最终导致各种疾病的发生[①]。气的疏调有赖于肝，肝主疏泄；"肝在志为怒"，大怒之后最容易伤肝。《内经》涉及"怒"者达47篇，共计93个词条，这充分说明肝志在七情致病因素中具有

---

① 冯兴中，王永炎. 论"百病生于气也"[J]. 北京中医药大学学报，2014，37（1）：5-6.

特殊地位^①。

（2）肝为气枢

1）肝为气枢的概念

"肝"空间位置：人体五脏的生理功能特点与其所处的空间位置密切相关。人体可分上、中、下焦，肝（胆）既为三焦气机升降出入之枢纽，就必然处于中焦这个枢纽之地。肝胆居胁部偏右，左与脾胃相邻，肝胆与脾胃同处中焦。肝胆化生胆汁，与中焦脾胃共同完成食物的消化、吸收和转输，体现了中焦"主枢"的功能。从舌、脉诊所对应中焦位置分析，肝胆位于舌诊中焦；从脉诊对应的部位来看，脾胃位于右手之"关"部，而肝胆则处于左手"关"部，二者均处于脉诊的中焦。中焦为气机上下内外、升降出入的中枢环节，故肝（胆）之气对于气机的调摄起关键性作用^②。

肝主疏泄：疏即疏通、畅达；泄指排泄、宣泄，疏泄也就是指调畅、宣泄枢调气机，使之通而不滞、散而不郁的作用。虽然有"脾胃位于中焦，为气机升降之枢"之说，但中焦之气的运动却赖于肝（胆）之气的疏泄。因此，若论气之枢实质上以肝（胆）为主导，这充分证实了肝主气机调理方面的重要性。

2）肝为气枢对脏腑功能的作用：三焦，为六腑之一，是上、中、下三焦的合称。三焦主持诸气，为诸气运行之道路，中焦居中，是沟通上下、疏通左右的枢纽。肺居上焦而主气，肺与肝的关系主要表现于气机的调节方面，肺主降而肝主升，肺所主之气主要依赖于肝之疏泄调节。若肝气郁滞，枢机不利，则肺气宣降失和。心位上焦，主血、主神志。神志活动的物质基础为气血，血的正常运行有赖于气的推动；气机运行有赖于气枢的调畅。若肝气郁滞，气枢失和，则宗气不畅。脾胃处中焦，脾主运化，肝主疏泄。肝脾两者之间的关系首先在于肝的疏泄功能和脾的运化功能之间的关系。脾的运化有赖于肝的疏泄。只有肝气疏泄功能正常，脾胃升降方得调和。若肝气不和，疏泄失职，就会影响脾运化功能，引起"肝脾"不和。肾居下焦，主水。水虽有赖于肾阳的蒸腾气化，其气化与肝气之枢达密切相关。若肝气不

---

① 张岚，邹纯朴.《黄帝内经》怒志理论发展概要［J］. 中医杂志，2013，54（11）：904.

② 刘渡舟，杨波，侯钦丰，等. 肝胆源流论［M］. 天津：天津科学技术出版社，1989：3-595.

畅，气枢失和，影响肾的气化功能，致水液代谢失常。因此，肝对三焦气机起着重大的枢调作用[①]，肺之宣降、心之主血，脾之运化、肾之气化，无不赖于肝气之枢转，气机之调畅。

3）肝主情志：肝主情志，指情志活动与肝的疏泄功能密切相关。情志以血为本，以气为用。正常的情志活动，主要赖于气血的正常运行，情志异常对机体的生理活动有重要影响。肝藏血，肝为气枢，故必对情志、神志者有着枢调作用。若肝（胆）气枢失和，则常会出现癫痫、抑郁、狂躁等情志失常疾病。因此，情志调畅与肝主气枢密切相关。

（3）痹证发病责之肝气枢失和：痹即有闭阻不通，痹证又有"痹""痹病"等称呼。在两汉之后，其发生多因"风寒湿三气杂至"。但随着时代的变迁、环境的变化，对痹证病因认识逐渐加深。冯师多年临床工作中发现，许多痹证患者，除了有关节疼痛、肿胀、变形等症状外，多伴抑郁、焦虑、自卑感、恐惧、睡眠障碍等肝气疏泄失职的表现。冯师认为，现代社会生活节奏逐渐加快，人们生存压力加大；痹证多为慢性，病程较长，迁延难愈，往往给病人造成严重的心理负担和精神压力。外界环境、七情内扰，气机失调，"肝"气枢失和，而发为痹证，辨证当属肝郁气痹，治疗上强调痹证当从肝（气）论治。

2. 理论基础

（1）五脏贵肝：《素问·阴阳类论》曰："春甲乙青，中主肝，治七十二日，是脉之主时，臣以其脏最贵。"这里的"是脉"指肝之脉，揭示了五脏贵肝的思想，其因有五：①肝气通于春，主一身生升之机，能启迪诸脏气，并司其升降出入之活动。②肝胆与脾胃同处中焦，脾主运化，化生气血；肝主藏血，主疏泄，为五脏六腑气血化生之源。③肝胆居中焦，为三焦气机升降出入之中枢，对人的生命活动起着重要作用。④肝调神志，神本于血（精）而动之以气，肝为气血之枢，故神气亦赖以治乱。⑤肝合胆，"凡十一脏取决于胆也。"因而，肝（胆）对诸脏腑有着重要的决断作用。由此看出，五脏之中，肝为贵。

（2）肝主疏泄，调理气血：肝主疏泄，是指肝调畅全身气机的作用。气

---

① 刘渡舟，杨波，侯钦丰，等. 肝胆源流论［M］. 天津：天津科学技术出版社，1989：3-595.

机，即气的升降出入运动。机体的脏腑、经络、器官的活动，全赖于气的升降出入。肝的生理特点是主升、主动，这对于气机的疏通、畅达、升发，是一个重要的因素。肝的疏泄功能是否正常，对于气的升降出入之间的协调平衡，起着调节作用。肝的疏泄功能正常，则气机调畅，气血和利，脏腑、经络、器官的活动就正常。反之，就会发病。同时，肝藏血，血的运行，亦有赖于气的升降出入运动。肝的藏血功能，主要体现于肝内必须贮存一定的血量，以抑制肝的阳气升腾，从而维护肝的疏泄功能，使之冲和条达。肝的疏泄功能正常，则气机调畅，气行则血行，气血条达；若疏泄失职，则气机不畅，气血失和而致血脉"瘀"滞。若情志失调，导致肝疏泄功能失常，气血不畅。若气血瘀滞肢体，可发生肢体关节或肌肉的酸楚疼痛或麻木不仁，而发生痹证。

（3）肝主藏血，主筋：筋即筋膜，附着于骨而聚于关节，是联络关节、肌肉的一种组织。筋和肌肉的收缩与舒张形成了关节、肢体的运动；而筋膜的运动有赖于肝血的滋养。肝藏血，只有肝血充盈，筋方得养；筋膜得养，才能运动有力而灵活。反之，筋膜失养，则筋力不健，运动不利，关节活动受限或屈伸不利而发生痹证[①]。

3. 辨证要素[②]　①疼痛或轻或重，重则可因疼痛彻夜不眠，或窜痛（状似风痹）；②疼痛程度常因情绪波动的改变；③大小关节、肌肉均可受累；④关节功能不受限；⑤关节无肿胀；⑥中年人多见，女性多于男性；⑦多伴肢冷恶畏风寒，状似寒痹；⑧常有工作紧张、心情焦虑或有情志不遂病史；⑨伴有心烦、易怒、口干、苦、胸闷、腹胀、胁痛、嗳气频繁、头痛、不寐等症状或抑郁不安、悲观欲哭，甚者痛不欲生等；⑩如不合并类风湿关节炎、强直性脊柱炎、骨关节炎等风湿性疾病，常无 X 线及实验室检查的异常；⑪常见舌脉有舌淡、黯，苔薄白，脉弦。

4. 常用方剂　逍遥散是治疗肝郁气痹的代表方剂，冯兴华临床常用加味逍遥散加香附、郁金治疗肝郁气痹。辨证如上肢痛加桑枝、桂枝；肌肉痛加葛根，产后肢体疼痛加鸡血藤，不寐加首乌藤、合欢皮，痰湿盛加石菖

---

① 冯兴华. 浅论痹证从肝论治［J］. 中医杂志，2007，48（7）：666.

② 冯兴华. 浅论痹证从肝论治［J］. 中医杂志，2007，48（7）：666.

蒲、远志。此外，常用方剂还有四逆散、柴胡疏肝散、柴胡温胆汤等。

在许多风湿性疾病中有不同程度的抑郁症临床表现，可以配合疏肝解郁法的治疗。类风湿关节炎、系统性红斑狼疮、干燥综合征、产后风湿病、纤维肌痛综合征、强直性脊柱炎等疾病合并抑郁临床表现者，配合疏肝解郁法能提高其他抗风湿药的疗效。

（二）治肝八法

1. 疏肝理气法　疏肝理气法适用于肝气郁结证，症见：周身关节窜痛，伴情志抑郁，胸胁甚至少腹部胀满窜痛，心烦易怒、善太息，失眠多梦，舌黯，苔薄白，脉弦者。常用于纤维肌痛综合征、产后风湿症、雷诺现象、强直性脊柱炎、不安腿综合征等风湿病合并抑郁临床表现者。纤维肌痛综合征多数伴有抑郁症，临床表现身体多处压痛，不寐、情志抑郁等肝气不舒的表现，需用疏肝理气法治疗。妇女产后风湿症多数为产后抑郁症，表现身体关节疼痛，畏恶风寒，心情不畅，胸胁胀满，此时仅用传统的补气养血，祛风散寒的方法治疗，疗效不显著，需用疏肝理气法治疗。雷诺现象，表现指端动脉痉挛，手指冷痛，手指皮肤变白、变红、变紫，然后恢复正常。雷诺现象往往因情绪波动而诱发，需用疏肝理气法治疗。冯师常用《景岳全书》柴胡疏肝散以疏肝理气。此外，四逆散亦为冯师常用疏肝理气之方剂。

2. 疏肝健脾法　疏肝健脾法适用于肝郁脾虚证，症见：周身关节窜痛，伴情志抑郁，胸胁胀满，善太息，急躁易怒，纳呆，食欲不振，腹胀，腹痛，泄泻，舌淡红，苔白或腻，脉弦。常用于强直性脊柱炎、类风湿性关节炎、痛风性关节炎、原发性胆汁性肝硬化、纤维肌痛综合征等风湿病等合并脾胃不和者。类风湿关节炎、系统性红斑狼疮、强直性脊柱炎等风湿性疾病病程长，肢体关节的疼痛等痛苦的折磨，有人把类风湿关节炎、强直性脊柱炎等称为"不死的癌症"，以及听说系统性红斑狼疮10年生存率是多少等，这些给患者精神上造成很大的压力，以致肝气郁结，脾虚失运。此时仅仅治疗原发病疗效往往有限，需在这些疾病的基础治疗上加疏肝健脾的方药才能收效。临床常用逍遥散，脾湿重见纳呆、脘腹胀满者合平胃散治疗。

3. 疏肝泻火法　疏肝泻火法适用于肝郁化火证，症见：四肢关节烦痛、胸胁疼痛、目赤、口舌生疮、耳鸣、耳聋、头痛、小便短赤、大便秘结、舌尖红、苔薄黄，脉弦数。本证系由肝气郁结、肝郁脾虚证候发展而成。"气有余便是火"，肝气郁结，日久化火，而火性炎上，上扰清窍，每致目赤，口舌生疮，耳鸣耳聋、头痛等症，治疗当取疏肝泻火法，往往收效，如白塞病虹膜炎，白塞病及系统性红斑狼疮见口疮反复者皆可用此法。该法常用于类风湿关节炎、系统性红斑狼疮、皮肌炎、干燥综合征等风湿病见上述证候者。冯师喜用丹栀逍遥散疏肝泻火。

4. 清肝泻火法　清肝泻火法适用于肝经湿热证，症见：关节红肿热痛、发热，伴心烦易怒，口干、口苦，耳郭红肿、黄疸、目赤肿痛，咽痛，口渴，舌红，苔黄或黄腻，脉弦数或滑数者。常用于强直性脊柱炎、白塞病、干燥综合征、成人斯蒂尔、胆汁瘀滞性肝硬化、急性痛风性关节炎见上述证候者。尤其适用于强直性脊柱炎虹膜炎、复发性软骨炎耳软骨肿、干燥综合征干眼症。强直性脊柱炎、白塞病等在疾病过程中常常见到目赤肿痛的症状，西医诊断突然红肿疼痛，虹膜睫状体炎、急性结膜炎；急性软骨炎患者耳郭红肿疼痛，"肝开窍于目"，耳郭为肝胆经脉所过之处，故中医辨证为肝胆湿热，治以清肝泻火，除湿消肿，方选龙胆泻肝汤治疗。另外，皮肌炎出现皮疹见肝火旺者、成人斯蒂尔病高热已退、身体皮疹不消以及皮肌炎皮疹伴有湿热表现者均可使用本法。胆汁瘀滞性肝硬化者可用茵陈蒿汤。

5. 理气化瘀法　理气化瘀法适用于气滞血瘀证，症见关节肌肉疼痛，痛处不移，疼痛日久，疼痛夜甚，肢体晨僵，肢体麻木，或伴有情志不遂，胸胁胀满。舌色黯红或有瘀斑等等。常用于类风湿关节炎、强直性脊柱炎、硬皮病、骨关节病、雷诺现象等。上述诸病均为慢性疾病，病程较长，病久入络，多兼有血瘀。血之与气，相并而行，气行则血行，气滞可导致血瘀，血瘀每兼气滞。活血祛瘀，需同时予以行气。肝主疏泄，调理气机，所以此时理气应当理肝气。冯师临床常用《医林改错》身痛逐瘀汤以理气化瘀。冯师认为，身痛逐瘀汤用香附、羌活、秦艽旨在行肝气以化瘀。

6. 平肝息风法　平肝息风法适用于四肢关节疼痛，痛无定处，伴心烦易怒，头胀、头痛，眩晕，失眠多梦，肢体抽搐、眩晕、震颤或恶寒发热，舌淡，苔白，脉弦者。常用于类风湿关节炎、产后风湿病、纤维肌痛综合征者，尤其适用于狼疮肾炎、狼疮肾病综合征、狼疮引起的脱髓鞘病变、狼疮脑病（癫痫）引起肢体抽搐者，肾炎导致的高血压。冯师常用《中医内科杂病证治新义》天麻钩藤饮以平肝熄风。蠲痹汤亦为冯师擅用平肝熄风之方；阴虚动风者可选大定风珠以平肝熄风。

7. 滋补肝肾法 滋补肝肾法适用于肝肾阴虚证，症见：四肢多关节疼痛，伴情绪低落，腰膝酸软，胁肋胀痛，头晕耳鸣，健忘，失眠多梦，五心烦热，口燥咽干，眼干无泪、妇女月经量少或闭经，舌红，少苔，脉细数。适用于强直性脊柱炎、系统性红斑狼疮、类风湿关节炎、干燥综合征合并干眼症、肺纤维化等。系统性红斑狼疮、干燥综合征等疾病多见于中青年妇女，这与妇女的生理特点有关，女性以精血为本，精血不足，肝肾阴虚是该病之本，当这些疾病出现上述证候时则需补益肝肾。干燥综合征日久肝阴暗耗，下汲肾水，在用养肝阴的同时需补益肾水，法取滋水涵木。类风湿关节炎、系统性红斑狼疮、硬皮病继发干燥综合征者，亦可使用本法等。冯师常用大补阴丸以滋补肝肾之阴。四物汤、六味地黄丸、左归丸、左归饮亦为冯师滋补肝肾擅用方剂。

8. 滋水清肝法 滋水清肝法适用于四肢多关节胀痛，伴精神抑郁，急躁易怒、头晕目眩、四肢震颤、耳鸣耳聋，失眠多梦，健忘耳鸣，腰膝酸软，胁肋胀痛，五心烦热，颧红盗汗，舌红，少苔，脉弦数。本法主要适用于干燥综合征眼干日久，眼睛干涩无泪。肝开窍于目，干燥综合征日久肝阴暗耗，下汲肾水，在用养肝阴的同时需补益肾水，法取滋水涵木。本方适用于患者既往有系统性红斑狼疮、干燥综合征、类风湿关节炎等风湿病，肝肾不足，水不涵木，肝火上炎之证。类风湿关节炎、系统性红斑狼疮、硬皮病继发干燥综合征者，亦可使用本法等。冯师常用滋水清肝饮以滋肾水、清肝火。滋水清肝饮见于《医宗己任编》，由六味地黄汤合丹栀逍遥散化裁而成。另外，冯师还常用杞菊地黄丸、六味地黄丸、以滋水涵木、清泻肝火。

二、干燥综合征治疗经验

（一）病因病机（王海隆撰稿）

1. 病因 干燥综合征是以淋巴细胞或浆细胞在唾液腺和泪腺浸润后导致腺体分泌不足为特征，眼、口腔干燥为主要临床表现的自身免疫性疾病。冯师认为，津液是维持人体生命活动必不可少的重要物质，以荣养滋润机体各个组织、器官。本病之患，起因多端，机理复杂，涉及多脏器、多系统的病理变化过程。《类证治裁》曰："燥有外因、有内因。因乎外者，天气肃而燥胜，或风热致伤气分，则津液不腾。宜甘润以滋肺胃，佐以气味辛通。因乎内者，精血夺而燥生，或服饵偏助阳火，则化源日涸。宜柔腻以养肾肝，尤资血肉填补。"说明其病因为先天禀赋不足，阴津匮乏；或后天感受天行燥邪或温热病毒，损伤津液；或过服辛热燥烈药品而耗伤阴津。津液耗夺亏损，正常敷布运行代谢失调，津液枯涸则脏腑组织失运、失荣，人体皮肤、四肢、脏腑失于濡养，导致内外津涸液干则周身失于敷布润泽，燥邪内生。《素问·阴阳应象大论》曰："燥胜则干。"金代刘完素在《素问玄机原病式》中有"诸涩枯涸，干劲皴揭，皆属于燥"的论述，指出了燥病的特点。燥则失濡、失润、失养，气血运行受阻，痹证乃成。

2．**病机** 本病病机以阴亏液耗为本，毒、瘀、痹为标。

（1）阴亏液耗为本：阴血亏虚，津枯液涸，轻则肺胃阴伤，重则累及肝肾，导致肝肾阴虚。故治疗中当辨别肺胃、肝肾阴液亏液何为主次。一般而言，病程短，口咽干燥为主，无明显系统损害者，病位主要在肺胃，治疗以甘寒培补、养阴生津为主，但人体为有机整体，五脏之间皆相互联系、相互影响。上焦肺胃之阴有赖于下焦肝肾先天之阴的培补，下焦肝肾之阴亦有赖于肺胃之阴的滋养，肺胃之阴伤易下及肾阴，肝肾不足必然累及其他脏腑，故在临床应用时甘寒、咸寒每多兼顾。药用玄参、沙参、麦冬、天花粉、石斛、知母等分别具有润肺益胃滋肾的作用药物。阴虚火旺加黄柏滋阴降火。

（2）燥热邪毒为病机关键：正虚感邪致燥，阴虚津亏致燥，瘀血致燥，燥盛成毒，故瘀毒相互为患是病机关键。燥盛不已，蕴酿成毒，煎灼津液，阴损益燥，中医之"毒"系脏腑功能和气血运行失常导致体内的生理或病理产物不能及时排出，蕴积体内过多，以致邪气亢盛，败坏形体而转化之物。故当重视清热解毒之品在治疗中的应用。药用金银花、连翘、蒲公英、漏芦等有清热解毒作用的药物。

（3）久病及血，不可忽视瘀象：冯师认为本病延绵日久，病必入血，本病起病缓慢，病程迁延，气血津液长期亏耗，燥毒邪盛，内陷血分，阴虚血燥，血运不畅，脉道涩滞，气机不利，脉络瘀滞在所难免。"不通"与"不荣"并见。瘀血既是病理产物又是致病因素。治疗时不能单纯强调滋阴生津、活血化瘀亦至关重要，可使瘀去血活，气机调畅，津液畅达。此即《血证论》"瘀血去则不渴"之义。药用当归、赤芍、丹参、莪术、穿山甲等具有活血化瘀作用的药物。有关节症状者加鸡血藤、忍冬藤以舒筋活络。

（二）治疗经验（刘本勇、庞秀撰稿）

1. 滋阴润燥，复阴之不足　冯教授认为，从 SS 的主要临床表现分析，阴液不足、脏腑器官失其濡养是该病的主要病机，属于"燥证"的范畴。那么其原因为何呢？《类证治裁》说："燥有外因，有内因。因乎外者，天气肃而燥胜，或风热致伤气分，则津液不腾……因于内者，精血夺而燥生，或服饵偏助阳火，则化源日涸。"可见"燥证"的原因有内外之分：外者主要有外感燥邪、火热之邪、或风寒湿邪日久化热，燥热损伤阴液；内者主要因先天不足、脏腑虚损、情志过激化火、过食辛温燥热之品等耗伤阴液，或因外伤、汗吐下过度等造成阴液亡失。

冯教授认为，SS 和五脏密切相关。中医讲，肝开窍于目，在液为泪；心开窍于舌，在液为汗；脾开窍于口，在液为涎；肺开窍于鼻，在液为涕；肾开窍于耳，在液为唾。故冯教授强调，根据不同的临床表现，须运用不同的养阴之法，即须采取个体化治疗。

肺、脾胃阴虚者，当养肺、脾胃之阴。脾胃，作为人体后天之本，运化五谷精微以养全身；脾能升清，将水谷精微输布至头面诸窍；脾开窍于口，其华在唇，在液为涎。若脾胃阴虚，其临床表现主要有口干少津、吞咽干食困难、舌红少苔或无苔。"肺为水之上源""肺主行水"，肺开窍于鼻，肺脏通过宣发肃降的功能通调水道，将水液宣发散布于周身，同样可以肃降水液走大肠，保证大便通畅。若肺阴虚，其临床表现主要有鼻干、咽干，干咳少痰，舌红少苔或无苔。脾胃属土，肺为金，土生金，故久病势必母病及子或者子病及母，故临床治疗应当母子兼顾。针对这类患者，冯教授以沙参麦冬汤、百合知母汤为主。

肝肾阴虚者，当调补肝肾之阴。肝开窍于目，肝阴不足，则泪液少，目失濡润。"肾者，水脏，主津液"（《素问·逆调论》)，若肾阴虚，必然影响津液代谢，尤其是唾液。齿为骨之余，肾主骨，若肾阴不足，牙齿失养，久则出现牙齿脱落。故肝肾阴虚的临床表现主要有眼干少泪或无泪、耳鸣、腰膝酸软、牙齿片状脱落、脱发等症状。因肝肾同源，治疗上应兼顾。针对这类患者，冯教授以滋水清肝饮、二至丸为主。

对于养阴润燥，以上方法可以某法为主，或相互结合，要根据病情实际灵活变通，不可拘泥于一隅。

2．清热解毒，去邪之有余　冯教授认为，燥热、热毒是SS病程中的另一重要病机环节，甚至贯穿该病始终。人体精血、津液属阴，阴虚则阳盛，"阳盛则热"（《素问·阴阳应象大论》），故阴虚常常伴有不同程度的内热。如果病程日久，或久病失治误治，或复感燥热邪气，内热之象更加明显，最终导致"燥盛成毒"的虚实夹杂局面。这里的"毒"是指邪气侵袭人体或内生后不能及时解除的毒物，如果毒物淤积过多，邪气如火上浇油，亢盛之极，造成发颐（腮腺肿大）、瘰疬（淋巴结肿大）、毛发肌肉枯槁、猖獗性龋齿等严重症状。所以清热解毒是治疗SS的重要方法。

玄麦甘桔汤是冯师治疗SS的常用方剂，其中玄参，性苦、微寒，具有清热滋阴、凉血解毒之功效；麦冬，微苦、微寒，可养阴生津；桔梗，性苦，可宣肺、祛痰、利咽；生甘草，性微寒，可清热解毒、祛痰。总此四味，共奏滋阴润燥、清热解毒之功效，用于SS之阴虚燥热证，方证相符。值得注意的是，该方中药以苦寒为主，突出了清热解毒在治疗SS中的重要作用。另外，肺胃热盛者，佐以百合知母汤，加黄柏、黄连、桑白皮、薄荷等；肝经热盛者，佐以滋水清肝饮、密蒙花散；腮腺肿大等燥毒较盛者，应当遵循"急则治其标"的原则，运用普济消毒饮以清热解毒。

3．补中益气，扶正以祛邪　冯教授认为气虚与SS发病关系密切。原因如下：其一，"邪之所凑，其气必虚"（《素问·评热病论》），SS发病过程中，气虚必然存在。其二，"气少作燥，甚则口中无涎。泪也津液，赖气之升提敷布，使能达其所，溢其窍。今气虚津不供奉，则泪液少也，口眼干燥之症作矣"（李东垣语）。即气虚不能输布津液，孔窍失养，出现干燥。其三，津液匮乏，津液不能载气；津血同源，津液受损血液同样受损，血为气之母，血虚不能载气，故津血亏虚必然导致气虚。所以气虚关系到SS的发生以及发展。

《素问·经脉别论》云："饮入于胃，游溢精气，上输于脾，脾气散精，上归于肺，通调水道，下输膀胱。水精四布，五经并行，合于四时五脏阴阳，揆度以为常也。"可见脾胃在水液代谢、输转方面起重要作用，脾气虚弱导致津液、血液生化不足，脾气虚不能升散津液，最终均导致孔窍失养。故治疗 SS，健脾益气也是重要方法之一。

临床中，很多患者来诊时干燥症状不甚明显，甚至没有干燥症状，但往往表现出乏力明显的症状。西医检查可能伴有白细胞减少、贫血、低钾血症、肾小管酸中毒等。对于这类患者，补气不可或缺。冯教授在临证时会辨证地予补中益气汤或四君子汤加减。

4．疏肝解郁，从肝论治　冯教授强调，七情过激致病会直接伤及五脏，导致脏器功能失调，不能发挥正常的调节功能，亦会导致或加重 SS。如过思伤脾，脾胃运化功能失调，脾不能正常地升清降浊，津液不能濡养五脏六腑；又如过怒伤肝，过怒致肝气逆乱，或上升太过，或郁滞不行，肝主疏泄调达的机能丧失，则身体水液输布不利，不能氤氲而滋养孔窍、皮毛，亦会出现口咽干燥等症状；过悲伤肺，悲则气消，久之肺气消耗，则乏力、倦怠，气短喘息。

情志由肝所主，肝的疏泄作用是情志调畅的重要保障。结合临床，冯师创新性地提出"痹病从肝论治"的理论，为 SS 的治疗添加了新的思路。治疗上，根据需要以柴胡疏肝散、逍遥散加减。

5．活血化瘀，助津液通调　冯教授认为，久病伤及血分，导致瘀血内生。本病发展后期必然伤及血分，主要有如下几个原因：①《医学入门》云："盖燥则血涩而气液为之凝滞，润则血旺而气液为之宣通。"津液亏损，而津血同源，血液渐渐耗损，血液艰涩难行，导致血脉不畅，《临证指南医案·燥》中"燥为干涩不通之疾"亦是说的这个道理。②久病耗气，气虚则血行无力；③病及肾，肾阳不足，温化能力减弱，阳虚血凝。相反地，血瘀同样可以化燥，如《血证论》讲："有瘀血，则气为血阻，不得上升，水津因不能随气上布。"这说明燥证不仅有阴液干涸导致，也有血瘀所致。故该病常呈现"不荣""不通"共存的局面。所以治疗本病亦常养阴和活血同用，虚实同调。另外，SS 在病理上表现为淋巴结肿大以及淋巴细胞的大量聚集，唾液腺导管阻塞。冯教授认为，这属于中医结聚的范畴，多因热毒淤久所致，故临证治以清热散结消肿、活血化瘀为要。临证中，冯教授主要以四物汤或桃红四物汤加减。

[治验举例]（刘宏潇撰稿）

案1：口干而阴虚生燥者，当养阴润燥、解毒化瘀

冷某，女，50岁。2010年3月12日初诊。

口干、眼干4年余，加重1个月。患者四年前无明显诱因渐出现口干、眼干，伴乏力，遂至当地医院诊治，诊断为"干燥综合征"，先后给予硫酸羟氯喹、白芍总苷、雷公藤多苷治疗，效果均不明显，自行停用。近一月来，口干、眼干加重，吞咽干食需饮水，讲话亦需频频饮水，夜间口干重，每夜需起床饮水3~4次，眼干，哭时有泪；乏力，纳可，眠差，二便调。舌质红无苔，脉细数。化验室检查：血常规、血沉及C反应蛋白均正常，抗核抗体（ANA）1:640，抗干燥综合征抗体A（SSA）（+），抗干燥综合征抗体B（SSB）（+）。腮腺动态显像：双侧腮腺、颌下腺摄取功能明显受损，排泄缓慢。中医辨证：燥痹，阴虚生燥，毒蕴瘀阻。治以养阴润燥、解毒化瘀。方选玄麦甘桔汤加味。

处方：玄参10g，麦冬10g，桔梗10g，黄柏10g，知母10g，女贞子10g，山茱萸10g，五味子10g，沙参10g，石斛15g，百合15g，金银花30g，连翘15g，天花粉15g，穿山甲10g，王不留行10g，杭白芍15g，生甘草6g。

5月10日，二诊，服用上方2个月后，口干、眼干明显减轻，夜间口干减，夜间不需饮水，纳可，眠安，二便调。舌红少苔，脉沉细。

按：该例患者中老年女性，肾气渐衰，阴津暗耗，以口干甚、夜间重、舌红无苔为主要特点，病位在肺、肾、胃。肺为水之上源，主行水，通调水道；肾为水之下源，寓元阴而主气化；胃主受纳、腐熟水谷而为津液化源之所。今肺、肾、胃津伤，燥邪内生，治疗重在养阴益肺、滋阴清热、益胃生津为主。方中玄麦甘桔汤养阴益肺，以益水之上源，开肺气而复其宣发肃降之职；知母、黄柏、女贞子、山茱萸、五味子以滋肾阴而清虚热；沙参、石斛、百合养胃阴而生津润燥。然该患者病程已有四年之久，阴虚日久，蕴热生燥而变生燥毒，单一养阴润燥所不能及，故加用大量清热解毒之品如金银花、连翘、天花粉等以解毒。另外，津亏燥毒日久，脉络煎浊，瘀血内生，毒瘀胶着成结，故尚须配以破血逐瘀散结之品，方中加用穿山甲味淡性平，气腥而窜，"其走窜之性，无微不至，故能宣通脏腑贯彻经络，透达关窍，凡血凝血聚为病，皆能开之"（《医学衷中参西录》）；王不留行，其性行而不住、走而不守，行血通经而散结；杭白芍"通顺血脉，散恶血，逐贼血"而除血痹、破坚积。诸药合用，谨守病机，攻补兼施，融养阴润燥、清热解毒、破血逐瘀于一炉，使邪去正复而燥痹自除。

案 2：眼干而肝火上扰者，当清肝明目、滋水涵木

林某，女，62 岁，2011 年 4 月 8 日初诊。

眼干 4 年余，加重 1 年。患者 4 年前无明显诱因渐出现眼干，未予重视。其后眼干逐渐加重，伴口干、乏力，遂至当地医院就诊，具体诊治经过不详，诊断为"原发性干燥综合征"，给予玻璃酸钠滴眼液外用滴眼及白芍总苷口服，效果不明显，自行停用白芍总苷，间断外用玻璃酸钠滴眼液。近 1 年来，眼干症状逐渐加重，春天重，冬天轻，为求中医诊治，遂来我院就诊。就诊时眼干，哭时无泪，畏光，视物模糊；伴口干，吞咽干食不需饮水；乏力，心烦，纳呆，眠差，大便干结，小便调。舌红苔薄黄，脉细数。化验检查：血常规、血沉、C 反应蛋白及类风湿因子均正常，抗核抗体 1∶320，SSA（+），SSB（+），免疫球蛋白 IgG 18.2U/L。双眼吸墨试验 0，唾液流率正常。中医辨证：燥痹，肝血亏虚，肝火上扰。治以清肝明目，滋水涵木。方选小柴胡汤合二至丸加减。

处方：柴胡 6g，黄芩 10g，炒栀子 10g，菊花 15g，密蒙花 10g，女贞子 10g，墨旱莲 10g，山茱萸 15g，五味子 10g，石斛 30g，玄参 10g，当归 15g，杭白芍 30g，黄芪 15g，金银花 30g，连翘 15g，穿山甲 10g，丹参 15g，炒枣仁 30g，生甘草 6g。

6 月 10 日，二诊，服用上方 2 个月后，眼干明显减轻，沙砾感亦减，复查吸墨试验，左眼 2mm，右眼 2.5mm，舌红苔薄，脉沉细。

按：该例患者以干眼症、心烦、眠差为主要临床特点。肝开窍于目，目依赖肝精肝血之濡养和肝气之疏泄。肝之经脉上连目系，肝之精血气循此经脉上注于目，使其发挥视觉作用。肝之精血充足，"肝气通于目，肝和则目能辨五色矣"（《灵枢·脉度》）；若肝精肝血不足，则两目干涩、视物不清。该例患者为老年女性，女子以肝为先天，经历经、孕、胎、产，精血暗耗，肝血亏虚，双目失养而致双眼干涩、视物模糊。另一方面，肝体阴而用阳，藏血而化生和涵养肝气，使之冲和畅达，发挥其正常的疏泄功能。若肝血亏虚日久，失其疏泄之职，致气机郁结，化火上扰目窍则使眼干加重，甚则目赤肿痛；肝火上扰心神则见心烦、眠差。因此，辨证施治中当以清肝明目、滋水涵木为要。方中柴胡、黄芩、炒栀子清肝泄热，泻火除烦。密蒙花，"观《本经》所主，无非肝虚有热所致，盖肝开窍于目，目得血而能视，肝血虚，则为青盲肤翳，肝热者，则为赤肿，目多泪赤脉……此药甘以补血，寒以除热，肝血足而诸证无不愈矣"（《神农本草经疏》）。菊花，"摄纳下降，能平肝火、熄内风，抑木气之横逆"（《本草正义》）。二至丸滋阴益肾以滋水涵木，配以石斛、玄参以增养阴清热之功。当归，味甘而重，专能补血；杭白芍微苦能补阴，味酸而养阴；归、芍合用，共奏养血柔肝之功，使肝血旺而目窍得养。配以黄芪，健脾益气，以益气血生化之源。另外，组方中不忘燥邪致病之蕴毒、生瘀之弊，加用金银花、连翘以清热解毒，穿山甲、丹参以破血逐瘀，且丹参尚能安神。配以炒枣仁，养肝、宁心、安神，且"佐归、芍，可以敛肝"。诸药合用，使肝火得清、肝血得旺、热毒得清而瘀血得散，肝脏复其荣目、疏泄之职，燥痹得愈。

案3：干于内而精血枯涸者，当健脾益肾、补气填精

王某，女，69岁，2011年8月19日初诊。

乏力、发现白细胞减少2年余，伴口干、眼干半年。患者2年前无明显诱因渐出现乏力，遂至当地医院就诊，查血常规示白细胞2.6×10^9/L，未予重视。其后1年间，乏力间断出现，多次复查血常规示白细胞2.6×10^9/L～3.3×10^9/L之间，当地医院给予利可君及盐酸小檗胺口服，未坚持服用。近半年来，乏力加重，并出现口干、眼干，遂至当地医院免疫科诊治，查抗核抗体（+），SSB（+），诊断为"干燥综合征"，给予醋酸泼尼松片30mg，口服，每天一次，及硫酸羟氯喹20mg口服，每天两次，患者因惧怕西药副作用，拒绝服用，为寻求中医药治疗，遂于我院就诊。就诊时患者乏力，双下肢沉重，腰膝酸软；面色㿠白，伴口干、眼干，关节无肿痛；纳呆，眠安，二便调。舌淡胖苔薄白，脉沉细。白细胞2.7×10^9/L，红细胞、血小板、血红蛋白均正常，血沉28mm/h，C反应蛋白12mg/L，类风湿因子327U/L，生化均正常。中医辨证：燥痹，脾肾两虚，精血乏源。治以健脾益肾、补气填精。方选四君子汤合左归丸加减。

处方：蜜黄芪30g，太子参15g，白术15g，茯苓15g，黄精30g，熟地黄15g，山茱萸10g，山药10g，枸杞子10g，菟丝子10g，女贞子10g，墨旱莲 15g，菊花 15g，天花粉 15g，石斛 15g，生甘草 10g。

11 月 18 日，二诊，服用上方 3 个月后，乏力减，双下肢沉重不明显，眼干症减，仍有口干，白细胞 4.3×10^9/L，舌淡红苔薄白，脉沉细。上方加用麦冬 10g，沙参 10g，继服 3 个月以巩固疗效。

按：该例患者典型临床表现为干燥综合征引起血液系统损害，而以白细胞下降为突出特点，并表现面色㿠白、腰膝酸软、倦怠乏力等脾肾亏虚、精血乏源之象。津血同源，今外感燥邪，或阴精暗耗；内灼阴津，使阴津亏虚，津亏而血之化源不足；另一方面，人体之气，由精化生，阴精内耗，而致气虚，气不足则使血之化源更乏，终至精血枯涸。另外，阴精暗耗致气虚，气虚更使燥痹之象加重。因此。治疗当以补益气血、健脾益肾以益气血生化之源。方中黄芪携四君子以直入中土而行三焦，健脾益气；黄精，"宽中益气，使五脏调和"（《本经逢原》）；熟地黄、山药、山茱萸补肾精、益阴血；枸杞子、菟丝子和女贞子、墨旱莲为冯师喜用的两对对药，其中枸杞子、菟丝子补肾益精，亦能明目；女贞子、墨旱莲，"女贞实，固入血海益血，而和气以上荣"（《本草述》），墨旱莲则补肾益阴；菊花益肝补阴、清肝明目；花粉、石斛养阴生津；甘草调和诸药。诸药合用，共奏健脾益肾、补气养血填精之功。

三、强直性脊柱炎（AS）治疗经验

冯兴华教授认为本虚标实为本病的病机特点，提出了"肾精亏虚为本，风、寒、湿、热、痰、瘀为标，血瘀络阻为其主要病理机制"的观点，强调分期辨证治疗，活动期当以祛邪为主，兼以扶正活血；稳定期当以扶正为主，兼以祛邪通络。

（一）病因病机（许凤全撰稿）

1. 肾精亏虚为本，风、寒、湿、热、痰、瘀为标　强直性脊柱炎是一种主要侵犯中轴关节，以骶髂关节炎和脊柱强直为主要特点的风湿性疾病，属中医的"痹症"范畴，古人称之为"龟背风""竹节风""骨痹"。临床以腰骶部僵硬，疼痛，脊柱活动受限，甚或强直为特点。《素问·逆调论》

中说:"肾者水也,而生于骨,肾不生则髓不能满,故寒甚至骨也……病名曰骨痹,是人当挛节也。"《素问·痹论》云"肾痹者,善胀,尻以代踵,脊以代头""骨痹不已,复感于邪,内舍于肾"。《素问·脉要精微论》指出:"腰者肾之府,转摇不能,肾将惫矣。"说明肾虚会使人腰部活动困难。

冯教授认为,强直性脊柱炎发病部位主要是腰骶部和脊背部,两者皆属于肾。这就决定了肾在强直性脊柱炎病因、病机中的主宰地位。肾为先天之本,为水火之脏,藏真阴而寓元阳,藏精主骨生髓。肾精充实,则骨髓生化有源,骨壮脊坚;肾精亏虚,则骨髓生化乏源,阳气不能温煦,阴精失于濡养,故腰背既冷且痛,发为骨痹。强直性脊柱炎患者先天禀赋不足,肾精亏虚,督脉失养,"至虚之处,必是留邪之所",风寒湿热之邪乘虚内袭,内外合邪,邪气内盛,正气为邪气所阻,不得宣行,因而留滞督脉,发为痹证;痹症日久,气血凝滞,耗伐正气,则使肾督亏虚之证加重,影响筋骨的荣养淖泽而致脊柱伛偻,终成"尻以代踵,脊以代头"之象。

《素问·痹论》云:"所谓痹者,各以其时,重感于风寒湿之气也。"风寒湿邪由腠理而入,经输不利,营卫失和,气血阻滞脉络,经脉痹阻,不通则为病。强直性脊柱炎患者早期常常出现四肢关节游走性疼痛,关节局部冷痛或红肿热痛,脉滑等表现,故为其标证。《内经》云"风寒湿三气杂至,合而为痹",又云"阳气者,精则养神,柔则养筋。开阖不得,寒气从之,乃生大偻",后世医家亦遵经重道,咸宗其论,治之莫不以风寒湿三气为先。然冯教授认为,强直性脊柱炎急性活动期辨证多为湿热痹阻证。强直性脊柱炎多为青年男性,素禀属阳,正所谓"其热者阳气多,阴气少,病气胜,阳遭阴闭,故为痹热";另外,天人相应,自然界气候转暖,生活水平提高,膏粱厚味,助湿生热,人的体质向湿热型发展。先天禀赋不足之人,感受风寒湿邪,多从阳化热,如《类证治裁》曰:"初因寒湿风,郁痹阴分,久则化热攻痛。"或直接感受湿热之邪,久郁不解,湿滞热蒸,蕴结不开,荣卫气血经脉受阻,运行不通,不通则痛,发为脊强之病。

2. 血瘀络阻为其主要病理机制　强直性脊柱炎的患者多有脊柱的夜间疼痛、晨僵,这些说明了血瘀证的存在,也说明血瘀贯穿疾病的始终。《景岳全书·风痹》云:"盖痹者,闭也,以血气为邪所闭,不得通行而病也。"王清任亦云:"总逐风寒,去湿热,已凝之血,更不能活,如水遇风寒,凝结成冰，冰成风寒已散，明此义，治痹症何难。"强直性脊柱炎在慢性发展过程中，先天不足，肾精匮乏，复感外邪，痹着腰部，久滞不散，邪气久羁，深经入骨，津血凝滞不行，变生痰浊瘀血，痰瘀互结，留于百节导致脊骨经络痹阻，气血运行不畅，"不通则痛"；瘀血久滞不散，附注筋骨、关节，流注于经络，伏于督脉，终致脊柱强直，发为龟背；气血津液凝滞，痰瘀内阻，削伐正气，则使肾督更亏，外邪乘虚复入，终致骨痹反复发作，缠绵不愈。

（二）辨证治疗（许凤全撰稿）

1. **清热利湿，活血化瘀** 强直性脊柱炎活动期，证属湿热蕴结者，多表现为腰骶部疼痛剧烈，夜间痛甚，影响睡眠，晨僵，下肢关节肿痛，有灼热感，伴有发热，口干溲黄，舌红苔黄厚腻，脉滑数。此时湿热血瘀为矛盾的主要方面，故治以清热利湿，活血化瘀。冯教授常用四妙散加减。药用苦参、苍术、黄柏、薏苡仁、土茯苓、金银花、连翘、防己、川牛膝、红花、制乳没等。方中尤在妙用苦参为君，大苦大寒，清利湿热；加土茯苓、金银花等清热解毒之品，治疗湿热痹热邪久蕴成毒者，能"利湿去热，入络，搜剔湿热之蕴毒"。

若外周关节肿甚者，加泽泻、薏苡仁以加强利湿之功；关节痛甚者，加用青风藤、忍冬藤等藤类药以舒筋活络；湿盛生痰，伴有肢体屈伸不利，腰背僵硬者，则加用白芥子、僵蚕等。

针对该期患者的临床特点，冯教授指出，该病病机复杂，此期虽以湿热痹阻为主，往往兼有气虚、血瘀、痰阻，因此治疗时要以清热利湿为主，同时根据兼证酌情配伍使用补气、活血、化痰之品，如黄芪、红花、炮山甲、白芥子等。强直性脊柱炎有膝、踝关节肿痛，日久不消者常用《验方新编》之四神煎加味，药用生黄芪、远志、石斛、牛膝、金银花。用药虽杂，但杂而不乱，匠心独具。

2. **补肾填精，通络活血** 在强直性脊柱炎的治疗中，冯教授尤重补肾填精。然补肾填精之法，一为补益肝肾精血，一为温壮肾督阳气。强直性脊柱炎缓解期，证属肾精亏虚证者，症见腰骶部及背部疼痛、僵硬，甚则强直畸形，活动不利，畏寒喜温，伴腰膝酸软，腰部转侧、俯仰受限，遇寒加重，得热则减，舌淡苔薄白，脉沉细，此时肾精亏虚为矛盾的主要方面，故治以补肾填精，通络活血。冯教授常用青娥丸合左归、右归丸加减。药用淫羊藿、补骨脂、狗脊、菟丝子、熟地黄、枸杞子、杜仲、怀牛膝、当归、赤芍、制乳没、细辛等。方中鹿角胶、补骨脂、狗脊、菟丝子等味甘性温之品，温补肾阳，补命门，益精气，坚筋骨而祛风湿；熟地黄、枸杞子、杜仲等味甘质润之品，滋补肝肾，壮腰膝，肾充则骨强，肝充则筋健。另外，尤喜在补肾药中酌加一味细辛，言其辛温走窜，既散少阴肾经在里之寒邪以通阳散结，又搜筋骨之间的风湿而蠲痹止痛。

若夹有寒湿者，加羌活、桂枝；夹有湿热者，加用秦艽、穿山龙；若腰痛脊强、足膝酸软较重者，可加巴戟天、续断；阳虚寒盛者，可加制附子、肉桂；若痹症日久，气虚明显者，可加黄芪，党参等。

冯教授认为，本期变证丛生，难以速效，临床需注意患者正气盛衰，不可一味化痰祛瘀。肾主骨，肾虚则精少髓空，骨失荣养，深度亏虚，阳损及阴，气血凝滞而骨痹难除。肝肾不足，阴虚火旺，久致痰瘀胶结则病难速愈。正虚邪恋，当以扶正为主，兼以驱邪。

另外，冯教授认为，无论强直性脊柱炎在活动期或缓解期，总有瘀血作祟，活血化瘀法应贯穿治疗的始终。然瘀有实瘀、虚瘀、寒瘀、热瘀、湿瘀、痰瘀之别，治疗当结合症情之缓急，寒热之微甚，瘀痹之轻重，脏腑之虚实，有所针对。如实瘀者，当泻而通之；虚瘀者，当补而通之；寒瘀者，当温而通之；热瘀者，当清而通之；湿瘀者，当渗利而通之；痰瘀者，要化而通之。病轻日短，瘀尚未成，意在活血行血，使局部血流通利，不给外邪提供立足之地；重病日久，瘀血形成，意在活血化瘀逐瘀，使瘀血去，结滞清，脉络通畅，痹痛可止。

冯教授喜用活血化瘀药，如当归、赤芍、川芎、红花、丹参、莪术等。冯教授常言当归、赤芍散瘀止痛，补中有滞；血中之气药川芎能升能降，通达气血，活血定痛；红花辛温，善通利血脉，活血通脉，祛瘀止痛；丹参价廉，善入血分，能通血脉，化瘀滞，祛瘀生新，为治痹要药。由于其祛瘀生新，行而不破，故有"一味丹参，功同四物"之说；莪术与丹参配伍增加破血祛瘀、行气止痛之功效。

若久病痰瘀胶着、经络闭塞不通，非草木之品所能宣达者，则必借虫蚁之类搜剔窜透，常随症加用全蝎、蜈蚣、蜂房、僵蚕等品，方能浊去凝开，使气通血和，经行络畅，深伏之邪除，困滞之正复。

（三）个体化辨证思路（姜楠、冯兴华、王冬峰、何夏秀撰稿）

掌握病证的基本病机特点，对于临床医师正确辨证施治具有很好的指引作用，但临床实践中疾病的表现多种多样，个体差异较大。强直性脊柱炎是一种可累及多脏器的全身性疾病，患者的临床表现复杂多变，不同患者疼痛的部位、关节外的表现、最主要的临床症状等均有所不同，例如有的患者仅表现为某一部位的疼痛，而全身的寒热不显，此时辨证就相对困难，因此就要抓住最突出的症状进行个体化的辨证。

1．**颈痛症** 治疗颈痛时根据《内经》"诸痉项强，皆属于湿"的理论进行辨证，认为此症是湿邪所致，故多用祛风胜湿、利水渗湿的中药，而葛根是治疗颈痛的要药，《伤寒论》中治疗"项背强几几"的葛根汤、桂枝加葛根汤均以葛根解肌舒经。

2．**脊背痛** 多与督脉、足太阳膀胱经相关。在治疗时主要以补肾、祛风散寒、活血药为主。其中，羌活"入足太阳，以理游风，兼入足少阴、厥阴气分……督脉为病，脊强而厥……散肌表八风之邪，利周身百节之痛，为却乱反正之主药"（《本草从新》）。

3．**髋痛** 髋关节间隙出现的滑膜炎是引起髋痛的根本原因，受累关节充血、水肿，但由于局部肌肉较丰厚，故无明显的红、肿、热，此时只有消除炎症才能解除髋痛症状；而从中医学的角度看，髋关节疼痛与其他外周关节红肿热痛均为湿热蕴结的表现，治疗当以清热利湿药为主，兼以活血。

4．**足跟痛** 是 AS 患者的一个特征性症状，AS 患者出现的足跟痛症状主要包括足底痛和跟腱痛，分别属于西医的筋膜炎和附着点炎；从中医的角度看，"足少阴之别，名曰大钟，当踝后绕跟……"，足跟为足少阴肾经循行所过，故足跟痛多为肾虚所致，用补肾药为主，但伴有红肿热痛者，则与湿热下注有关，故以清热利湿为法。

5．**附着点疼痛以及疼痛夜甚** 瘀血贯穿疾病的始终，而附着点疼痛以及疼痛夜甚是 AS 血瘀证的重要表现。附着点的疼痛多为固定不移的刺痛，夜间痛则是因为夜间阳气入阴，气不行血所致，故以活血化瘀药为主。附着点炎是肌腱、韧带附着于骨的部位所发生的炎症，筋为肝所主，故补肝肾的药物也比较常用。

6. **晨僵** 一般都认为是由于夜间关节组织液增多所致，活动后促进局部的血液循环，关节组织液回流入血，晨僵可自行缓解，中医学则认为其是湿邪所致的症状，而"血不利则为水"，当以利水渗湿为主，配合活血药物促进血行。

7. **眼炎** 中医学认为目为肝之外窍，"肝足厥阴之脉……连目系"，肝血不足、目失濡养或肝经湿热、肝火上炎则会两目干涩、视物不清、红肿痒痛，治目疾多用治肝之法，用药以滋补肝肾和清热药为主。

四、纤维肌痛综合征治疗经验（焦娟撰稿）

（一）对纤维肌痛综合征病名的见解

疾病病名的确立，有利于对疾病本质的认识，从而确定立法用药，提高疗效。

冯师认为由于纤维肌痛综合征临床表现复杂，主诉较多，个体差异很大，目前尚无与纤维肌痛综合征相对应的中医病名。在众多纤维肌痛综合征临床表现中，广泛的肌肉疼痛及多个压痛点为核心症状，乏力、晨僵、睡眠障碍及情绪障碍为典型症状。由此，依据这些临床表现，本病可分属中医学中的痹病（包括风痹、寒痹）、肌痹（肉痹）、肝痹、筋痹、周痹、头痛、不寐、气痹、虚劳、郁证等病的范畴。

冯师认为本病临床主要表现是肌肉疼痛，疼痛的部位较多，与中医的肌痹（肉痹）最为相似，《素问·长刺节论》在描述肌痹时说："病在肌肤，肌肤尽痛，名曰肌痹，伤于寒湿。"故该病称为肌痹；认为纤维肌痛综合征为周痹源于内经《灵枢·周痹》对周痹的论述："周痹者，在于血脉之中，随脉以上，随脉以下，不能左右，各当其所……帝曰：善此痛安生？何因而有名？岐伯对曰：风寒湿气，客于外分肉之间……此内不在脏，而外未发于皮，独居分肉之间，真气不能周，故命曰周痹。"认为纤维肌痛综合征为郁证是基于该病临床表现多伴有情志抑郁，胸胁胀满，不寐等抑郁的症状；至于部分患者临床以喜暖恶寒、不寐、头痛、情绪抑郁、疲乏等为主要症状者，临床诊断为寒痹、头痛、不寐、郁证、虚劳也无可非议。

除以上这些命名外，冯师认为还有一个病名不能忽视，就是"筋痹"，理由主要有以下几点：

1. 诊断纤维肌痛综合征的 9 对压痛点部位多数是在肌肉和骨骼连接处，这些地方是筋膜聚集之处，中医称为"筋"，也称为"筋膜"。因此该病也属于中医筋痹的范畴。

2. 肝痹是由筋痹的发展而来，《素问·痹论》讲："筋痹不已，复感与邪，内舍与肝。"临床症状肝痹与筋痹往往共存。《素问·痹论》又说："肝痹者，夜卧则惊，多饮数小便。"明·龚信在《古今医鉴》说："其病在筋者，屈而不能伸，应乎肝，其证夜卧多惊，饮食少，小便数。"《圣济总录》："肝痹筋脉不利拘挛急痛，夜卧多惊。"

冯师认为肝痹之夜卧多惊，数小便，与纤维肌痛综合征患者常因夜间身体疼痛，或因疼痛甚，或因伴发的膀胱刺激症状，或因睡眠恶梦而惊醒非常相似。

3. 情志失调是导致纤维肌痛综合征的重要病因，临床除肢体疼痛外多表现有情志抑郁，心烦易怒，不寐健忘，胸胁胀满，嗳气频繁，食欲不振等症状。而筋痹的发生亦与情志失调有关。肝在志为怒，喜调达恶抑郁，肝主疏泄，调理气机，气机不畅，变生百症，其中肢体疼痛是常见的症状。清·罗美《内经博议》："肝痹者，肝气郁而不荣筋之症也。"《古今医统大全·郁证门》："郁为七情不舒，遂成郁结，既郁之久，变病多端。"

（二）对纤维肌痛综合征病因病机的见解

冯师认为本病外因为风寒湿邪痹阻肌肤、腠理，内因则首推情志失调、肝气郁结，分述如下。

1. 感受外邪　为什么与感受外邪有关呢？冯师认为，首先，痹病的基本概念是感受风寒湿外邪引起，在《素问·痹论》中有相应的论述"不与风寒湿合，故不为痹。"《素问·长刺节论》中也说"病在肌肤，肌肤尽痛，名曰肌痹，伤于寒湿。"《灵枢·周痹》中也有云"周痹者，……帝曰：善此痛安生？何因而有名？曰：风寒湿气，客于外分肉之间……""辨证求因，审因论治"就是依据证候来推测其病因,然后依据病因进行治疗。譬如患者出现恶寒发热,身体疼痛,鼻流清涕,中医辨证不是依据患者是否自觉有感受寒邪的过程,而是依据临床表现辨证为风寒感冒。同样,纤维肌痛综合征部分患者可以表现出肢体疼痛,痛无定处,喜暖恶寒,阴雨天加重等症状,也会诊断风寒闭阻的证候;实际上纤维肌痛综合征,感受外邪也是其发病的诱因。

其次,纤维肌痛综合征其中 9 对压痛点有 6 对在身半以上,即在肢体的颈、肩、背及前臂。《素问·太阴阳明论》说:"伤于风者,上先受之。"据此,可以考虑纤维肌痛综合征的发生与外感风邪有关。

2. 情志失调　内伤七情是中医病因学说之一,冯师常常强调情志失调是本病发生发展的重要因素,是导致出现纤维肌痛综合征肌肉疼痛以及诸多临床症状的核心病机。《素问·痹论》说:"阴气者,静则神藏,躁则消亡。"阴气是指五脏之气,人的精神如保持平静状态,五脏就能保持正常的藏神的功能,反之,精神紧张、情绪失调,五脏就不能维持正常藏神的功能,出现神不守舍。冯师认为《素问·痹论》在此提出这句话目的就是强调情志是导致痹病的内在因素,如"淫气忧思,痹聚在心。"清·罗美《内经博议》:"凡七情过用,则亦能伤脏气而为痹。"清·刘默在《证治百问》中说:"抑郁成痹。"《中藏经》提出"气痹"之说,谓:"气痹者,愁忧思喜怒过多……宜节忧思以养气,慎喜怒以全真。"

情志失调致痹,或因肝气抑郁。肝气抑郁,肝失疏泄,气机不畅,气主煦之,气不能温养肢体,可出现肢体疼痛,肢冷不温;气为血之帅,血为气之母,气行则血行,气滞则血瘀,气血瘀滞,则会遍身疼痛。肝气不舒,抑郁日久,气有余便是火,火性炎上,则会出现头痛、目赤、耳鸣、口干咽干等症;肝火扰心则会出现心烦、不寐等症。

情志失调致痹,或因忧愁思虑。思虑伤脾,脾失运化,脘腹胀满,大便溏泄;脾失运化,水湿不化,聚湿成痰,痰气郁结,则见胸闷憋气,咽喉不利等症;脾伤气血化生不足,心神失养,导致神不守舍,则会表现不寐、心悸、健忘、多梦,倦怠乏力,食少纳呆的心脾两虚之候。

3. 其他　冯师认为,除感受外邪和情志失调外,禀赋不足,精血亏虚;肝气素旺,肝火易炽;心脾素虚,性格内向;操劳过度,耗伤正气等;妇女产后,感受外邪等,都可以加重情志失调,进而发病。

（三）辨证论治

冯师基于从肝论治、情志失调理论，临证时尤其重视从肝气不疏、情志失调论治本病，认为常见证候为肝郁气滞以及由肝郁气滞而生的变证，如气滞血瘀和木郁克土而致的肝（胆）胃不和等；此外，外感风寒证则是肢体疼痛、遇寒加重、痛无定处患者的主要证候。冯师还非常重视对患者和家属情绪的疏导，常常鼓励患者，并耐心讲解，使患者及家属能够正确对待疾病，对待情绪问题，减轻患者心理压力，帮助建立战胜疾病的信心，大大有利于本病患者的康复。

1. **外感风寒证**　外感风寒证临床主要症状为肢体疼痛，畏恶风寒，遇寒加重，遇热则缓，或痛无定处，疼痛时轻时重，舌体淡红，苔薄白，脉小弦。治法当为祛风散寒，通络止痛，方药常以《百一选方》中的蠲痹汤化裁，常用药物有羌活、秦艽、防风、当归、川芎、杭白芍、丹参、黄芪、茯神、姜黄、桂枝、葛根等；疼痛重者加延胡索、细辛，颈痛者加葛根、生薏苡仁，不寐者加远志、炒枣仁，头痛者加延胡索、白芷。

2. **肝气郁结证**　肝气郁结证临床表现主要为肢体疼痛，情志抑郁，胸闷气短，胁肋胀痛，善太息，心烦易怒，口干口苦，或纳食不香，脘腹胀满，大便不调，舌体淡红或略黯，苔白，脉弦。治以疏肝理气，通络止痛，常采用《太平惠民和剂局方》逍遥散化裁，常用药为柴胡、当归、杭白芍、白术、茯苓、薄荷、牡丹皮、栀子、防风、延胡索、威灵仙、甘草等；上肢痛甚者加羌活、秦艽，下肢痛甚者加牛膝、续断，不寐者加远志、合欢皮，抑郁重者加菖蒲、郁金，心烦者加黄连、连翘，口干者加生地黄、百合。

3. **气滞血瘀证**　气滞血瘀证临床表现常为肢体疼痛，疼痛夜重，常见夜间痛醒，喜压喜按，痛处不移，伴情志抑郁，睡眠不实，舌体或黯，脉弦细。治以理气活血，通络止痛。方药可选用《医林改错》中的身痛逐瘀汤化裁或血府逐瘀汤化裁，常用药物为：羌活、秦艽、香附、柴胡、当归、赤芍、川芎、红花、桃仁、地龙、全蝎、牛膝等；胸胁满闷者加瓜蒌、枳壳，肢体冷痛者加桂枝、细辛或加制附子，倦怠乏力重者加黄芪、党参。

4. **胆胃不和，痰热内扰证**　胆胃不和，痰热内扰证临床表现常为身体疼痛，不寐多梦，胆怯易惊，心烦意乱，口干口苦，胃脘不适，呃逆恶心，舌质或红，舌苔黄厚或腻，脉滑。治法为理气化痰，清胆和胃。用药常以《千金方》温胆汤化裁：半夏、竹茹、枳实、橘皮、茯苓、远志、延胡索、黄芩、生龙骨、生牡蛎、炙甘草、生姜等；加减：心烦不宁加栀子、黄连，不寐重加炒枣仁或加交泰丸，口干加麦冬、五味子，肢体疼痛甚加羌活、威灵仙，胃脘不适加苍术、厚朴。亦可选用《太平惠民和剂局方》的五积散，或《丹溪心法》的越鞠丸。

五、分期治疗痛风性关节炎经验（刘宏潇撰稿）

（一）急性期湿、热、毒、瘀痹阻关节，治以清热利湿、解毒祛瘀

痛风好发于体胖之"盛人"，急性期多表现为关节突发红肿热痛，常以足部第一跖趾关节受累，即所谓"高粱之变，足生大疔"。先天禀赋不足，后天失养，脾失健运，加之过食膏粱厚味，以致湿热内蕴，兼因外感风湿热邪，或因人素体阳盛，阴液不足，感邪从阳热化，脏腑积热，热郁为毒，热毒气壅于血脉，循于经络，湿、热、瘀、毒留滞经络骨节，气血不能畅道，导致关节局部灼热红肿，痛不可触。正如《诸病源候论》曰："热毒气从脏腑出，攻于手足，手足则焮热，赤、肿、疼痛也。"冯师在汲取前人经验的基础上，结合自己多年临床实践，认为湿、热、毒、瘀之邪，痹阻关节，导致痛风性关节炎急性发作。《素问》曰"热盛则肿"，病机十九条"诸病胕肿，疼酸惊骇，皆属于火"，"诸痛痒疮，皆属于心（火）"，火热之邪痹阻关节，蕴毒日久，发为痹病。金元四大家之一的朱丹溪首先提出痛风病名，在《丹溪心法》中指出，"痛风……四肢百节走痛是也，他方谓之白虎历节风证"。《格致余论·痛风论》曰："痛风者，大率因血受热，已自沸腾，其后或涉冷水，或立湿地，或扇取凉，或卧当风，寒凉外搏，热血得寒，污浊凝涩所以作痛，夜则痛甚，行于阴也。"明代张景岳《景岳全书》曰"自内而致者，以肥甘过度，酒醴无节，或多食酪湿热等物，致令热壅下焦，走注足胫，而日见肿痛"。龚延贤《万病回春》："一切痛风，肢节痛者，痛属火，肿属湿……所以膏粱之人，多食煎炒炙煿酒肉，热物蒸脏腑，所以患痛风、恶毒痈疽者最多。"清·林珮琴《类证治裁》云："痛风，痛，痹之一症也……

初因寒湿风郁痹阴分，久则化热攻痛，至夜更剧。"认为该病属风寒湿郁闭经络，郁久化热，经络筋脉气血阻滞，不通则痛，邪入阴血，故夜间痛剧。《金匮翼》则强调无论是外感六淫之邪，还是内生痰浊瘀血，最终都归结为"毒"，如"历节……亦有热毒注入四肢者，不可不知。"

急性期证见突发关节红肿热痛如燎，以四肢小关节为甚，肢体困重，关节活动受限，兼有发热，有汗不解，心烦，口渴不欲饮，便干尿赤，舌质红，苔黄腻或燥，脉滑数。治以清热利湿、解毒祛瘀，方选当归拈痛汤合四妙丸加味。方中苦参、茵陈为君，大苦大寒，退热泄降，荡涤热湿浊浊；加入金银花、连翘、苍术、土茯苓清热利湿解毒之品，治疗湿热痹阻、热邪久蕴成毒者，能"利湿祛热，入络，搜剔湿热之蕴毒"；生地黄、牡丹皮、丹参、牛膝凉血行血，祛血中伏火；佐以秦艽、秦皮味苦性寒以泄热除湿；威灵仙"性猛急，盖走而不守，宣通十二经络"。诸药合用，使热毒清、湿浊化而瘀血除。其中，关节肿甚者加萆薢、防己、泽泻以利湿消肿；关节局部热甚者加栀子、生石膏、知母以泻热解毒；夜间痛甚者加三棱、莪术以逐瘀通络；伴发热者加柴胡、黄芩以退热；热毒炽盛伤及阴分者加玄参、麦冬以养阴。

（二）间歇期脾失健运、湿浊内生，治以益气健脾、化湿通利

痛风性关节炎急性期过后，关节肿痛已消，进入间歇期。冯师认为，急则治其标，缓则治其本，脾气亏虚为痛风发病之本，脾失健运、湿浊内生为痛风发病之病机关键，此期当以益气健脾、化湿通利为法。

脾主运化，是指脾具有把饮食水谷转化为水谷精微（即谷精）和津液（即水精），并把水谷精微和津液吸收、转输到全身各脏·腑的生理功能。一方面，脾主运化食物，《素问·玉机真脏论》"脾为孤脏，中央土以灌四傍"，饮食物的消化及其精微的吸收、转输都由脾所主；另一方面，脾主运化水湿，脾居中焦，为水液升降输布的枢纽，《内经》曰"饮入于胃，游溢精气，上输于脾，脾气散精，上归于肺，通调水道，下输膀胱，水精四布，五经并行"。脾主运化食物和运化水液两大生理功能，是整个饮食物代谢过程的中心环节；脾运化食物及运化水液的功能失司，可导致嘌呤代谢紊乱和尿酸排泄障碍，发为痛风。痛风患者多有先天禀赋不足，或素体脾虚，或年迈脏气

日衰，若加之饮食不节，沉溺醇酒，过食膏粱厚味，长此以往，致脾失健运、升清降浊无权，肾乏气化而分清别浊失司，于是水谷不归正化，湿邪随之而生，滞留血中则瘀结为患，正所谓"诸湿肿满，皆属于脾"。此外，从经络循行理论分析，痛风好发于足第一跖趾关节，恰为足太阴脾经所循；脾健则经络运行畅通，湿浊之邪难以留滞；脾虚则经气不利，邪浊易于留滞而发病。

间歇期患者关节已无明显肿痛，周身无明显不适，表现为高尿酸血症，舌淡胖苔白，脉沉细。此期热毒之邪虽解，湿浊之邪缠绵，当以益气健脾、化湿通利，方选四君子汤加味。方中黄芪为君，直入中土而行三焦，内补中气，鼓舞气机，使脾旺而复其运化之职；中焦脾土健旺，纵有留湿，亦可益气祛邪，寓泻于补，相辅相成。臣以党参、茯苓、白术补益中州，健脾化湿；苍术、薏苡仁、泽泻疏泄阳明之湿、祛除秽浊恶气。佐以厚朴、陈皮、枳壳行气，令气畅而湿行；莪术破气中之血，丹参凉血祛瘀，共奏清血中伏火之功。若关节肿胀已消，仍有关节疼痛者加威灵仙、桑枝以通络止痛；形体肥胖、痰浊壅盛者加全瓜蒌、决明子以化痰泄浊去脂；合并肾结石者加石韦、海金砂、金钱草以化石通淋。

（三）慢性期痰瘀胶着、虚实夹杂，治以健脾益肾，化浊排毒

急性痛风性关节炎反复发作，或治疗不当，最终进展为慢性痛风性关节炎，痛风石多在起病10年后出现，是病程进入慢性期的标志。湿浊毒邪留滞血中，不得泄利，积滞日久，致痰浊内生、血脉瘀阻，并损及他脏。一方面，痰瘀互结、闭阻经络，深入骨骸则致关节肿胀、疼痛、僵硬、畸形，久之痰浊瘀腐则见溃流脂浊；痰湿瘀结胶着于肢体及耳轮，变生痛风石。另一方面，病久不愈损伤肾脏，致脾肾阳虚，脾虚则运化无权，湿浊不能排泄，湿浊积蓄；肾虚则气化不利，不能通调水道，分清别浊，致浊毒淤积，甚则发为关格之变。另外，痰湿瘀阻脉道，血流不畅，甚至脉道闭涩，故痛风患者常伴发高血压、高脂血症、动脉硬化、冠心病和糖尿病等病，使病情逐渐加重，缠绵难愈。

因此，慢性痛风性关节炎虚实夹杂，当以扶正祛邪，标本兼治。治疗上重在健脾益肾，化浊排毒，方选四君子汤合肾气丸加味。方中四君子党参、

白术、茯苓、甘草补气健脾；肾气丸温补肾气，其中地黄、山茱萸、淮山药补益肾精而摄纳精气，泽泻、牡丹皮、茯苓渗利水湿、泄湿浊，附子、桂枝温补脾肾之阳，且湿为阴邪，得温则化，得阳则宣。配以金银花、连翘、土茯苓以解久郁之热毒，白芥子、夏枯草化痰散结，三棱、莪术逐瘀通络。诸药相合，共奏扶正祛邪之功。关节痛甚者可加全蝎、蜈蚣以搜剔窜透，使浊去凝开，气通血和而经络通畅；关节畸形者可加伸筋草、木瓜以舒筋通络，改善关节功能；水湿泛滥、下肢肿甚者可加猪苓、大腹皮以利水消肿；心脉痹阻、胸闷心悸者，可加丹参、红花以祛瘀通络。

[治验举例]

路某，男，67岁，2011年3月11日收入我院风湿科病房。入院时双足、双手多关节及左膝、右肘关节红肿热痛，痛不可触，伴发热，体温38～38.5℃，大便秘结，双手、双足多处痛风石形成，舌红苔黄厚，脉滑数。既往痛风20余年，糖尿病7年，长期饮酒，每日250ml左右。化验室检查血常规：白细胞$9.8×10^9$/L，血小板$560×10^{12}$/L；尿常规：pH 5.5，蛋白150mg/dL；生化：血尿酸682mmol/L，血糖9.2 mmol/L，血肌酐170μmol/L，尿素氮5.47mmol/L，甘油三酯5.47mmol/L，总胆固醇7.86mmol/L，血沉86mm/h，CRP 72mg/L。入院后先后予美洛昔康、洛索洛芬钠、吲哚美辛缓释片以抗炎退热，联合盐酸曲马多缓释片以镇痛，静脉滴注痰热清以清热解毒退热，但发热及关节肿痛均无明显改善；在积极控制血糖基础上，给予复方倍他米松1ml肌内注射，发热未退，关节肿痛稍减，3天后再次加重。遂请冯师会诊，辨证为热毒炽盛、气血两燔证，给予清瘟败毒饮原方，水煎服，日1剂。服用3天后，关节肿痛明显减轻，发热退。继服一周，巩固疗效，病情稳定，好转出院。

按：清瘟败毒饮出自《疫疹一得·疫疹诸方》，"治一切火热……不论始终，以此为主"，"此十二经泄火之药也"。该例患者为慢性痛风性关节炎，根据该阶段的发病特点，治当扶正祛邪、健脾益肾、化浊排毒，但入院时以关节红肿热痛、发热、大便干结、舌红苔黄厚、脉滑数为主要临床表现，急则治其标，给以清瘟败毒饮以清气凉血、泻火解毒，获良效。因此，临床诊治虽强调分期辨证施治，但亦需临证灵活变通，以免犯虚虚实实之戒。

六、系统性红斑狼疮蛋白尿治疗经验（葛琳、贾莉、周颖、冯兴华撰稿）

（一）病因病机

系统性红斑狼疮（SLE）是一种累及多系统的自身免疫性疾病，多见于青年育龄期女性。蛋白尿是 SLE 所致狼疮肾炎（lupus nephritis，LN）中最常见的临床症状。

冯师认为 SLE 所致的蛋白尿，其病机与 SLE 肾阴亏虚这一基本病机一脉相承。SLE 多见于青年女性，《素问·上古天真论》云："女子二七而天癸至，任脉通，太冲脉盛，月事以时下。"壬癸同属于肾，壬属阳，癸属阴，天癸乃肾阴精所化生，是女性月经的物质基础，精血互化，乙癸同源，阴血亏精亦伤，所以女性容易由于经血失调导致肾阴亏虚，若复加先天禀赋不足，或劳倦内伤，或感受外邪，或情志不遂，阴精暗耗，则肾阴虚损逾甚。肾主藏精，主二便，肾虚失于固涩，肾之精微失摄而致蛋白尿。故 SLE 蛋白尿的基本病机为肾阴亏虚。

蛋白质为人体水谷精微所化，正如《素问·经脉别论》中所云："饮入于胃，游溢精气，上输于脾，脾气散精，上归于肺，通调水道，下输膀胱，水精四布，五经并行……"脾为后天之本，人之水谷精微的正常生理功能有赖于脾之运化，若忧愁思虑，劳倦日久，饮食不节以致脾失于运化，则精微之物不能正常输布至肢体脏腑，甚则随尿液下泄而成蛋白尿。脾气不足，运化失司，水谷精微不能上归于肺，则肺气亦虚，卫外不固，故 SLE 蛋白尿患者常伴见乏力气短，容易外感等症状。故脾气亏虚为 SLE 蛋白尿的主要病机。

（二）辨证论治

针对系统性红斑狼疮蛋白尿的脾肾亏虚的病机，冯师临证以益肾健脾，脾肾并重为其基本治法。

1. **滋阴益肾** 冯师认为治疗 SLE 蛋白尿应以补肾阴为主，如有畏寒肢冷、舌淡胖等阳虚之象者，可加用菟丝子、沙苑子等偏温之品而慎用肉苁蓉、淫羊藿等壮阳之药。方剂常用六味地黄丸、左归丸、二至丸化裁治疗。常用药物有熟地黄、生地黄、山茱萸、枸杞、女贞子、墨旱莲、山药等。以上诸药均能益肾填精以补肾阴之亏虚。其中熟地黄、枸杞兼可补血。山茱萸、菟丝子、沙苑子等药均有固涩收敛的作用，用治蛋白尿尤为合拍。生地黄、女贞子性偏凉，而菟丝子、沙苑子偏温，合而用之则无寒温之弊。

2．**益气健脾** 救脾者，必本于阳气，当升而举。故方药以补中益气汤、四君子汤、玉屏风散化裁。常用黄芪、党参、炒白术、茯苓、黄精、山药等药。其中黄芪、党参、炒白术、茯苓、山药均能益气健脾补肺，"脾安则土为金母"可培土生金补肺气，"金实水源……水安其位"，是谓"金水相生"。黄精、山药则既能补脾，又可益肾。

3．**固精收涩** 治疗系统性红斑狼疮蛋白尿除以益肾健脾治其本，尚需以固精收涩治其标。冯师常合用水陆二仙丹（芡实、金樱子）及莲须。水陆二仙丹中之芡实，《本草求真》言其"味甘补脾……味涩固肾……而使遗带小便不禁皆愈"。《本草备要》言金樱子"酸涩，入脾肺肾三经，固精秘气"。二者均为固精收涩之要药。

4．**兼证加减** 若阴虚有热，见舌红口干、五心烦热者加黄柏、知母清热坚阴；舌苔黄厚者加黄芩、萆薢、苍术、厚朴清热化湿，舌质黯加丹参、鬼箭羽活血通络不留瘀。

［治验举例］

代某，女，29岁，2017年7月3日初诊。

主因反复泡沫尿3年就诊。患者3年前无明显诱因出现小便有泡沫，于当地查ANA（＋），ds-DNA（＋），尿蛋白阳性。肾穿刺活检病理为Ⅱ型系膜增生型。初始予泼尼松60mg/d（后逐渐撤减，就诊时减量至12.5mg/d）；硫酸羟氯喹200mg/次，每日2次；吗替麦考酚酯500mg/次，每日2次。患者规律用药3年，尿蛋白无明显减少，2017年6月29日外院查24小时尿蛋白定量：4.19g。遂至冯师处寻求中医治疗。初诊时患者症见：口干，乏力，无头痛，少量脱发，无皮疹，无口腔溃疡。纳可，大便调，小便有泡沫。舌红苔薄白，脉沉细。西医诊断：系统性红斑狼疮，狼疮肾炎，蛋白尿；中医诊断：风湿痹病，阴阳毒，脾肾亏虚。治以益肾，健脾，涩精。

处方：炙黄芪30g，党参10g，炒白术10g，茯苓10g，熟地黄15g，山茱萸10g，枸杞10g，菟丝子10g，山药30g，五味子6g，黄柏10g，知母10g，牡丹皮10g，芡实30g，金樱子10g，玉米须15g。14剂，水煎服，日

1剂。西药药物及剂量不变。

2017年7月17日二诊：患者小便中泡沫减少，仍感乏力，多汗，睡眠欠安；24小时尿蛋白定量：0.46g，尿常规Pro（－）。血常规、肝肾功（－）。舌质红苔薄，脉细滑。患者尿蛋白明显减少，继以益肾健脾涩精为法，原处方加用煅牡蛎30g，浮小麦30g，固涩敛汗，炒枣仁30g宁心安神。14剂，水煎服，日1剂。西药药物及剂量不变。

2017年8月14日三诊：患者精神可，小便清，无泡沫，无乏力，汗出正常。牙龈偶有出血。尿常规：Pro（＋－）；24小时尿蛋白定量0.26g。舌暗红苔薄，脉沉细。此诊患者尿蛋白进一步减少，已无多汗症状，复投初诊之剂，但以生地黄易熟地黄，以增清热凉血之力。14剂，水煎服，日1剂。西药药物及剂量不变。

2017年10月13日四诊：患者小便清，大便干，偶有牙龈出血。余无不适症状。2017年10月12日尿常规（－），肝肾功（－）。24小时尿蛋白定量：0.156g。舌红苔薄，脉沉细。患者牙龈出血，大便干，前方生地加至30g加强清热滋阴凉血之力。西药醋酸泼尼松减量至10mg/日。其余药物及剂量不变。

2017年12月15日五诊：患者一般情况好。现服用泼尼松10mg/d，吗替麦考酚酯0.75/d，已自行停用硫酸羟氯喹。舌红苔少，脉沉细小滑数。2017年12月14日24小时尿蛋白：0.06g；肝肾功、血常规（－）。

处方：炙黄芪30g，太子参15g，炒白术10g，茯苓15g，山药15g，生地黄30g，麦冬10g，山茱萸12g，女贞子10g，枸杞10g，菟丝子10g，黄柏15g，知母10g，蒲公英15g，丹参15g，玉米须15g，杭白芍15g，炙甘草10g。继服14剂，每2日1剂。

按：此患者经正规激素联合免疫抑制剂治疗，3年未能达到诱导缓解的目标。就诊时24小时尿蛋白定量超过4g。中医辨证为脾肾亏虚证。冯师以黄芪合四君子汤为主方益气健脾，以熟地黄、山茱萸、菟丝子、枸杞子滋补肾阴。知母、黄柏清热利湿解毒。佐以收涩之品芡实、金樱子、玉米须固精缩尿。病程中患者出现大便干结，牙龈出血，冯师以生地黄易熟地黄，取其清热滋阴凉血之用。在此患者的治疗过程中，冯师明辨其病因病机为脾肾亏虚，阴虚内热。遵循治病必求于本之原则，用药紧扣益气健脾，滋阴补肾大法，兼顾清热利湿固精。主次分明。使肾精得固、脾气得复，水谷精微得以濡养脏腑。患者 24 小时尿蛋白定量就诊之初为 4.19g，半年后逐渐下降至 0.06g（正常），病情达到完全缓解，效如桴鼓。

七、瘀血痹治疗经验（马桂琴、冯兴华、何夏秀、刘宏潇撰稿）

风湿病的病因病机较复杂，瘀血作为病理产物同时又作为致病病因加重了风湿痹病的病情。冯兴华教授认为瘀血作为致病因素和病理产物贯穿了以关节病变为主要表现的风湿病，对造成内脏损害的风湿病瘀血在某些疾病的发展阶段也起到很重要的作用。瘀血痹的关节表现为，关节刺痛，固定不移，疼痛夜甚，拒按，关节面色暗，同时伴有目眶色黯黑，面色青灰，口唇紫暗，舌下络脉迂曲怒张等。瘀血往往同时与痰浊并见谓之痰瘀痹，证见关节畸形，肿胀，屈伸不利，并伴有痰核，硬结，瘀斑等。

（一）瘀血致痹与肝气痹

瘀血痹是基于中医气血理论而提出的。瘀血痹是肝气痹进一步发展的结果。早在《素问·痹论》就指出"淫气忧思，痹聚在心"，《中藏经》也说："气痹者，愁忧思喜怒过多，则气结于上……宜节忧思以养气，慎喜怒以全真，最为良矣。"明·李梴《医学入门》："周身掣痛麻木者，谓之周痹，乃肝气不行也。"冯教授继承前贤思想，进一步提出痹病非独由风寒湿诸邪气而导致，同时发展了叶氏理论，认为瘀血于风湿病而言，无论在经在络均可导致瘀血痹的产生。

（二）辛香行气法治疗瘀血痹

冯兴华教授认为，从分析瘀血痹的代表方剂可以充分体会到瘀血痹的治法。王清任身痛逐瘀汤（《医林改错》）来源于趁痛散（《丹溪心法》）。处方中有川芎、当归、桃仁、红花、五灵脂、没药、牛膝、地龙等活血化瘀的药物，配伍香附、羌活、秦艽。其中香附以行气为见长，《本草正义》谓"香附，其甚烈，香气颇浓，皆以气用事，故专治气结为病"，本方用香附意在行气，推动血行。方中用羌活、秦艽过去认为是治疗痹病用以祛风除湿，老师认为羌活、秦艽尚有行气之功，乃是由于羌活、秦艽两味药都是辛味之品，辛味能行能散，在大队的活血化瘀的药物中更加羌活、秦艽可以增强本方行气的功能，如果身痛逐瘀汤无羌活和秦艽就不能称之为身痛逐瘀汤了。

同时冯兴华教授认为行气主要是行肝之气，以行肝气法治疗气滞血瘀证，是因为肝主疏泄，主全身的气机调畅。如身痛逐瘀汤用香附理气，香附入肝经，行肝气。再如李东垣之复元活血汤（《医学发明》）治疗跌堕，恶血结于胁下，方中用柴胡其用意一是引药入肝经，二是行气，因柴胡是肝经第一要药，疏肝理气，也是行肝气；另外从王清任之血府逐瘀汤（《医林改错》）方中内含四逆散，意在疏理肝气，调畅气机。因此更加可以清楚地体会行气化瘀的行气是疏肝气，行肝气。

［治验举例］

王某，女，47 岁。2010 年 8 月 13 日初诊。

主诉：四肢多关节肿痛 1 年余，加重 1 个月。现病史：患者 1 年前劳累、受凉后出现双手多关节肿痛，服用芬必得后症状渐缓解。其后 1 年间，反复发作全身多关节肿痛，外院诊断为"RA"，给予氨甲蝶呤口服每次 10mg，每周一次，雷公藤多苷口服每次 20mg，每日三次，服用三个月后出现肝损害，自行停药。刻下症：双腕关节及双近侧指间关节（PIP）、掌指关节（MCP）周围皮温高，右肘关节肿痛，屈曲不能伸直，晨僵 > 2h，乏力，纳呆。舌红苔黄厚，脉滑数。化验室检查，ESR 49mm/h，H-CRP 45.97mg/L，RF 362IU/ml，抗环瓜氨酸肽抗体（CCP）2 978IU/L。西医诊断：类风湿关节炎。中医诊断：痹病，风挟湿热，痹阻关节。治以祛风清热利湿、活血通络。方选身痛逐瘀汤加减。

处方：羌活 10g，秦艽 10g，防风 10g，金银花 30g，连翘 15g，土茯苓 30g，苍术 12g，生薏苡仁 30g，当归 12g，赤芍 15g，丹参 30g，红花 10g，乌梢蛇 15g，生黄芪 45g，生甘草 6g。水煎服，日 1 剂。同时加用雷公藤多苷口服每次 20mg，每日三次。

9 月 20 日二诊，关节肿痛明显减轻，右肘关节已能伸直，晨僵 < 1 小时，乏力减，口干，腰膝酸软，舌红苔薄黄，脉细数。仍守上方，减萆薢、防己，加骨碎补 15g，枸杞子 10g 以补益肝肾。

11 月 2 日三诊，关节肿痛基本消失，右腕关节稍肿，余无关节肿痛，舌淡红苔薄，脉细数。化验室检查，ESR 27mm/h，H-CRP 7.2mg/L，血尿常规及肝肾功能均正常。上方继服 30 剂，以巩固疗效。

按语：此病例有如下特点，关节红肿热痛，舌红苔黄厚腻，脉滑数，伴有血沉、C 反应蛋白等炎症指标增高，属活动期湿热阻络证候，按照通行的方法，首选清热利湿法治疗，但冯教授认为，类风湿关节炎西医病理属于滑膜的恶性增生，血管翳的侵蚀导致软骨及骨的破坏，属于瘀血痹的范畴，所以必须用活血药，在方剂的选择上也可以行气逐瘀之身痛逐瘀汤配伍清热利湿的药物，本例在中西合参把握病理的基础上，方药丝丝入扣，因此取得了很好的疗效。

冯兴华教授运用辛香行气法治疗瘀血致痹的思想来源于对经典的传承体悟和多年的临床实践，来源于对疾病病理的中医、西医的把握，启示我们理论的传承、经典的学习与临床实践为提高中医学术水平的必然途径，二者相辅相成绝不可分割。

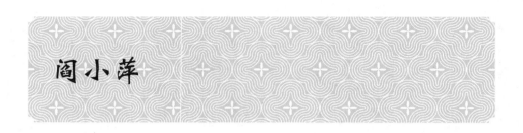

📇【个人简介】

阎小萍，女，1945 年生，北京中日友好医院中医风湿病科主任医师、教授。首届全国名老中医焦树德教授学术经验继承人、全国名中医、全国第四批、第五批、第六批、第七批老中医药专家学术经验指导老师，北京市首都国医名师。兼任中国民族医药学会风湿病分会会长，世界中医药学会联合会骨质疏松专业委员会会长，北京中西医结合学会风湿病专业委员会名誉主任委员。主编《焦树德临证百案按》《焦树德学术思想临床经验综论》AS 等医学专著 10 余部，获中国中西医结合学会科学技术一等奖 1 项、北京市科技进步二等奖 1 项、中华中医药学会科学技术三等奖 2 项。

📖【经验集粹】

一、强直性脊柱炎治疗经验（孔维萍、阎小萍撰稿）

（一）创立强直性脊柱炎"大偻"中医病名及辨证论治体系

强直性脊柱炎曾被归属于痹病、顽痹、肾痹等范畴，以往并无相应的中医病名及独立的辨治体系。阎小萍教授秉承恩师焦树德教授旨意，认为 AS 中医病名应归为"大偻"。"大偻"之名出于《黄帝内经》："阳气者……开阖不得，寒气从之，乃生大偻。"偻字《辞源》注："曲背。"《简明中医辞典》注："背偻又称伛偻，大偻。俗称驼背。指背部高耸，脊椎突出，腰不伸的症状。"因此，大偻乃指一种背部弯曲的疾病。阎小萍教授认为"曲背"之

"曲"字，还可含有当直不直而屈曲或当屈不屈而僵直的双重含义。"大"字含义有二，一指病情深重，二指脊柱乃全身最大的支柱。因此，"大偻"乃主指一种病情深重的、脊柱屈曲或僵直的疾病，或见腰弯、背突、颈重、形体羸弱等临床表现，甚者还可见"尻以代踵，脊以代头"等残疾之象。阎小萍教授在继承焦树德教授学术思想基础上，提出大偻的病因病机为肾督正气不足，风寒湿热诸邪深侵肾督而至。督脉行于脊背通于肾，总督人身诸阳，督脉受邪则阳气开阖不得，布化失司。肾藏精主骨生髓，肾受邪则骨失淖泽，且不能养肝荣筋，血海不足，冲任失调，脊背腰胯之阳失布化，阴失营荣，加之寒凝脉涩，必致筋脉挛急，脊柱僵曲可生大偻之疾；或因久居湿热之域及素嗜辛辣伤脾蕴湿，化热交结，湿热之邪乘虚入侵痹阻肾督，阳之布化失司，阴之营荣失职，湿热蕴结，伤骨则痹痛僵曲而不遂，损筋则"软短""弛长"而不用，亦可生大偻之疾；或因肾督虚，邪气实，寒邪久郁，或长服温肾助阳药后阳气聚旺，邪气从阳化热，热盛阴伤，阳之布化受抑，阴之营荣伐源，筋脉挛废，骨痹病僵，还可生大偻之疾。若兼邪痹胸胁、筋骨、四肢关节，而见胸胁痛不展，肢体关节肿痛僵重，屈伸不利等等。此外，膀胱、肝、胆、脾、胃、冲、任、带、阳跷、阴跷、阳维、阴维等经脉循行与肾督相贯通，且各经脉又通过众多的交会穴而息息相联系，因而病变不仅表现在肾督，还会波及肝、脾、肺、肾、心、胃、肠、膀胱等脏腑和殃及目、口、前后二阴等窍而产生病变。

2008年阎小萍教授首次提出了"以寒热辨证为纲要"的辨治体系。

1. **肾虚督寒证** 证候特点：腰骶、脊背、臀疼痛，僵硬不舒，牵及膝腿痛或酸软无力，畏寒喜暖，得热则舒，俯仰受限，活动不利，甚则腰脊僵直或后凸变形，行走坐卧不能，或见男子阴囊寒冷，女子白带寒滑，舌黯红，苔薄白或白厚，脉多沉弦或沉弦细。治法：补肾强督，祛寒除湿。方药以补肾强督祛寒汤加减；主要药物：狗脊，熟地黄，骨碎补，制附片，鹿角霜，杜仲，桂枝，白芍，知母，独活，羌活，续断，防风，威灵仙，川牛膝，穿山甲（土鳖虫代）等。

方解：狗脊性温，味苦、甘，归肝、肾经，有补肝肾，壮腰膝之功效；熟地黄味甘，性微温，归肝、肾经，能填精补血，补肾养肝；骨碎补味苦，性温，归肝、肾经，有补骨祛瘀强骨之效，三者共为君药。制附片为性温之品，能温补肾阳，祛寒邪；鹿角胶性温，能补督脉，养精血，两者共为臣药。杜仲、续断两者补肝肾，强筋骨；羌活主治督脉为病脊强而厥，独活搜少阴伏风，羌活与独活两药相配，可祛一身上下之痹；桂枝和营卫，通经络，助阳气；白芍配桂枝和营卫；知母滋肾阴清热，以防热药燥血生热；防风散风寒，胜湿邪，并能杀附子毒；威灵仙通十二经，祛风邪共为佐药。川牛膝活瘀益肾，炙山甲（土鳖虫代）通经络，两者都可引药直达病所，共为使药。

临证加减：寒甚者应加大助阳散寒止痛的力量，可加制川乌、制草乌、干姜、七厘散；项背寒痛者，可加重羌活用量、并加炙麻黄以散寒邪，止厥痛；若关节沉痛僵重，舌苔白厚腻者，去熟地黄，加片姜黄、炒白芥子、生薏苡仁以活血除痹；久病关节僵直不能行走，或腰脊坚硬如石者，可加透骨草、寻骨风、自然铜（先煎）（代虎骨）及泽兰、甚者可再加急性子。若服药后出现大便溏稀者可去或减少川牛膝用量，加白术并以焦、炒为宜，以顾护脾胃。

［治验举例］

王某，男，26岁，首次就诊日期2013年8月26日。主诉腰骶部、双膝疼痛2年。患者2年前受凉后出现腰骶部疼痛，对症治疗，症状时轻时重，1年半前出现右膝关节肿痛，皮温不高，当地医院予止痛、静脉滴注青霉素治疗后，症状减轻。5月前因劳累出现腰骶部疼痛加重，夜间痛甚，臀部深处疼痛，就诊于外院，查腰椎、骶髂关节X线片示：方形锥，双侧骶髂关节虫蚀样改变。给予柳氮磺吡啶每次0.75g，每日两次，症状未见明显减轻。现症见：腰骶部、双臀部深处疼痛，双髋、鼠蹊部疼痛，行走尤著，交替发作，纳差，畏寒喜暖，四肢不温，大便2~3次/d，小便可。舌黯红，白苔，少津，脉沉弦细，尺弱。

西医诊断：强直性脊柱炎。

中医诊断：大偻（肾虚督寒证）。

治法：补肾强督、祛寒除湿、活血通络。

方药：补肾强督祛寒汤加减。

骨碎补18g、补骨脂12g、续断30g、桑寄生30g、鹿角霜10g、狗脊30g、羌活15g、独活12g、桂枝10g、赤芍12g、防风20g、秦艽15g、片姜黄 12g、桑枝 20g、炙延胡索 20g、青风藤 30g、生杜仲 20g、熟地黄 20g、焦白术 15g、砂仁 10g、炙山甲 10g。14 剂，水煎服。

二诊腰背疼痛明显减轻，双髋关节仍有疼痛，左侧为重，活动后缓解，晨僵，右膝关节偶有疼痛，睡眠欠佳，饮食可，大便溏，2～3 次/d，小便可，舌淡红略黯白苔，脉沉弦细。调方为：骨碎补 18g、补骨脂 12g、续断 30g、桑寄生 30g、鹿角霜 10g、熟地黄 20g、狗脊 30g、羌活 15g、独活 12g、桂枝 10g、赤芍 15g、防风 15g、片姜黄 12g、桑枝 25g、炙延胡索 25g、青风藤 30g、生杜仲 25g、茯苓 30g、豨莶草 15g、沙苑子 15g、女贞子 10g、土鳖虫 10g、泽兰 20g。14 剂，水煎服。

服药后患者症状明显减轻，随后继续服药 1 年，诸症已消，用最后一次处方改为丸药治疗。

按：本例患者大偻之病，乃肾督脉亏虚，寒湿之邪深侵而至。治以补益肝肾，强督健骨，散寒除湿。肾督相通，肝肾同源，故阎小萍教授治疗大偻强调重用补益肝肾，强督之药。此例方以补肾强督祛寒汤加减，方中以狗脊、熟地黄、鹿角霜、续断、桑寄生、杜仲、女贞子等共凑补益肝肾，通督脉、强筋骨之功。阎小萍教授补益肝肾强调阴阳双补为法，以阳中求阴，阴中求阳，阴阳互化，阴阳互根。孤阴不生，独阳不长，阴阳相合，才能生生不息，而使肝肾得以充养，精血相互化生，振督脉阳气，扶正以祛邪。

2. **肾虚湿热证** 证候特点：腰骶、脊背、臀酸痛、沉重、僵硬不适、身热不扬、绵绵不解、汗出心烦、口苦黏腻或口干不欲饮，或见脘闷纳呆、大便溏软，或黏滞不爽，小便黄赤或伴见关节红肿灼热焮痛，或有积液，屈伸活动受限，舌质偏红，苔腻或黄腻或垢腻，脉沉滑、弦滑或弦细数。治法：补肾强督，清利湿热。方药：补肾强督清化汤加减。主要药物：狗脊，苍术，炒黄柏，牛膝，薏苡仁，忍冬藤，桑枝，络石藤，白蔻仁，藿香，防风，防己，萆薢，泽泻，桑寄生，穿山甲（土鳖虫代）等。

方解：方中君药为狗脊，以达补肝肾，入督脉、壮腰膝、利俯仰之效。配苍术、黄柏、牛膝共为四妙以清热燥湿；配生薏苡仁利湿舒筋，共为臣药。忍冬藤、桑枝、络石藤三药共奏祛风除湿，通络止痛，清热凉血之效。内有湿邪，当用白蔻仁、藿香化湿和胃；防己、萆薢、泽泻利湿祛浊；防风散风寒，胜湿邪；桑寄生补肝肾，强筋骨，祛风湿，共为佐药。炙山甲（土鳖虫代）通经络，引药直达病所，为使药。

临证加减：若关节红肿热痛兼有积液，活动受限甚者可加用清热利湿祛浊之品，如茯苓、猪苓、泽兰、白术、寒水石，若脘闷纳呆甚者，可适当加用健运中焦理气之品，如佩兰、砂仁、川朴；若低热，五心烦热可加青蒿、炙鳖甲、龟甲、知母，并加重土鳖虫用量；若腰背项僵痛、俯仰受限可加白僵蚕、伸筋草、葛根、羌活。若口黏、胸闷、咽中黏痰频频者加苏藿梗、杏仁、茯苓、化橘以化痰祛湿；若腹中不适、便意频频、大便黏滞不爽者加焦槟榔片、炒枳壳、木香、乌药，以健运中焦。

[治验举例]

郭某，女，31 岁，首次就诊日期 2012 年 12 月 10 日。主诉：腰痛及双髋交替疼痛 6 年余，伴双踝肿痛 5 个月。患者 6 年前受凉后出现腰骶痛及双侧臀部深处交替疼，并逐渐出现肩背疼痛，曾服用布洛芬对症治疗。近 5 个月患者因劳累出现双踝肿痛。2012 年 11 月 22 日于我院西医门诊查 HLA-B27（＋），ESR 38mm/h，CRP 36.5mg/L，骶髂关节 CT 示：双侧关节面毛糙，局部间隙变窄，诊断为 AS，予柳氮磺吡啶、美洛昔康等治疗，服用一周因过敏反应停药。后至我科门诊就诊，现症见：双踝关节肿痛红热，右肩疼痛，双侧臀部深处疼痛，偶有干咳，无发热、畏寒，自汗，无眼干口干，纳可，眠差，多梦易醒，二便调。舌淡红略黯苔白，脉沉略弦滑。

西医诊断：强直性脊柱炎。

中医诊断：大偻（肾虚湿热证）。

治法：补肾强督、清利湿热、通络止痛。

方药：清热补肾强督清化汤加减。

苍术 10g、焦白术 10g、知母 15g、炒黄柏 10g、怀牛膝 15g、青风藤 25g、防风 15g、桑枝 25g、伸筋草 25g、忍冬藤 30g、寒水石 30g（先煎）、土鳖虫 10g、络石藤 25g、豨莶草 15g、郁金 15g、葛根 25g、海桐皮 15g、鹿角霜 10g、羌活 15g、独活 12g、徐长卿 15g、狗脊 25g、制延胡索 20g，14 剂，水煎服。

二诊患者诉脊背酸痛，颈项僵痛，腰骶及双髋部疼痛已缓解，双踝关节疼痛、肿胀减轻，久站或久坐后双踝肿胀加重，余关节无疼痛，无明显畏寒，多汗，纳谷欠馨，眠可，大便溏，小便正常，舌淡红略黯白苔有瘀斑，脉略弦滑。调方如下：秦艽 20g、焦白术 15g、知母 20g、制延胡索 25g、徐长卿 15g、青风藤 30g、防风 15g、桑枝 30g、伸筋草 30g、忍冬藤 30g、狗脊 30g、土鳖虫 10g、络石藤 30g、豨莶草 15g、郁金 15g、葛根 30g、海桐皮 15g、鹿角霜 10g、羌活 15g、独活 12g，14 剂。后患者双踝肿痛缓解，腰背部疼痛明显减轻。后随诊服药半年，诸症已消。

按该患者肾督亏虚为本，虽病初因感寒湿而发，但病久邪气郁而化热，热与湿相搏，湿性趋下，易袭阴位，故见足踝肿痛红热，邪气化热伤肺阴，故见干咳，阴虚火旺，热扰心神而见夜寐不安，多梦易醒，寒邪阻碍阳气而见畏寒，阳虚不能固表故见汗出多，邪气郁久，气血阻滞而留瘀，故见舌黯之象。方以补肾强督清化汤加减，注重在补益肾督阳气之时，同时兼顾清热利湿。因患者下肢关节红肿热痛为主，故予三妙以清热燥湿。此外所用祛风湿药大多以寒凉药性为主，如青风藤、忍冬藤、豨莶草，或平性药如桑枝、海桐皮以助清热利湿消肿。并应用寒水石、知母，入肾经，清热泻火。因方中寒凉药物众多，故以焦白术、徐长卿健脾胃，不忘顾护脾胃之则。

（二）重视补肾壮骨法在强直性脊柱炎治疗中的应用（孔维萍、阎小萍撰稿）

阎小萍教授认为大偻病因病机为肾督阳气不足，复因风寒湿热诸邪（尤其是寒湿偏重者）深侵肾督而致，并指出肾受邪则骨失淖泽，脊柱僵曲可生大偻之疾，在临床治疗强直性脊柱炎的过程中特别注重补肾壮骨法的运用。阎小萍教授认为大偻各型病症虽有异同，但均以肾督亏虚为本，肾督亏虚易受邪侵，外邪侵袭更可加重肾督亏虚。肾精不足，则髓无以化生，髓不足，则骨失其养。且肾精不足无以化生肾阳、肾阴，肾阳不足，肾失温煦，骨之生长失其动力；阴不足，骨失濡养，而质松质脆。所以各型均可见骨痹病僵，仰俯不能。经我们临床观察，强直性脊柱炎骨质疏松、骨量减少的发生率分别为 42.27%、37.11%。这种骨量的丢失随病情进展而加重，是造成强直性脊柱炎患者脊柱压缩性骨折，髋关节骨折的重要因素，其发生隐匿，有较高的致残率及病死率，严重影响本病的预后。因此，阎小萍教授主张将补肾壮骨法贯穿于强直性脊柱炎各证型治疗的始终，以体现治病求本，扶正以祛邪的中医治疗优势和特点。

临床上多选用的药物有金狗脊、熟地黄、淫羊藿、鹿角、骨碎补、补骨脂、杜仲、续断、桑寄生、鹿衔草等。其中金狗脊补肝肾、入督脉、强机关、利俯仰,《名医别录》言之"坚脊,利俯仰";熟地黄补肾填精,《本草纲目》言之"填骨髓,长肌肉,生精血,补五脏内伤不足,通血脉";淫羊藿温肾壮阳、除冷风劳气,《本草正义》言之"禀性辛温,专壮肾阳……益气力、强志、坚筋骨,皆元阳振作之功";鹿角主入督脉、补肾强骨、壮腰膝;骨碎补祛骨风、疗骨痿、活瘀坚肾,《雷公炮制药性解》言之"温而下行,专入肾家,以理骨病";补骨脂温肾壮阳,治腰膝冷痛;《开元本草》言之"治五劳七伤,风虚冷,骨髓伤败……";杜仲补肾壮腰、强筋健骨,直达下部筋骨气血;续断补肝肾、续筋骨、疗绝伤、理腰肾;桑寄生除风湿、助筋骨、益肝肾、强腰膝;鹿衔草补虚、益肾、祛风除湿,诸药随证配合应用共奏补肾壮督强骨之功。此外,因补骨壮骨之药大多性偏温热,易助阳化火伤阴,故如临床见有口干、咽燥、舌红等化热之势者常配伍知母、黄柏等以泻火滋阴。

另临床随证加减,如遇肾虚督寒证者,主要症见畏寒喜暖,疼痛剧烈,得热则舒,舌苔白、脉多沉弦或沉弦细,可加大温肾助阳,祛风散寒之力,常选用制附片、桂枝、威灵仙等;如遇邪郁化热证者,症见无畏寒反喜凉爽、口干、咽燥、发热或午后低热,甚或关节红肿热痛,舌质红,苔黄,脉多沉弦细数,可酌加清热之品,常选用龟甲、黄柏、秦艽等;如湿热伤肾证者,症见腰胯酸痛、沉重、僵硬不舒、身热不扬、口苦黏腻、脘闷纳呆、大便溏或伴关节红肿、舌苔腻、脉多沉滑或弦滑者,可酌加清热化湿之品,常选用苍术、黄柏、薏苡仁、蔻仁、藿香等;如遇邪痹肢节证者,见以髋、膝、踝或肩、肘、趾等疼痛为主,伴腰背不舒,可加大通经活络利节之品,常选用青风藤、海风藤、鸡血藤、石楠藤等等;如遇邪及肝肺证者,见腰背僵痛伴胸胁疼痛、胸闷、气短或腹股沟、臀部深处疼痛者,常酌加燮理肝肺、理气行血之品,多选用延胡索、香附、紫苏梗、姜黄、枳壳等。

[治验举例]

徐某,男,25岁,湖北人,学生。

初诊(2005年3月10日):患者于3年前无明显诱因出现腰痛,晨起脊背僵硬,后逐渐出现腰部僵硬,活动受限。于北京某医院查HLA-B27阳性，骶髂关节 X 线片示双侧骶髂关节面模糊，关节间隙消失。诊为强直性脊柱炎，给予口服柳氮磺吡啶、非甾体抗炎药物治疗，效果不显，患者未坚持服药。遂于 2005 年 3 月 10 日来我院就诊。就诊时症见腰背僵痛，双髋及腰骶疼痛，需拄拐行走，倦怠乏力，腰膝酸软，四末不温，畏寒喜暖，纳食尚可，二便调畅。舌黯红，苔白，脉沉细、尺弱。ESR 32mm/h，CRP 2.14mg/dl，ASO、RF 正常，HLA-B27 阳性。双髋关节 CT 示双股骨头坏死、右髋内缘有骨缺损区、密度减低。双能 X 线法测量腰椎、股骨骨密度，结果示腰椎骨密度 T 值为 -3.0SD、股骨骨密度 T 值为 -2.6SD，均达到诊断骨质疏松标准（国际骨质疏松诊断标准为 T < -2.5SD）。

诊断：西医为强直性脊柱炎、双侧股骨头坏死、骨质疏松症。中医为大偻（肾虚督寒证）。

治法：益肾壮督、散寒活瘀、强筋壮骨。

方药：金狗脊 25g、骨碎补 18g、补骨脂 12g、熟地黄 15g、鹿角霜 10g、炒杜仲 20g、桂枝 10g、赤芍 12g、白芍 12g、菟丝子 12g、葛根 15g、川续断 18g、羌活 12g、独活 10g、千年健 15g、土鳖虫 6g、炙山甲 6g、炙延胡索 15g、秦艽 15g、泽兰 10g、砂仁 10g，每天 1 剂，水煎服。

二诊（2005 年 3 月 24 日）：服上药 14 剂后患者双髋部、腰部疼痛减轻，双髋关节仍僵硬。畏寒减轻，舌黯红、苔白，脉细弱。上方改骨碎补 20g、川续断 20g、金狗脊 30g、土鳖虫 10g、炙山甲 10g、泽兰 12g，加怀牛膝 12g、桑寄生 20g，每天 1 剂，水煎服。服用 14 剂后患者觉效好又自服原方 30 剂。

三诊（2005 年 5 月 9 日）：服用上方 45 剂后患者腰背、双髋部疼痛较前减轻，已可去拐缓慢行走，仍有双髋僵硬感，纳可，二便调。二诊方剂上减熟地黄、砂仁、怀牛膝，改川续断 25g、桑寄生 25g，加青风藤 15g、海风藤 15g，每天 1 剂，水煎服。服用 14 剂后患者觉效好又自服 30 剂。

患者坚持服药 1 年后，病情好转，腰、脊背、髋关节疼痛均消失，可弃拐行走，复查 ESR 7mm/h，CRP 0.8mg/dl，腰椎、股骨骨密度均较前有所改善，腰椎骨密度 T 值由 -3.0SD 增为 -2.4SD，股骨骨密度由 -2.6SD 增加为 -1.5SD。

按：该病人乃因风、寒、湿之邪深侵肾督，而致肾督亏虚，阳气受损，骨失淖泽而为大，肾督受邪而见腰、背、髋僵痛，阳气亏虚故见畏寒、喜暖、四末不温、倦怠乏力等，邪郁日久，阻碍气血而留瘀，见舌质黯红。该证属肾虚督寒证。因其骨质受损较重，故老师在用药时特别注重加大补肾壮骨力。方中君以狗脊补肾，坚骨脊，强督脉，利俯仰。臣以熟地黄、鹿角霜、骨碎补、补骨脂、杜仲、菟丝子等填精髓，补肾阳，壮筋骨，强腰膝。佐以桂枝、赤芍、白芍等温阳通经络，活血和血缓筋急；川续断、羌活、独活、千年健、葛根、秦艽等续筋骨，散风湿，通督脉；其中秦艽性微寒，兼能清热，可防温药太过化热伤阴之弊；另有泽兰、土鳖虫、炙延胡索搜剔瘀血，通络止痛；砂仁化湿和胃，温中调气，又可配伍熟地黄，使滋而不腻，并更生脾胃之气，令气血生化有源。使以炙山甲性善走窜、通经活络引药达病所。全方共奏补肾强督壮骨，祛风散寒通络之效。二诊患者诸症减轻，效不更方，在原方中加大骨碎补、川续断、金狗脊、土鳖虫、炙山甲、泽兰之用量，另加入桑寄生以加大补肾壮骨、通督活络之力，并加怀牛膝引药入肾。三诊因患者双髋仍僵硬，余证明显减轻，恐熟地黄常服滋腻碍胃，去砂仁、熟地黄，增川续断、桑寄生用量更强补肝肾、强筋骨之效。

二、回纹型风湿症治疗经验（徐愿、刘慧敏、赖斯宏、王建东撰稿）

回纹型风湿症亦名复发性风湿症（Palindromic Rheumatism，PR），是一种以急性关节炎和关节周围炎为特征的不常见的反复发作的病症，发作间歇期无任何症状。有报道称约 30%～40% 的患者将演变为比较典型的类风湿关节炎[①]。

（一）病因病机

1. **本病与"周痹"酷似，当从"周痹"论治** 阎老师认为，本病与"周痹"酷似，其辨证论治当从周痹而为。

回纹型风湿症的发病特点为急性关节炎和关节周围炎为特征的反复发

---

① 林懋贤，杨南萍，刘钢. 风湿病诊疗手册［M］. 北京：人民卫生出版社，2000：212.

作，发作间歇期无任何症状。而周痹的发病特点与此酷似。《灵枢·周痹》云："周痹者，在于血脉之中，随脉以上，随脉以下，不能左右，各当其所。"还云："风寒湿气，客于外分肉之间，迫切而为沫，沫得寒则聚，聚则排分肉而分裂也，分裂则痛，痛则神归之，神归之则热，热则痛解，痛解则厥，厥则他痹发，发则如是。"经文指出周痹的特点为风寒湿热诸邪气侵入人体、客于血脉之中、随着血脉或上或下，邪气流窜到哪里，哪里就发生不通则疼痛的病症，其症状为发病时疼痛剧烈、红热肿胀、单侧多见、速发速止、反复发作、发则症著、止则如常。可见，周痹与回纹型风湿症的确酷似。

2．**体虚为本，风夹诸邪侵袭为标**　本病发作期表现为关节红肿热痛明显，乃为风寒湿热诸邪袭侵袭留滞所致，其特点为发作频繁，时发时止，发作部位常多关节游走，此为风邪致病特点。可见，本病之标为风邪夹寒湿热诸邪侵入分肉之间，真气不得周转而为病。然本病之本在于正气不足，正所谓"风雨寒热，不得虚，邪不能独伤人""正气存内，邪不可干""邪之所凑，其气必虚"。阎老师认为，本病的发作常伴有内虚之本，其中以脾肾虚损为主，内外相合，方能发病。

（二）治法方药

1．**探求内因，补肾健脾以治本**　阎师指出，脾肾亏虚为本病发病之内因，治疗时需慎审望、闻、问、切四诊所得，细辨"虚"之部位。对于病情较重，累及关节较多，发作次数较频繁，出现 RF、AKA、APF、抗 CCP 抗体等与类风湿关节炎相关自身抗体者，更可能演变为典型的类风湿性关节炎，治疗上当注意"未病先防"，遵从"骨损、筋挛、肉削、行尪"的尪痹治疗法则，注重补肾壮骨。补肾温阳常用骨碎补、补骨脂、续断、桑寄生、金狗脊、牛膝，滋补肾阴常用生地黄、熟地黄、玄参、知母等。对于关节肿胀明显患者，或伴见平素饮食不节、喜卧恶劳，肢体困倦、乏力喜卧等不适者，又当注重健脾，用药常选苍白术、生山药、生炒薏苡仁、茯苓、砂仁等，既能健脾，还能化湿利水。

2．**细辨风寒湿热诸邪孰轻孰重，随证治之**　本病主要表现为关节红肿热痛，反复发作，乃风寒湿热邪气留恋分肉之间所致，治疗当以四妙散、大秦艽汤、白虎加术汤等加减以清热祛风、除湿通络，但仍需细辨风湿热诸邪孰轻孰重。若患者症状发作频繁，每月发作 5～10 次，且延及多个关节，此乃"风善行数变"之特点，用药尤当重用祛风药物，常选用防风、羌活、独活、桂枝、秦艽、豨莶草、络石藤、桑枝、海桐皮、青风藤、忍冬藤等具有祛风作用的药物；若关节红、热明显者，则多用重用蒲公英、紫花地丁、土贝母、秦艽、知母、豨莶草、黄柏、忍冬藤、连翘、川牛膝等具有清热解毒之品；若关节肿胀明显，或病情缠绵不解，经年不愈，此乃属"湿盛则肿""湿性缠绵"的病理特点，治疗上常配伍运用苍白术、炒黄柏、生炒薏苡仁、土贝母、茯苓、山药、萆薢、羌活、独活、秦艽、豨莶草等既能除湿，又能健脾化湿的药物。

3．佐以辛温通络之品　本病常用大剂性寒凉之品以清热消肿止痹痛药物，但是寒凉药物易伤脾肾之阳，故常佐以辛温通络之品，常用防风、羌活、独活、桂枝、桑寄生、千年健等品，既能散风除湿，还能制约寒凉药物之弊。特别是对于病情较重，发作频繁，类风湿关节炎早期相关抗体阳性患者，可能会发展成为类风湿关节炎，选方用药更当以补肾壮骨、祛风散寒除湿为主。

4．活血通络贯始终　本病常缠绵难愈，久病入络，且热邪可迫血妄行，可煎熬阴津而为瘀，风寒湿热瘀痹阻为本病之主要病机，活血化瘀为本病不可缺少的治法，吾师治本病必佐以片姜黄、延胡索、土鳖虫、穿山甲、泽兰、益母草、牛膝等以活血化瘀。

此外，本病常以外周关节症状为特点，吾师常选用藤类药物，如青风藤、络石藤、鸡血藤、海风藤、忍冬藤等藤类药物，取"藤蔓达肢节"之意。此外，还常配伍穿山甲，因本药"善窜，专能行散，通经络，达病所"。

［治验举例］

钟某，男，57 岁，初诊：2007 年 1 月 22 日。

患者 3 年前无明显诱因出现左手掌指关节肿痛，皮色红，发作 3 天后自行缓解，后大约每周发作 1 次，每次持续 3～4 天后症状缓解，状如常人，曾就诊于当地医院，查 RF 147IU/ml，ESR 30mm/h，CRP 2.39mg/dl，UA 444μmol/L，AKA、APF、抗 CCP 均阴性，双手腕 X 线未见异常，考虑痛风／类风湿关节炎，未予确诊，给予非甾体抗炎药治疗缓解。患者 3 年来症状反复发作，每月发作 3～4 次，每次单关节发作，持续 5～7 天，曾经累及过双侧腕、掌指关节、踝和膝关节，一直未予诊断。患者 1 天前突发右腕关节痛，4h 后疼痛达峰，现症见：右腕关节疼痛剧烈，伴肿、发热、皮色红，余关节无明显不适，舌淡红黯白苔，脉沉弦细。

西医诊断：回纹型风湿症。

中医诊断：痹证（肾虚标热轻证）。

治法：补肾强筋，清热除湿，通络止痛。

处方：骨碎补 20g，补骨脂 12g，续断 30g，桑寄生 30g，熟地黄 25g，茯苓 30g，苍白术各 6g，生炒薏苡仁各 30g，知母 20g，炒黄柏 12g，秦艽 20g，豨莶草 15g，川萆薢 15g，忍冬藤 30g，青风藤 20g，络石藤 30g，泽兰 15g，泽泻 15g，千年健 15g，炙山甲 10g。

二诊：2007 年 3 月 24 日。患者服上方 2 个月后复诊，诉上月仅发作 3 次，每次持续 4 天左右，觉关节疼痛较前减轻，疼痛可忍，可不服止痛药。患者坚持门诊随诊，半年后关节疼痛发作由每月 4 次减少为每月 1 次，每次持续时间由 5～7 天减为 2～3 天，疼痛可忍。

按：患者关节疼痛程度重，发作频繁，几乎到了不间断发作程度，查 RF、ESR、CRP 均异常，此患者将来发展成为类风湿关节炎可能性大，目前属于"欲疟"的病情阶段。治疗上以续断、桑寄生、骨碎补、补骨脂、熟地黄以补肾祛寒、填精补血、强壮筋骨为君药；茯苓、白术、生炒薏苡仁健脾化湿，知母、炒黄柏清热解毒燥湿，秦艽、豨莶草清热通络、祛风除湿，萆薢泄浊利湿，为臣药；用青风藤、络石藤、忍冬藤三藤类药，取藤能达肢节之意，泽兰、泽泻并用，既活血化瘀，又利水湿，千年健祛风湿行胃气，共为佐药；炙山甲性善走窜，能引药达病所，为使。诸药相合，脾肾得健，风热得散，湿邪得化得利，经络得通，诸症得解。

此患者治疗半年余，关节肿痛由原来的每月 4 次，每次 5 天减为每月 1 次，每次 2 天，且关节红肿疼痛程度明显减轻，效果明显。

三、干燥综合征治疗经验（王琬茹、阎小萍撰稿）

干燥综合征（SS）是一种以侵犯外分泌腺，尤其是唾液腺及泪腺为主的慢性自身免疫性疾病，近年全国中医痹病委员会提出"燥痹"病名，将干燥综合征归属其内较为贴切，可指导临床实践。阎小萍教授认为本病主以阴虚为本，燥热为标，五脏之阴不足，导致五液乏源，气血运行涩而不畅，故而临证重视脏腑辨证。提出"辨五液，调五脏"论治干燥综合征，在改善患者生活质量，调节免疫，降低复发率，避免不良反应方面具有独特的优势。

（一）燥痹病因病机

阎小萍教授认为本病主以"阴虚为本，燥热为标"，阴虚包括脏腑之阴液亏虚，即其所主之五液不足。因肝（胆）主泪，心（小肠）主汗，脾（胃）主涎，肺（大肠）主涕，肾（膀胱）主唾，故肝、心、脾、肺、肾五脏之阴不足则五脏所主五液之源匮乏，气血运行涩而不畅，则生本病。干燥综合征病因多端，病理变化过程涉及多脏器、多系统，但均不外乎内燥之因和外燥之因。前者指先天禀赋，或素体阴虚，易生内热内燥；或外侵之邪，多易热化、燥化，为内因。后者指外在的化燥、化热之因，或因气候因素，外感燥热之邪，津液失充且蒸泄于外；或外感温热毒邪，陷入营血，燔灼气血，伤津耗液，血脉不畅，燥瘀互结；或过食辛辣，误治过服刚燥热药，热毒内生，耗伤阴津；或长期高温作业，久居燥热之地等，为外因。上述病因均可致燥热之邪伤及人体，致阴亏血虚、经血不畅、瘀滞艰行，易发干燥综合征。且肾乃先天之本，肾之阴阳乃五脏阴阳之本，故肾之阴阳不足，肾阴亏虚必致肝、脾、肺、心余脏之阴阳不足，阴液亏乏。病位主在肾、肝，兼及肺、脾、胃、心等多脏腑。

（二）辨证分型

1. **燥伤肺阴，肺气痹阻证** 证见咽痒干咳，胸闷短气，痰少稠黏不易咯出，或痰中夹血，量少色暗；或声音嘶哑，鼻干少涕，或午后颧红，潮热盗汗，手足心热，神疲胁痛，日渐消瘦，皮毛干燥，或局部肌肤麻木不仁。舌红少津，苔少，或舌光剥，脉细数或沉涩。治以生津润燥，轻清宣肺，方为清燥救肺汤加减。

2. **燥伤心阴，心脉痹阻证** 证见心悸怔忡，烦躁不宁，惊惕不安，多梦易醒，胸闷钝痛，或灼热疼痛，或痛引肩背及臂内侧，时发时止。口舌干燥，手足心热，盗汗。舌红少津，或有瘀斑，无苔或少苔，或舌光剥，脉细数或细涩兼结、代。治以益气养阴，生津润燥，方为生脉散合一贯煎加减。

3. **燥伤胃阴，脾虚肌痹证** 证见饥不欲食，或食入不化；胃脘嘈杂，或隐隐作痛，或呃逆干呕，口眼干燥，心烦意乱，或大便燥结，形体消瘦，甚则肌肉萎缩、四肢无力、举步不健。舌质黯红少津，或舌质剥裂，苔薄黄或无苔，脉细数或细涩。治以养脾益胃，生津润燥，方为养脾润胃汤加减。

4. **燥伤肾肝之阴，筋脉痹阻证** 证见头痛眩晕，面部烘热，两目干涩，口干咽燥，唇赤颧红；筋惕肉瞤，关节疼痛，屈伸不利；烦躁易怒，两胁疼痛，五心烦热，潮热盗汗，失眠多梦，便秘尿赤，形体消瘦，女子月经量少或闭经。舌红少津，或舌质黯红或瘀紫，少苔或无苔或花剥苔，脉细数或沉涩。治以滋阴润燥，荣筋通络，方为知柏地黄丸加减。

（三）治疗经验

1. 注重补益肝肾

（1）补益肝肾之阴：本病多发于 40~60 岁女性，肝肾阴精不足，化生泪液、唾液减少，故见眼干、口干；且肝肾同源，肾精肝血，一荣俱荣，一损俱损，肾阴精不足必致肝精不足。又"齿为肾之余"，亦由肾精充养，肾精不足，故本病常可见牙齿片状脱落。阎老师临证必以滋补肝肾阴精为先。

（2）温补肾阳为佐：《素问·逆调论》云："肾者水脏，主津液。"肾阳可蒸化水液，并促进精血津液的化生，且肾阴肾阳皆由肾气分化，阴阳互根互用，相互依存，疾病迁延日久，可阴损及阳，滋补肾阴太过也可使阳气受伤，《景岳全书》云"善补阴者，必于阳中求阴，则阴得阳升，而泉源不竭"，故阎老师在方中常加用骨碎补、补骨脂、续断、杜仲、桑寄生等温补肾阳之品，旨在达体内阴阳之平衡，阴平阳秘，精神乃治。

2. 兼顾濡滋脾胃，润肺养心 "脾在液为涎"，涎为口津，为脾精、脾气化生并转输布散，"龈为胃之络"，为胃阴所养，脾胃亏虚，故见口干、舌皲裂、牙龈萎缩等症；且脾胃为后天之本，肾为先天之本，两者相互滋生，相互促进，病理上，肾精不足可致脾精不充，脾气虚弱亦可致肾气虚亏；此外，"土能制水"，肾主水液输布代谢，需赖脾气、脾阳的协助。同时，燥痹缠绵难愈，需要长期服用药物，易伤脾碍胃，须健脾和胃方可持续治疗，且脾胃调和，利于药物吸收，可达到事半功倍之效。故治疗时阎老师常用白

术、益智仁、补骨脂、炒薏苡仁等补益脾气，山药、麦冬、沙参、玉竹、黄精、芦根等补益脾胃之阴，陈皮、砂仁、木香、千年健、木瓜等理气和胃。

"肺在液为涕，在体合皮，其华在毛"，故肺津、肺气虚不能化生鼻涕并输精于皮毛以润泽鼻窍及皮毛肌腠，故见咽痒干咳、痰少稠黏不易咯出、声嘶、鼻干少涕、皮毛干燥或局部肌肤麻木不仁等症。且"肺为娇脏，喜润恶燥"，燥邪容易累及肺脏，损伤肺阴，病久及肾，致阴虚难复，或可致肺肝脾三脏之阴乏源。故治疗时阎老师常用菊花、桑叶、地骨皮、蜜枇杷叶等宣发肺气，用蜜桑白皮、沙参、麦冬等滋养肺阴。

而当阴液亏损，或肝肾等脏阴虚，累及于心，心与心神失养时，可见心烦、心悸、失眠等症，在治疗上阎老师常用炒酸枣仁、百合、首乌藤、合欢皮等养心安神。

3. **配以祛风、寒、湿之邪，活血通络**　风邪偏重者，常可见游走性关节疼痛，痛无定处等症，常用威灵仙、络石藤等祛风通络；寒邪偏重者，常可见关节冷痛，挛急作痛，或冷厥不仁等，常用伸筋草、桂枝等散寒通络；湿邪偏重者，常可见关节肿胀、肌肤不仁等症，常用木瓜、薏苡仁等化湿通络；遇邪气郁久化热，或"从阳化热"而见关节灼热者，常用桑枝、秦艽等清热除湿。

阎小萍教授在治疗时，活血通络的治疗原则贯穿始终，主因：①燥性干涩，易伤津液，无以充血致血脉不利，血液停积化瘀；②经脉痹阻，气机运行不畅，气滞血瘀；③病程缠绵，病久入络而致血瘀。临床常见贫血、肌肤甲错、唇舌紫黯、肢节青紫或有瘀斑等症，常用牛膝、泽兰、熟地黄、白芍、炙山甲等散瘀通经活络。

[治验举例]

张某，女，53岁，公务员，初诊日期：2013年10月31日。

患者30余年前无明显诱因出现低热及双手指多关节疼痛，于当地医院检查诊断为"类风湿关节炎"，予非甾体抗炎药及中成药口服后，症状缓解，遂停服药物。4年前出现双肘、双肩疼痛，无肿胀及发热。近3年出现口干眼干症状，周身无皮疹，无口腔溃疡，未系统检查及治疗。现为进一步诊治入我科。现症见：双手指疼痛，无明显肿胀及关节变形，左肘、左肩、双膝等关节疼痛，晨僵约1小时，口干，进食固体食物时必须伴水或流食送下，需随身携带水瓶频繁饮水，入夜加重，可因口干而致醒。眼干涩，有摩擦、砂砾等异物感，皮肤干燥、瘙痒，眠差，大便干，1~2日一行，舌光红无津，有裂纹，脉沉略细弦小涩。辅助检查：ESR 55mm/h，CRP 1.38mg/dl，RF 386IU/ml，SSA（+），SSB（+），Schirmer试验：左1mm，右1mm，唇腺活检示：唇腺组织腺泡未见明显萎缩，间质内较多淋巴细胞，浆细胞散在浸润及灶性聚集（多灶浸润细胞数>50个/灶），免疫组化结果显示：CD138（散在及灶+），CD20（灶+），CD3（散在及灶+），IgG4（-）。西医诊断：干燥综合征；中医诊断：燥痹。证属肝肾亏虚，筋脉痹阻。治以补益肝肾，滋阴清热，荣筋通络。方药：山茱萸20g，生地黄15g，山药15g，茯苓15g，牡丹皮10g，泽泻15g，麦冬15g，陈皮15g，玉竹12g，芦根25g，天冬12g，首乌藤25g，天花粉15g，青风藤25g，防风15g，片姜黄12g，威灵仙15g，百合25g，淫羊藿10g，千年健15g。每日1剂，水煎服，早晚两次分服。

2013年12月11日二诊：患者服药后，眼干、口干症状减轻，周身关节疼痛、眠差等症均减轻，现时有项背僵痛不舒，大便略溏，小便可，舌光红少津，有裂纹，脉沉略细弦小涩。上方去千年健、百合、威灵仙，改生地黄18g，泽泻12g，青风藤30g，加伸筋草25g，桑枝30g，葛根25g。

2014年1月9日三诊：患者服药后，口干、眼干、周身关节疼痛等症明显减轻，可进食固体食物时而无须伴水或流食送下，不需随身携带水瓶频繁饮水，夜间未觉明显口干。眼无摩擦、沙砾等异物感，无需使用滴眼液，纳可，眠一般，二便调，舌黯红，较前津液增多，少苔色白，脉沉略细小涩。复查ESR 20mm/h，CRP 0.135mg/dl，Schirmer试验：左10mm，右12mm，泪液流率较前明显好转。二诊方去首乌藤，改生地黄20g，山茱萸25g，天冬15g，芦根30g，伸筋草30g，加酸枣仁30g，百合25g。

按：阎小萍教授善用经方并结合疾病病势治疗干燥综合征，常用六味地黄汤化裁，旨在滋补肝肾之阴，治病求本。方中以生地黄、麦冬、天冬滋补肾阴为君；臣药选用山茱萸补肝养肾而涩精，山药补益脾阴，亦能固肾；佐以泽泻利水渗湿，泄肾浊，牡丹皮清泄虚热，凉肝而泻阴中伏火，并制山茱萸之温涩，茯苓渗湿脾湿，既助山药补脾，又与泽泻共泻肾浊，助真阴得复其位，并配麦冬以润肺清热，金水相生，玄参以滋肾降火，天花粉清热泻火，生津止渴；以砂仁为使，防滋腻碍脾，并引药入肾。诸药合用，滋而不寒，温而不燥，滋补而不留邪，降泄而不伤正，共奏滋阴清热之效，使燥去津存，燥痹得缓。

四、辨治风湿病发热的临床经验（金笛儿、阎小萍撰稿）

（一）风湿病发热的病因病机特点

　　风湿病发热的病因病机复杂，阎小萍教授在临床中将其常见病因归纳为外感、内伤。外感发热一般有明确的诱因，起病较急，有明确的恶寒、咽痛、流涕等肺卫受邪的症状。内伤发热一般起病较缓，恶寒等表证不明显，热势缠绵不愈。但风湿病患者病程较长，由于疾病的长期消耗，正气较弱，常常是外感引动内伤，外感内伤发热交作。内伤发热的病机，主要是脏腑气血的虚损和阴阳失衡，但亦应注意内生病理产物引起的发热，比如痰饮、瘀血、湿浊皆可引起发热[1]。

　　此外，对于风湿病发热的诊疗要注重中西结合，第一，风湿病患者有时长期服用免疫抑制剂造成免疫力低下，有时会导致结核、卡氏肺囊虫、真菌等少见菌感染[2]，在中医辨治的同时要积极查找病原，加以针对性地治疗。第二，风湿病患者的肿瘤发病率明显高于健康人，在患者风湿病不典型或消耗症状较重时要注意除外实体肿瘤（包括血液病）的可能[3]。

（二）风湿病发热的辨证论治

　　1. 辨病位　　即辨明发热主要涉及的脏腑经络。比如关节炎的发热，首先根据病机确定脏腑归属，因为肾主骨生髓，肾虚则骨髓失养，风寒湿热等外邪乘虚深侵盘踞关节则发热，故脏腑定位在首先在肾。其次，阎小萍教授注重循经辨证，人体的脏腑肢节都由经络系统沟通协调，某一脏腑病可以表现在其经络循行的部位上，某一经络循行部位的病变也可以从其归属的脏腑

① 张伯臾. 中医内科学［M］. 上海：上海科学技术出版社，1985：276.
② 石秋萍，王超，徐定华，等. 不明原因发热372例临床分析［J］. 中华内科杂志，2014，53（4）：298-302.
③ 葛英. 结缔组织病与发热［J］. 中国临床医生，2012，40（10）：23-24.

入手治疗，比如脊柱关节病辨为督脉和膀胱经的病变，进一步由于此二经属肾，故可从肾治，髋关节病因肝经"环阴器，抵小腹"（《灵枢·经脉》）循行于腹股沟部位，故可从肝治。正如《灵枢·卫气》所说"能别阴阳十二经者，知病之所生"。

2．辨病性　即辨明病变的阴阳、寒热、表里、虚实等属性，同时注意是否存在痰饮、瘀血、湿浊等病理产物。阳证、热证发热为常见证、顺证，阴证、寒证发热为少见证、逆证。风湿病患者常有全身畏寒而关节发热，或关节局部抚之发热而患者自觉畏寒，其中情况可以是寒热错杂，也可以是寒湿之邪久聚化热或阴盛格阳的假热。寒热错杂证常见全身畏寒而关节发热，患处抚之热而患者亦自觉此处热，舌脉有时可见舌红苔黄等热象；而阴盛格阳的假热，关节处虽略热但温差不大，患者虽有燥热感但不敢脱衣、不能饮冷水、易腹泻，舌脉不见热象，多为舌淡苔白甚至苔灰黑水滑。阎小萍教授治疗风湿病很重视活血化瘀，在多种风湿性关节炎的治疗中总配合活血化瘀的药物。瘀血可造成发热，这在王清任的《医林改错》中有明确生动的描述，如"潮热""心里热（名曰灯笼病）"等，这里体现出阎老师的勤求博采，她在拜师焦树德教授之前，曾两次赴上海跟随颜德馨教授学习，对颜教授的活血化瘀法深有体会，阎老师在治疗风湿病发热的时候，夜间热常责之血瘀，加用赤芍、牡丹皮、郁金等清热活血药就是受颜德馨教授用药经验[①]的影响。

3．辨病机　因为风湿病发热的病因病机较为复杂，单独使用中医传统的发热辨证体系常常力有未逮，故阎老师常常是按实际情况的需要使用伤寒的六经辨证或温病的卫气营血辨证，有时是二者结合使用。大致的规律可总结如下，首先，可按照患者有无表证，分为两大类。有表证的无论病程长短都应以解表为先，用伤寒六经辨证法，此类患者常有恶寒高热，寒热往来，发热前有明显恶寒或寒战，发热时头身痛，口苦咽干，口渴喜饮，大便不稀，小便黄，舌淡略红，苔白，脉弦或浮紧，辨证为三阳合病。正如《医宗金鉴》中《伤寒心法要诀》中所说："此皆三阳热盛，津液枯竭之证，设

---

① 张建，韩鑫冰，颜新，等．国医大师颜德馨教授临证处方用药相关数据分析［J］．中国中医急症杂志，2014，23（3）：455-457.

使脉浮，禁不可汗，脉大亦不可下，惟宜用白虎加人参，益气生津清热可
也。若未经汗下，津液未伤，三阳合病，轻证惟宜柴葛解肌汤，清解三阳可
也。"阎小萍教授此时常用柴葛解肌汤合白虎汤加减治疗。无明显畏寒表证
的，但热不寒的，用温病的卫气营血辨证法。这里又可分气分热证，和气血
两燔血热发斑的血分热证。气分热证常见但热不寒，恶寒较轻或无，发热较
重，面红声粗，口燥咽干，口渴喜饮，自汗出而热不退，常以银翘散合白虎
汤加减。血分热证则按发热和斑疹情况分类，发热斑疹皆重的，患者发热前
恶寒不明显，发热时面赤，皮疹隐隐，疹色鲜红，咽痛干呕，舌色红绛或黯
红，口唇焦干，脉浮大而数。此为但热不寒，用温病法辨治，属气血两燔，
以清瘟败毒饮加减，发热轻斑疹重的以清营汤加减。下面结合典型病例分别
说明。

[治验举例]

验案1：张某，男，24岁。主因腰背痛2年，恶寒发热3个月来诊。

患者2年前开始出现腰背痛，凌晨时明显，需起床活动方可缓解，于当
地医院查骶髂关节CT：双侧骶髂关节虫蚀样变，诊为强直性脊柱炎，给予
柳氮磺吡啶片治疗，因效果不佳而自行停药。间断服用止痛药物治疗。近
3个月来，腰背痛加重，并出现每日午后恶寒发热，体温最高39.1℃，颈项
痛头痛加重，需使用吲哚美辛栓方可退热。来诊时见：每日午后渐出现恶
寒发热，近期体温38℃左右，颈项腰背痛，纳差食少，精神不振。舌淡红
苔白，脉弦略紧。中医诊断：大偻，三阳合病，肾虚标热轻证。西医诊断：
强直性脊柱炎。治法：清热解肌，补肾壮骨。药用：骨碎补20g、补骨脂
12g、桑寄生20g、羌活15g、独活12g、葛根30g、桂枝10g、白芍12g、狗
脊20g、知母15g、制延胡索20g、白芷15g、柴胡10g、炒黄芩10g、秦艽
20g、防风15g、伸筋草25g、片姜黄15g、青风藤20g、海风藤15g。复诊：
患者服药后颈项腰背痛和寒热都开始缓解，两周后已减轻近一半，近几日开
始尝试不用吲哚美辛栓，体温最高37.7℃。上方去柴胡、黄芩、海风藤，加
续断20g、炒杜仲20g、徐长卿15g。再两周后复诊，患者发热基本缓解，仍
有腰背痛，较前亦明显减轻，中药继续调整服用。

按：本案患者有明显的恶寒和头项强痛，寒热往来而定时，热度较高体
温最高时可超过39℃，故辨证为三阳合病，用柴葛解肌汤加减。用桂枝汤合

羌独活白芷外解太阳经之邪，兼散寒止痛；因目前热势较前减退，且无口渴引饮等阳明热盛的依据，故未用生石膏；用柴胡、黄芩以爕理少阳枢机，治疗寒热往来定时发热。阎老师治疗此类可能因关节炎疾病活动引起的发热，常辨为肾虚标热，常常先治标证，缓解后再转扶正固本。因为在阎小萍教授的风湿病辨治的观念中，时刻不离的主线是"肾虚为本"，因此骨碎补、补骨脂、桑寄生这样的补肾壮骨药物是不能少的。这里提示我们的除了治疗发热的经验外，还要注意：清热时要顾及肾虚为本，清标热只可中病而止，在标热渐清本虚渐显之时，要转以补肾固本为主。

验案 2：贾某，女性，41 岁，多关节肿痛反复发作 6 年，加重伴发热半年来诊。

患者 6 年前无明显诱因出现关节肿痛，累及关节有双手指腕关节、双膝关节，逐渐出现关节发热、活动受限，曾查 RF：762IU/L，抗 CCP：369，CRP：7.98mg/dl，X 线片示：双手符合类风湿改变，诊为类风湿关节炎。曾短期使用激素、生物制剂等药物治疗，短期效果好，停药复发甚至症状反弹。近半年来症状加重并出现发热，体温最高 39℃，发热前无明显恶寒。来诊时见：双手指腕关节肿胀，双膝关节肿胀，关节局部发热，全身亦发热，体温 38.5℃，面部潮红，咽干口渴，食纳一般，大便干，小便黄。舌略红，薄白苔，脉弦细数。中医诊断：尪痹，肾虚标热重证。西医诊断：类风湿关节炎。治法；清热利节，补肾壮骨。药用：生石膏 30g、知母 15g、秦艽 20g、青风藤 20g、忍冬藤 25g、连翘 30g、淡豆豉 12g、牛蒡子 10g、防风 15g、桑枝 30g、骨碎补 20g、补骨脂 12g、茯苓 30g、玄参 15g、生牡蛎 30g、炙延胡索 25g、土茯苓 25g、土贝母 20g、生地黄 20g、络石藤 30g。复诊：两周后患者来诊时大为欣喜，服药后全身发热明显好转，现仅有低热。关节痛亦见减轻。阎老师指示：药已中病，不可过剂伤正，上方去生石膏、知母、淡豆豉、牛蒡子，加伸筋草 30g、海桐皮 15g，改生地黄 25g，土茯苓 15g。

按：患者其来诊时气分热盛，故阎小萍教授给予白虎汤合银翘散，白虎汤可清气分热直折其火势，银翘散可清透邪气入卫分而外解，忍冬藤代银花除可清热透邪外，还可清热利节。如前一验案按中所说，阎小萍教授此时多认为患者属"肾虚标热"，在清热透邪、补肾壮骨的基础上配合凉性的补肾药物生地黄、玄参，凉性的清利关节药络石藤、秦艽，味苦辛性平的祛风湿药青风藤。其中青风藤和秦艽还有类激素样作用[1]，是阎小萍教授治疗类风湿关节炎的常用药。在两周后全身发热基本恢复后，阎小萍教授即转入补肾治本，尽管关节仍有发热，仍去掉白虎汤以防伤正气，保留忍冬藤、连翘清热。

验案3：何某，男，36岁。主因关节痛2年，加重伴发热皮疹1个月来诊。

现病史：患者2年余前出现双膝、踝、肩、腕关节疼痛，在当地医院查：APF（+），查X线示：双腕、腕间、腕掌、近端指间关节及双足跗骨间隙略变窄，诊断为类风湿关节炎。1月前患者因上呼吸道感染再次出现发热皮疹，关节疼痛加重，主要在双肩、膝、腹股沟疼痛，于我科住院治疗，诊为成人斯蒂尔病（Still's Disease）可能性大。现症见：发热，最高39.6℃，已持续近1个月，伴颈前三角区及双手背部暗红色皮疹，发热前有明显恶寒，咽痛，易汗出，面红目赤，气息急促，精神不振，双肩、双膝、双腹股沟疼痛，日轻夜重，晨僵，无活动不利，纳少，眠差，二便正常。体格检查：舌略红，苔薄白，脉细弦。中医诊断：发热，气血两燔证。西医诊断：成人斯蒂尔病。治法：清热解毒，退热止痛。处方：金银花20g、连翘20g、板蓝根30g、生地黄15g、白薇12g、生石膏30g、知母15g、荆芥穗12g、葛根25g、牡丹皮12g、玄参12g、赤芍12g、防风15g、牛蒡子10g、薄荷10g、青蒿15g、炙鳖甲30g、黄芩15g、柴胡15g、羚羊角粉0.6g。分两次冲服。复诊：服药后热势有下降，最高38.5℃，皮疹关节痛有好转，咽痛好转，畏寒减轻。上方改葛根30g，去板蓝根、牛蒡子、薄荷，加焦栀子10g，继服7付。患者服药后，体温逐渐恢复正常，皮疹渐退，关节痛减轻。

按：本案体现了发热的真实复杂情况，恶寒发热斑疹兼见，故阎老师用清瘟败毒饮合银翘散，气血双清，兼辛凉解表。清瘟败毒饮原方为白虎汤、犀角地黄汤、黄连解毒汤等三方加减而成。本案中用白虎汤清气分之热；羚羊角粉、牡丹皮、生地黄、赤芍清血分热，凉血解毒化瘀退斑。银翘散辛凉解表兼散邪外出。此案体现阎小萍教授的临床经验是：用羚羊角粉代替水

---

① 阎翔，郭明阳，刘德芳，等. 类激素样作用祛风湿中药研究进展［J］. 中国中医急症，2009，18（3）：437-438.

牛角粉，取其善清肝热兼能止痉，药力强于水牛角粉①；加入清退虚热的青蒿、鳖甲，协同清利肝胆湿热的柴胡、黄芩，取其能清利少阳肝胆半表半里之地，四药相合可使邪气内清外透，枢机得燮。如患者口渴明显时，加芦根30g，取银翘散的煎药法生津止渴。如果关节肿痛明显，特别是下肢关节肿痛发热的，用寒水石易生石膏，取其入肾经，能清下焦之邪热。

① 苏章轩，姚梁浩，徐万帮. 羚羊角及其替代品退热效果的实验对比研究［J］. 北方药学，2014，11（1）：195.

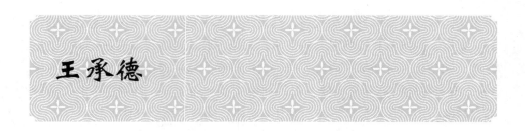

王承德

📇 【个人简介】

王承德，男，1947 年生，中国中医科学院广安门医院主任医师、教授，博士生导师，北京顺天德中医医院院长，享受国务院政府特殊津贴专家。第五批全国老中医药专家学术经验继承工作指导老师，首都国医名师。第十一、十二届全国政协委员，中华中医药学会常务理事，中华中医药学会风湿病分会名誉主任委员。从事中医风湿病临床、科研、教学工作 40 余载。擅长治疗类风湿关节炎、干燥综合征、强直性脊柱炎、痛风性关节炎、系统性红斑狼疮等疑难杂症。对风湿病有深刻的认识和独到的见解，积极开展中医风湿病的标准化研究，牵头组织制定了风湿病诊断与疗效评定标准。

📖 【经验集粹】

一、治疗风湿病经验（黄雪琪、沙正华、林海撰稿）

王老师临证中注重辨病与辨证相结合，宏观与微观相结合，认为痹必本虚，主张扶正培本为主治疗风湿病。强调"湿"在风湿病的发病、转归、预后等方面的重要性，并重视脾胃在风湿病中的地位。

（一）学术观点

1. 痹发于内　痹病的病因自《黄帝内经》提出"风、寒、湿三气杂至合而为痹"之论始，历代医家多沿袭其说，强调外邪致病的重要性。王老师认为本病的发病是内外合邪，而内外之间，又以正虚为本。脾虚外湿易侵，血虚外风易入，阳虚外寒易袭，阴虚外热易犯。随人体阴阳盛衰之不同，病邪亦有从寒化、从热化的区别。阳虚或阴盛之体易感寒湿之邪，或感风热之邪从寒而化，成为寒湿痹；阳盛或阴虚之人易感风热之邪，或感寒湿之邪而从热化，成为湿热痹。又风、寒、湿、热、痰浊、瘀血也可内生，既为病理因素，又为致病结果，留于经脉、筋骨、关节，甚至于脏腑，闭阻气血，使痹从内生。

2．痹必夹湿　在病因病机方面，本病多起于冒雨涉水，久处湿地等，使湿从外入。若脾胃虚弱，水失健运，内生于中，又易感外湿。不论风寒或风热侵犯机体，都与湿相夹为患。从临床表现来看，湿留关节，则关节肿胀；湿邪久羁，化生痰浊，阻滞血脉，则关节肿大变形，湿留于肌肤，则机体困重，四肢浮肿，留于脾胃，则纳谷不香，呕恶胃满，舌苔多腻；湿为阴邪，故天阴雨季，潮湿寒冷，阴盛之时，则病情加重。

3．痹多夹瘀　瘀血既是病理产物，又是致病因素。一方面，风、湿、热邪均可致瘀；另一方面，痹病日久，脏腑气血亏虚，心主血脉、肺朝百脉、肝藏血、脾统血、肾温煦功能受损，亦可致瘀；且久病入络，络脉受损，气血不行也可致瘀。湿邪阻滞，阻塞脉络；寒邪凝滞，血脉不通；热邪煎熬，血液黏稠；气虚失运，脉络不畅等，皆致血脉瘀滞，停留关节，闭塞不通，因此说痹病多夹瘀。临床上表现为关节肿胀畸形，夜间疼痛加重、痛处相对固定，甚则关节局部皮肤发暗、舌质发紫或黯、舌下静脉迂曲、脉弦涩，妇女月经色黑有块。

（二）治痹要点

1．扶正培本　风湿病以虚为本，临床常见脾胃、肝肾不足，气血阴阳之亏损，兼以风、寒、湿、热、痰浊、瘀血之邪。病轻者多伤及气血，病程长病势重者，多损伤阴阳，气血虚久则导致阴阳亏虚，故补阳药中加益气药，滋阴药需增养血之品。

初中期应注重补脾胃，益气血，兼顾肝肾；中晚期应注重调肝肾，补阴阳，兼顾脾胃。补阳时辅以养阴之品，使阳有所依，并借阴药制阳药之温燥；补阴时辅以补阳之药，使阴有所化，并借阳药之温运制阴药之凝滞。脾虚湿胜者，宜用温而不燥，补而不滞，既能健脾，又能利湿之药，如黄芪、薏苡仁、白术、茯苓等；气虚血瘀者，宜用益气活血之品，如黄芪、党参，佐以活血化瘀搜剔之虫类药，血虚风胜者，宜用既能养血，又能通络祛风之药，如当归、赤芍、鸡血藤、白芍等；阳虚者，宜温补，要温而不燥，不刚不柔，对阴寒凝滞不化者，可用大辛大热之剂以散阴寒凝结，只能数剂，且配伍要刚柔相济；阴虚者，宜清补，补而兼清，清而不过寒，滋而不腻，如鲜生地黄、知母、白芍、麦冬、丹参等。若过用刚燥之剂，必耗阴伤血，久用苦寒之品，则损阳伐气，变生他证，犯虚虚之戒。

2. **首当治湿**　王老师认为痹必夹湿，无论寒痹、热痹、风痹，每兼夹湿邪。湿为阴邪，其性黏滞。风可骤散，寒因温可去，惟湿浊难以速去。所以对痹病的治疗首当治湿。治湿之法虽多，但湿之源责之于脾，土胜则湿去，治湿须健脾。脾为气机升降枢纽，通过补益脾气，使脾运得健，水湿自去。健脾运湿是治湿的基本大法，依其寒热不同，有温补、清补之异。

寒湿证当以温补化湿，临证常用炙黄芪、苍白术、炒薏苡仁、党参、茯苓等；湿热证当清热化湿，常用药如生薏苡仁、黄芪、土茯苓等；阳虚水湿当以温阳化湿，常用药如附子、肉桂、川乌、桂枝、狗脊、巴戟天、仙茅。其中黄芪、薏苡仁、苍白术是历代治痹之常用药。主要功效是健脾益气，化湿消肿。如黄芪寒热皆可用，热者宜生，寒者宜炙，小而力微，用量须大，用量30~45g基本为常用量。生薏苡仁治湿良药，寒热皆可用之，用量一般为30g，能健脾益肾，补肺清热，祛风渗湿。《本草经疏》："薏苡仁，性燥能除湿，味甘能入脾补脾，兼淡能渗泄，故主筋急拘不可屈伸及风湿痹。"白术，《本经》"主风寒湿痹"；《本草经疏》"其气芳烈，其味甘浓，其性纯阳，为除风湿痹之上药"。苍术具有燥湿健脾，祛风湿的功效，临床主治湿阻中焦，风寒湿痹，脚膝肿痛，痿软无力，雀目夜盲。古典记载《珍珠囊》曰："能健胃安脾，诸湿肿非此不能除。"

3. **解毒化瘀**　《素问·痹论》提出"风寒湿三气杂至，合而为痹也"，可见外邪入侵为痹病发病的一个重要原因，但随社会变迁，导致风湿病病因病机也"古今异轨"，以湿热痹阻证居各证型之首，且以湿热瘀阻为核心病机[①]。

---

① 姜泉，周新尧. 从湿热瘀论治类风湿关节炎［J］. 世界中西医结合杂志. 2010, 5（4）：279-281.

风寒湿入侵机体，郁久化热为毒，或直接感受热毒导致气血壅滞不通，痹阻脉络；湿郁化浊，热蕴成毒，湿浊热毒闭阻血脉导致瘀血停着，瘀血复与湿浊、热毒、湿痰胶结致湿热瘀毒互结[①]。热、毒、瘀互结为风湿病急性期发作的主要病因病机。

针对热、毒、瘀互结的证候表现，立清热解毒，凉血通络法，在清热利湿的同时加重清热解毒、凉血活血之力，方选四妙勇安汤、犀角地黄汤、四妙丸合五苓散加减，配以生地黄养阴清热，壮水治火，佐以牡丹皮、赤芍加强清热凉血化瘀之力，并配合土茯苓、金银花、蒲公英等清热解毒药加重清热解毒之力；如患者的关节肿胀变形，应化痰活血散结，多选用莪术、山慈菇、丹参、皂角刺等药以消肿，配合虫类药全蝎、蜈蚣、天龙、地龙搜剔通络。

4. 善用经方 痹病夹湿，湿邪的治病特点决定了痹病病情缠顽，证情变化较小的特点。在治疗中，只要辨证准确，药证合拍，须守法守方治疗。多数患者在守法守方的基础上，依症之变化，稍有加减，经坚持治疗而获效。而在选方用药上，王老师善用经方。寒湿痹阻证以乌头汤、附子汤为主加减；湿热痹阻以白虎汤为主加减，兼气虚者以白虎加人参汤为主加减；痹病日久不愈致肝肾亏虚者多以独活寄生汤为主加减；气血不足证多以黄芪桂枝五物汤合四物汤为主加减；痰浊瘀血内阻多以二陈汤合桃红四物汤为主加减；寒热错杂证多以桂枝芍药知母汤为主加减。对于风湿相搏，病位较浅，多选用麻黄加术汤、麻杏薏苡甘草汤，使风湿之邪随微汗而解。

5. 用药宜重 痹病病位主在中下二焦，深侵关节筋骨，王老师根据吴瑭提出的"治中焦如衡，非平不安；治下焦如权，非重不沉"的用药特点，临床治疗痹证时往往用量重。王老师认为痹病夹湿，病情顽缠，胶着难解，非重药不能除沉疴。如类风湿关节炎活动期湿热痹阻的患者，重用生石膏60~90g，甚至120g，收立竿见影之效；又如用黄芪治疗痹证，常量为30g，当加至45~60g时，效果较明显，寒热皆可用，偏寒者宜炙而量大。其他如白术、生地黄、白芍、薏苡仁、丹参等亦如此。但要注意配伍，使补而不

---

① 刘维，王慧，左芳，等. 活血清痹方治疗类风湿性关节60例疗效观察［J］. 中国中西医结合杂志，1998，18（12）：748.

滞，滋而不腻，温而不甚燥，清而不甚寒，勿伤脾胃，尤其重用生石膏时，常常用附子10g以反佐。如临床辨证准确，方药切证，就是疗效不著，经原方增加药量，又显疗效者不少，这是王老师治疗的临床体会。

6．巧用毒药　风湿病为公认的缠顽难愈的疑难杂症，疼痛致残，变证多端，为非常之病，治疗亦需要用非常之药。王老师认为有毒中药的药性峻猛强烈，功专效捷，力挽沉疴，攻克顽疾，运用得当，每获奇效。风湿病临床中常用有毒中药有制草乌、马钱子、雪上一枝蒿、制川乌、（炮）附子、苍耳子、全蝎、蜈蚣、天龙、露蜂房、雷公藤、蕲蛇、金钱白花蛇、白附子、白屈菜、艾叶、土鳖虫、蛇床子、石楠叶、水蛭、两面针、细辛等。

川乌性燥热而善于止痛，故寒湿阻滞而痛甚者，尤为适用，一般用量为10g，可随证配伍祛风湿药、补气养血药、活血通络化痰、强筋壮骨药等。对于阴寒痼疾、阳虚寒凝的患者，附子为首选之品。附子为阳药之王，为古今医家所常用其力能升能降，能内达能外散，凡凝寒锢冷之结于脏腑、着于筋骨、痹于经络血脉者，皆能开之，通之。临床常用量为10g，寒凝较重者，常用至20g。

雷公藤是痹病自身免疫病能够明确存在免疫抑制作用的中药，如RA、AS、SS等存在免疫系统紊乱时，王老师一般选用雷公藤；而一般的风湿病如骨关节病、关节痛、产后痹等非免疫病时一律不使用。常用量为20g，视病情情况有时用至30g。使用雷公藤一定要与辨病相结合，在运用雷公藤时，其他免疫抑制剂一般不再使用。

对于痹病日久不除，关节肿大、变形，痰瘀互结的顽症，非搜剔通络血肉有情之品方能奏效，全蝎、蜈蚣是常用的一对毒药。用量全蝎6g，蜈蚣两条。

［治验举例］

患者，女，60岁，2015年1月20日初诊。类风湿关节炎10年，伴糖尿病史5年。近日病情复发，乏力，多关节疼痛加重，双手晨僵约半日，不恶寒，双手近端关节多处肿痛，压痛明显，右膝关节肿痛，皮温略高，双足跟、足底痛，化验：血沉（ESR）90mm/h，类风湿因子（RF）68.5IU/L，双手关节X线片示双手2、3近指关节虫蚀样改变，间隙变窄，舌淡苔薄黄，脉细数。诊断：类风湿关节炎，辨证：湿热瘀阻，肝肾亏虚。根据辨证立清热活血、补益肝肾之法。处方：黄芪 30g、生地黄 30g、生薏苡仁 30g、白术 15g、当归 24g、白芍 15g、金银花 30g、生石膏 30g、知母 15g、雷公藤 20g、独一味 15g、独活 15g、丹参 15g、乳香 5g、没药 5g、全蝎 6g、蜈蚣 2 条、桑寄生 15g、杜仲 15g、焦三仙各 10g、甘草 5g。14 剂，每日 1 剂。复诊时自述疼痛明显减轻，脚痛明显，余症同前。守方微调，考虑患者下肢痛为主，上方加续断 15g、牛膝 15g、枸杞子 15g 以增强补益肝肾之力。处方：黄芪 30g、生地黄 30g、生薏苡仁 30g、白术 15g、当归 24g、白芍 15g、金银花 30g、生石膏 30g、知母 15g、雷公藤 20g、独一味 15g、独活 15g、丹参 15g、乳香 5g、没药 5g、全蝎 6g、蜈蚣 2 条、桑寄生 15g、杜仲 15g、续断 15g、牛膝 15g、枸杞子 15g、焦三仙各 10g、甘草 5g。14 剂，每日 1 剂。再诊时，恶寒好转，晨僵、肿痛亦明显好转，血沉（ESR）35mm/h，类风湿因子（RF）38IU/L。半月后电话随访，病情稳定。

按：本例患者类风湿关节炎反复发作十年，久痹不除已致气血亏虚，肝肾不足。患者双手晨僵，不恶寒，关节痛处皮温略高，苔薄黄，均为湿热痹阻之象；双足跟、足底痛，脉细数多为肝肾不足之征；乏力，舌质淡黯，为气血亏虚兼瘀。从清热活血通络，兼补气血、益肝肾之法立方。其中黄芪、生地黄、白术、当归、白芍，健脾益气，补益气血，扶助正气，以助祛邪外出；金银花、石膏、知母清热；生薏苡仁健脾清热利湿；丹参、乳香、没药活血化瘀，全蝎、蜈蚣搜剔通络祛痛；雷公藤、独一味、独活祛风除湿；桑寄生、杜仲补益肝肾，焦三仙顾护脾胃；生甘草调和诸药。全方清热活血通络，兼补气血，益肝肾。使祛邪不伤正，补益又不留邪，共奏扶正祛邪之效。再诊时，加续断 15g、牛膝 15g、枸杞子 15g 以增强补益肝肾之扶正之力。

二、"痹必夹湿"的临床意义

王承德教授在读研究生期间曾就"湿"与"风湿病"的关系做过深入研究。他依据古代文献的启示，在总结导师谢海洲[①]和自己诊治风湿病的临床

---

① 谢海洲，王承德. 扶正培本法为主治疗类风湿关节炎 60 例［J］. 新中医，1986，（2）：37-40.

经验基础上，首先提出了痹必夹湿的观点。

痹始于湿，病机于湿，变生于湿，治难在湿。

（一）解决湿热辨证难点

风湿病在临床最多见的证型是寒湿阻络证和湿热阻络证，尤其是急性发作期，以邪实为主湿热阻络证候最为多见。而辨湿热阻络证又当依据热与湿孰轻孰重，有湿重于热和热重于湿的区别。临床对寒湿痹阻证和湿热痹阻证中的湿重于热证的辨证是有一定难度的。很多患者前来就诊，关节红肿热痛者很好辨证，一般多为湿热痹阻证中热重于湿证；而有的患者症状寒热错杂矛盾，颇难辨证。例如关节肌肉红肿热痛，皮色如常或反复发作关节局部色素沉着，患者自感全身或局部怕冷畏寒，得温则舒；关节肿痛，医者触之不热，但患者自感局部发热；或关节肿胀，局部不热反而怕冷，全身恶热，口干便结，多汗恶风；或下肢恶寒明显，肢重乏力，但上半身畏热，多汗，口干且粘。舌象可见舌红苔白腻，或舌红苔黄，或（关节热象兼见）舌淡苔白腻，或舌淡苔白厚上浮黄腻。若将此辨为寒湿痹阻证，用温热辛燥剂治疗，则往往导致病情加重。

区分寒湿痹阻证与湿热痹阻证中的湿重于热证，应从关节局部是凉是热、关节疼痛是否能得温缓解、局部和全身是恶寒怕冷还是畏热发热、大便稀溏还是干结、舌质是淡是红、舌苔是白腻还是黄腻、脉象沉迟还是滑数来区分。寒湿痹阻者俱无热象，而湿热痹阻则有分化的区别。湿重于热者，因湿邪易遏伤阳气，使寒湿更甚，故本证易向阳虚证候转化，虽出现寒象但仍然属于湿热证。热重于湿者，因热重易耗伤阴液，易向阴虚热盛证候转化，甚则伤及肝肾之阴。湿热并重者，则易耗液伤气，常常向气血阴阳两虚之候转化。因此在临证中，应根据病理机制及临床表现详细辨识，并依据症状改变，参照有关证候的治疗方法灵活达变，随证治之。

湿热痹阻证之热重于湿证辨证要点为关节肌肉局部红肿、疼痛、热感、肢体重着，烦闷不安，发热或恶热，无恶寒；关节局部触之灼热，舌红苔黄腻，脉象弦、滑、数。寒湿痹阻证辨证要点是肢体关节冷痛剧烈、肿胀变形、重着、痛处固定，局部畏寒，遇寒疼痛加重，得温缓解，舌淡苔白腻，脉象弦、沉、缓。

（二）提出健脾化湿应贯穿风湿病治疗始终

风湿病本虚标实，以虚为本，虚实夹杂。本虚往往有脾胃虚、肝肾虚、气血虚、阴阳虚之别，以往各医家多以重视肝肾不足为主。王承德教授认为，风湿病以脾胃虚为多，重视脾胃虚弱在风湿病诊治中的重要作用，提出脾虚是"痹从内生"的主要因素，治风湿病应首重脾胃。因脾主肌肉，阳明主润宗筋，宗筋主束骨利关节，脾气虚则四肢不用。痹多有关于湿，湿之本在脾，土旺则能胜湿，祛湿必先实脾。通过补益脾气，使脾运得健，水湿自去。健脾化湿是治湿的基本大法。

（三）健脾化湿用药经验依寒热不同，有温补、清补之异

寒湿痹阻证当以温补化湿，选药宜既能健脾，又能利湿，以黄芪桂枝五物汤为基础化裁，选药如炙黄芪、附子、苍术、白术、炒薏苡仁、党参、茯苓、熟地黄等。湿热痹阻证当清补以化湿，以防己黄芪汤加生薏苡仁、茯苓、猪苓等为主方，选药宜既能健脾，又能利湿，清热而不甚寒凉之生薏苡仁、猪苓、白扁豆、白术、山药、沙参、生黄芪、泽泻之类；兼有阴虚热偏盛者当养阴清热，选药如生地黄、生石膏、知母、玄参、生薏苡仁、土茯苓、穿山龙等；兼阳虚寒湿偏盛者当温阳化湿，选药如附子、肉桂、川乌、桂枝、狗脊、巴戟天、仙茅之类；兼血虚风燥者当养血祛风，选药如白芍、当归、川芎、防风、荆芥穗、羌活等；兼水湿偏盛者当淡渗利湿，选药如茯苓皮、猪苓、泽泻、车前子、大腹皮等。

其中黄芪、苍术、白术、生薏苡仁是历代医家治痹之常用药，用量宜大。王承德教授经验为黄芪 30～60g、苍术 10～15g、生白术 30g、生薏苡仁 30～45g。现代药理研究发现，黄芪有抗炎镇痛、抑制肿瘤的作用。当代医家对黄芪治疗风湿病也进行了大量的观察和研究，黄芪健脾行气，可利湿化浊、行血散瘀，痹病但见气虚证即可用之。生薏苡仁健脾化湿，法自张仲景麻杏苡甘汤，无论寒热均可用，用量 30～45g。生白术健脾利湿，30g 方可见效。此外热盛多养阴以清热，宜重用生地黄，治疗湿热证降炎症活动性指标如 C 反应蛋白（CRP）、红细胞沉降率（ESR）效果好，急性期偏热者 20～30g，偏寒偏虚者 30～45g。

（四）治疗风湿病应守法守方

湿与他邪裹结，胶着难解，决定了风湿病病程缓慢缠顽，证情变化较小，因此在治疗中只要辨证准确，药证合拍，须守法守方，依症之变，稍做加减。

王承德教授提出痹必夹湿的理论，认为风湿病的病因病机离不开湿，临床表现离不开湿，辨证分型离不开湿，治疗原则离不开湿，遣方用药离不开湿。湿贯穿于风湿病始终，对认识风湿病具有重要意义，揭示了风湿病为什么病程缠顽，久治难愈。风湿病的临床常见证候是寒湿阻络和湿热阻络，而湿热阻络证往往见寒热错杂，症状矛盾出现，既有热象，又有寒象，临床上难以辨别。实则许多寒象是由湿引起，辨证的机要在于是热重于湿，还是湿重于热，治疗时依热与湿孰轻孰重，决定清热与祛湿的治则。

王承德教授在风湿病的治疗中，不仅重视肝肾的作用，更重视脾胃在风湿病中的重要作用，治疗风湿病以健脾化湿为基本法则，从而提高了风湿病的诊疗水平。清热利湿、化瘀通络为治疗湿热痹阻，尤其是风湿病急性活动期的一般方法；而健脾利湿则是通用的基本法则，每方中必及健脾。该理论与他提出的"痹多夹瘀""扶正培本"有机结合，辨证思维易于掌握，组方用药主次分明，指导临床疗效颇佳。

［治验举例］

患者，外籍，女，50 岁，钢琴教师，2012 年 12 月初诊。患者在当地确诊类风湿关节炎已 3 年，初起时双膝关节反复积液，轮流抽取积液达 7 次之多，服解热镇痛药和免疫抑制剂，但病情仍进行性加重，特来我国求助于中医。初诊时患者双手、腕、肘、膝、踝肿痛，双手尺偏畸形，指关节晨僵至中午，左肘关节屈曲畸形，伸直受限，双膝双踝关节触之微热，其余关节局部皮温不高也不冷，腰背疼痛喜暖，不能转侧、下肢沉重乏力，行走不稳，生活不能完全自理，微畏寒，自汗较多。舌黯红，苔薄黄，脉弦。实验室检查：RF 20U/L；CRP 72mg/L；ESR 80mm/h。辨证为湿热痹阻证，治宜健脾化湿、清热通络。处方：生黄芪 60g、生薏苡仁 30g、生白术 15g、山药 15g、茯苓皮 30g、生地黄 30g、生石膏 60g、知母 15g、金银花 30g、雷公藤 20g、独活 15g、川续断 15g、牛膝 15g、桑寄生 15g、全蝎 6g、蜈蚣 2 条、白芍 15g、莪术 15g、肿节风 20g、焦三仙各 10g、甘草 3g。7 剂。同时配合清湿热加化痰瘀中药关节局部离子导入。二诊：关节疼痛明显缓解，在上方基础上加减又服药 20 余剂，关节热肿渐消，关节活动度基本恢复，生活基本能自理。患者回国后电话联系，从国内邮寄中药坚持服用 10 个月，生活已能完全自理，并从事少量工作。

2013 年 10 月来院复诊，患者腰背活动度恢复正常，左手小指、左腕、左肘、双膝、双踝微硬肿疼痛，局部不红不热，项背部疼痛、头腰转侧不利，双手晨僵数分钟，纳可，小便少，大便溏，自汗畏风，无恶寒发热，舌黯红苔黄腻，脉弦滑。复查：RF 20U/L；CRP 6mg/L；ESR 18mm/h。患者已属缓解期，症状及实验室指标基本正常，辨证仍为湿热痹阻证，治宜健脾化湿、补益脾胃、清热通络，住院治疗 1 个月余诸证缓解，带药回国。

按：本例患者症状以寒湿之象为主，如畏寒、腰背疼痛喜暖，关节肿胀晨僵，同时也有热象，如双膝双踝关节触之微热，无红肿热痛。有热象，即可先辨别是湿热痹阻而非寒湿痹阻。患者有一个特点就是下肢不怕冷，即使冬季取暖，病室内也只有 20℃左右，但患者仅穿睡裙拖鞋，不穿长裤和袜子，而舌红黯苔薄黄、脉弦皆提示内有郁热，恶寒、自汗、乏力为气虚见症，故辨证为湿热痹阻、气阴两虚。治疗上扶正用健脾益气、滋补肝肾，祛邪用利湿、清热、通络。扶正用此两法是因为：①治湿必先健脾，用药以清补之品为主，如薏苡仁、山药、白术、茯苓皮，同时以大剂量的生黄芪补气行气，助利湿通络之力；②更年期女性生理特点为肝肾亏虚，滋补肝肾常用独活、桑寄生、川续断、牛膝，既可强筋健骨又不滋腻助热。在重用白虎汤石膏、知母、雷公藤、肿节风、金银花清热通络的基础上重用生地黄，取热痹宜养阴的清补法，是迅速控制炎症，扭转病势的关键。同时方中生地黄、白术、白芍与雷公藤、全蝎、蜈蚣配伍使用可降低后者毒副作用，便于守方常服，使得疗效及安全性都得到保证。

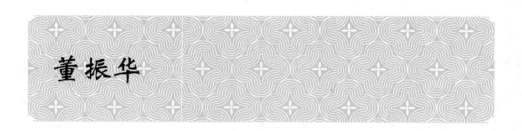

董振华

📇【个人简介】

董振华，男，1953年生，北京协和医院中医科主任医师、教授。著名中医祝谌予的学术经验继承人、首批全国"中医临床优秀人才研修项目"培养对象、第五批全国老中医专家学术经验继承工作指导老师、北京市首都名中医。兼任世界中医药学会联合会风湿病专业委员会副会长、北京中医药学会风湿病专业委员会副主任委员等。曾任中华中医药学会理事、中华中医药学会风湿病分会副主任委员、中华中医药学会内科分会常务委员、世界中医药学会联合会内科专业委员会理常务理事。主编《祝谌予经验集》和《祝谌予临证验案精选》等医学专著4部，发表专业论文百余篇。1978年毕业于北京中医学院中医系，分配到北京协和医院中医科从事医、教、研工作至今，应用中医、中西医结合方法诊治了大量的疑难病症，尤其侧重于对风湿免疫病（干燥综合征、类风湿关节炎、系统性红斑狼疮等）、慢性肝病和中医妇科病的研究，疗效显著，深受患者的欢迎和赞誉。

📚【经验集粹】

一、干燥综合征阴虚夹湿证的证治（董振华撰稿）

临床上观察到部分干燥综合征患者常见阴虚夹湿的证候，如既有口眼干燥、五心烦热、舌红无苔、脉细数等阴虚内热表现，又有齿龈肿痛、口舌糜烂、目赤多糊等湿热上蒸症状；或者伴有关节肿痛或关节积液、肢肿酸胀沉重、尿液混浊等湿热痹阻、湿热下注等症状。凡此种种，燥湿相兼，同形同病，错综复杂，病机复杂，治疗棘手。

（一）阴虚夹湿证的病因病机

干燥综合征以阴虚为本，燥象为标，多以内伤脏腑、阴液亏损为先。人体的津液输布、运化、代谢主要关系到肺、脾、肾三脏。从病机而言，素体阴虚、津亏不能濡润脏腑固然可以致燥；但肺、脾、肾三脏功能紊乱，气化失常，痰饮水湿、瘀血等病理产物内阻，津液失于敷布亦可致燥。

阴虚与湿停在干燥综合征的发病中常互为影响，相兼同病。饮入胃中之水液若为人体所用，输布于全身谓之阴津；若非人体所用，停聚于体内则谓之水湿，阴津与水湿同源异流。故饮入之水液，化为阴津则无湿邪可停，发挥濡养功用；若阻滞气机则阴津失于敷布而成燥证。诚如石寿棠《医原》所云："燥郁则不能行水而又夹湿，湿郁则不能布精而又化燥。"[1]

干燥综合征阴虚夹湿证的形成，常见于阴虚之体而后感受湿热邪气，或平素嗜食肥甘厚味，或久服滋腻碍胃药物，脾胃运化不及，日久酿湿生热而成；亦有湿热未羁，医者见关节肿痛，肌肉疼痛，在治疗中长期应用大量温补燥烈之药，或长期大量应用西药如类固醇激素类、免疫抑制剂等，进而助热伤阴导致，其临床表现大体相似。此外，阴虚夹湿证较多见于干燥综合征伴有内脏受累或多系统损害者：如肺部受累则气短不足以息，合并感染时则咳嗽、咯痰黏稠不畅；如肝脏受累可见口苦尿黄、皮肤黄染、纳差恶心、腹胀腹水、肝功能异常；如消化系统受累可见萎缩性胃炎、脘痞疼痛，纳差少食，或顽固性腹泻；如肾脏受累可见肾小管酸中毒，发作性无力、尿频、下肢水肿等。从病机而论，津液不足于内，湿热困阻于外，以致津液失于敷布，阻于上焦则灼津为痰而咽干咳喘、痰黏、口疮颐肿；阻于中焦则湿热蕴结而脘痞腹胀、困倦乏力、大便溏薄；阻于下焦则水湿内停而腰酸膝软、二便不调；流注经络则四肢关节酸重疼痛；郁于肌肤则瘙痒发疹。

---

[1] 石寿棠. 医原 [M]. 南京：江苏科学技术出版社，1983：34.

（二）阴虚夹湿证的治法、方剂与用药

阴虚夹湿的证治古人早有论及，最具代表者莫如周学海《读医随笔·燥湿同形同病》所论："燥湿同形者，燥极似湿，湿极似燥也……燥湿同病者，燥中有湿，湿中有燥，二气同为实病，不似同形者之互见虚象也。"[1] 并举脾湿肺燥、素禀湿热而夹阴虚、脾湿热肾虚燥的不同病证为例提出润燥与祛湿、滋阴与利水的治疗大法。

干燥综合征阴虚夹湿证的临床特点是在口眼干燥、手足心热、舌红无苔等的同时，兼见口中黏腻不爽、双目黏稠分泌液多、牙龈肿胀不适，或胃脘痞闷，或关节肿痛、积液，肢体酸沉困倦，或腹水、下肢水肿，或溺黄便溏，或大便不畅等症状。舌体胖大而干燥，舌苔白腻或黄腻，或舌腻苔中见有剥脱，脉多弦细或濡细。证候往往虚实相杂，标本互见，治疗时欲养阴润燥治本，易滋腻助湿生痰；欲清热燥湿治标，又恐苦燥而伤阴液。正如《张氏医通》所云："素禀湿热而夹阴虚者……治与寻常湿热迥殊。若用风药胜湿，虚火易于僭上；淡渗利水，阴液易于脱亡；专于燥湿，必致真阴耗竭；纯用滋阴，反助痰湿上壅。务使润燥合宜，刚柔协济，始克有赖。"[2]

干燥综合征阴虚夹湿证治疗重点在中焦脾胃和下焦肝肾。因"湿土之气同类相召，故湿热之邪始虽外受，终归脾胃。"可见湿热之邪的病位主要在中焦脾胃，土能胜湿，脾胃健运，则水湿之邪得以祛除，湿去而热孤，热邪难以久留。其次，治疗气阴不足的关键也在于恢复中焦脾胃的功能，脾胃乃后天生化之源，益气健脾助运，可保后天生化之源，水谷得以化生为气血津微，而脏腑之气阴不足方能得以恢复。肝藏血，肾藏精，肝肾同源，精血互生，为人体阴液之本，滋补肝肾、养阴润燥可补充脏腑之精血，恢复阴津之匮乏。故治疗阴虚夹湿证必须燥药与湿药同投，养阴与祛湿并举，并根据阴虚湿盛偏重不同，权衡主次，或以养阴为主，或以化湿为重，采用不同治法，总的法则是"补阴分而不腻，除湿热而不燥"。

治疗中、上焦的阴虚夹湿证个人习用《太平惠民和剂局方》甘露饮加

① 周学海. 读医随笔［M］. 南京：江苏科学技术出版社，1983：101.
② 张璐. 张氏医通［M］. 北京：人民卫生出版社，2006：41.

减，治疗下焦的阴虚夹湿证常用猪苓汤、滋水清肝饮加减。

《太平惠民和剂局方》甘露饮由枇杷叶、熟地黄、天冬、枳壳、茵陈、生地黄、麦冬、石斛、甘草、黄芩共十味药物组成。功能养阴清热，宣肺利湿，主治"齿龈肿烂，时出脓血或口舌生疮，咽喉肿痛，目赤肿痛，不任凉药"等口腔疾病，以及"脾胃受湿，瘀热在里，湿热相搏"的黄疸等。方中用生熟地黄、天麦冬、石斛滋阴润肺养胃为君；黄芩、茵陈清利湿热为臣；枇杷叶、枳壳宣肺理气以展气机，俾气化则湿化，而为之佐；甘草调和诸药为使。陈修园释甘露饮曰："胃为燥土，喜润而恶燥，喜降而恶升。故用二冬、二地、石斛、甘草润以补之，枇杷、枳壳降以顺之。若用连、柏之苦，则增其燥；若用术之补，则虑其升。即有湿热，用一味黄芩以折之，一味茵陈以渗之足矣。盖以阳明之治，最重在养津液二字，此方二地、二冬等药，即猪苓汤用阿胶以育阴意也；茵陈、芩、枳，即猪苓汤用滑泽以除垢意也。"可谓切中肯綮。

猪苓汤是张仲景针对阴虚水热互结证候，所创的滋阴清热利水的名方，由猪苓、茯苓、泽泻、滑石、阿胶五药组成。方中猪苓、茯苓、泽泻、滑石皆为淡渗利湿之品，其中茯苓健脾崇土，交通心肾；猪苓导热下行而不伤阴；泽泻能行水而上，使阴津上滋，利水之中又补阴不足；滑石利窍通淋，导热泄热。独用阿胶一味血肉有情之品，滋养真阴而济心火下交于肾。诸药相伍，利水而不伤阴，滋阴而不恋邪，共奏滋阴清热利水之功。赵羽黄曰："阴虚之人，不但大便不可轻动，即小水亦忌下通。倘阴虚过于渗利，津液不致耗竭乎？方中阿胶养阴，生新祛瘀，于肾中利水，即于肾中养阴；滑石甘滑而寒，于胃中去热，亦于胃中养阴；佐以二苓之淡渗者行之，既疏浊热而不留其壅瘀，亦润真阴而不苦其枯燥，源清而流有不清者乎？"

滋水清肝饮出自《医宗己任编》卷六。由熟地黄、当归、白芍、酸枣仁、山茱萸、茯苓、山药、柴胡、山栀子、牡丹皮、泽泻组成，功用滋阴养血，疏肝清热。主治阴虚肝郁，胁肋胀痛，胃脘疼痛，心烦、失眠，咽干口燥，舌红少苔，脉虚弦或细软者。方用三补三泻的六味地黄丸合当归、白芍、酸枣仁、栀子、柴胡等治疗肾阴虚而有阴虚火旺，肝郁化热者，颇有良效。

干燥综合征阴虚夹湿证选药方面应兼顾以下 3 个特点：①益气养阴而不滋腻助湿热者宜选用甘平益气或清补不腻之品，如生黄芪、生晒参、太子参、西洋参、天花粉、石斛、黄精、生白术、莲子肉、白扁豆、怀山药、女贞子、墨旱莲等。②清利湿热而不伤阴者宜选用甘平淡渗之茯苓、薏苡仁、滑石、芦根、白茅根、泽泻、车前子、川通草等。③止咳化痰而不耗津者宜选用瓜蒌、浙贝母、杏仁、紫菀、百部、枇杷叶、冬瓜仁、百合等。

（三）阴虚夹湿证的证治

1. **胃阴不足，湿热上蒸** 证见口干而不思饮，双眼黏稠分泌物多，口舌反复生疮，或牙龈肿痛，颐肿咽痛，或纳差脘痞，尿黄，舌红苔白或黄腻少津，脉细濡。治以养阴清热，化湿生津，常用《太平惠民和剂局方》甘露饮加减：生熟地、天麦冬、茵陈、黄芩、枳壳、石斛、天花粉、生薏苡仁、生甘草等。若见湿热蕴毒上蒸，出现咽颐肿痛，口舌生疮严重者，治以清热利湿解毒为先，常选甘露消毒丹加减。一俟湿热毒邪祛除，即撤去苦寒燥湿之药，掺入润肺养胃之品，以防化燥伤阴。

［治验举例］

张某，女，62岁。2009年6月6日初诊。因"口眼干燥、双手掌皮肤疱疹、溃烂1年，肝功能异常半年"，诊断为干燥综合征。口服小剂量甲泼尼松龙和白芍总苷胶囊治疗至今。现血常规、肝功能正常，口眼干燥，咽喉有白色黏液不利，双手掌皮肤较密集水泡疹，破溃瘙痒，胃脘痞闷，大便不爽，下肢无力。舌红，苔白腻少津，脉沉细。辨证为肺胃阴虚，湿热浸淫。治以润肺养胃，化湿清热。嘱停服西药。方用甘露饮加味：生熟地黄、黄芩、枳壳各10g，天麦冬、茵陈、石斛、柴胡、赤芍、威灵仙各15g，天花粉30g，炙甘草6g。每日1剂，水煎服。服药3周，胃脘舒适，较前有力，手掌皮肤溃烂略减，仍口眼干燥。继以原方加重化湿、燥湿之力：生熟地黄、天麦冬、黄芩、牡丹皮、升麻、苍术、黄柏、苦参各10g，鬼箭羽、赤小豆各15g，石斛20g，白花蛇舌草、蒲公英、土茯苓各30g，生甘草6g。继服15剂，手掌皮肤溃烂痊愈，口眼干燥缓解。守方加减调治3个月，病情稳定。

2. **阴虚肺燥，夹有痰湿** 证见烦渴思饮，口鼻气热，常伴发热，咳嗽喘憋，胸中闷痛，痰少质黏，咳重则恶心，大便干，小便黄，舌尖红，舌体有裂纹，舌苔黄腻少津，脉来虚细滑数。本证常见于干燥综合征合并肺间质病变，或继发肺部感染的患者，以阴虚肺燥为主，痰热未清为标。因阴虚内热、灼津为痰，治疗时宜滋阴润肺、清热化痰兼顾，常用增液汤或甘露饮合清气化痰丸加减（生地黄、麦冬、玄参、半夏、茯苓、陈皮、全瓜蒌、黄芩、枳实、杏仁、甘草、知母、冬瓜子、金荞麦、鱼腥草等）。

也可选《景岳全书》桔梗杏仁煎[①]（桔梗、杏仁、甘草各3g，阿胶、金银花、麦冬、百合、夏枯草、连翘各6g，贝母、大血藤各9g，枳壳4.5g）加减。该方原治咳嗽吐脓，痰中带血，或胸膈隐痛，将成肺痈者。方中以百合、麦冬、阿胶滋养肺阴治其本虚；桔梗、甘草、杏仁、贝母、枳壳排脓化痰；金银花、大血藤、连翘、夏枯草清热解毒治其标实。滋阴而无助痰湿之忧，祛痰而无耗阴液之虑。

[治验举例]

代某，女，58岁。就诊时间：2015年8月13日。主诉：口眼干燥2年，加重1年。患者1月前体检胸部CT：双肺间质纹理增粗和浸润改变，双下肺为著。来本院化验ANA 1∶640；抗SSA阳性；IgG 27.45g/L，RF 609U/L，确诊为SS伴肺间质病变。现咳嗽黄白黏痰较多，口眼干燥，左侧腮腺肿痛，纳差，胃痛泛酸。舌黯红，少苔，脉沉细。辨证属肺胃阴虚，痰热阻肺。治以润肺养胃，清热化痰。方用甘露饮合清气化痰丸加减：生地黄15g，熟地黄10g，麦冬10g，石斛20g，枳壳10g，茵陈10g，枇杷叶10g，黄芩10g，法半夏10g，全瓜蒌30g，枳实10g，陈皮10g，茯苓30g，杏仁10g，金荞麦30g，鱼腥草30g，生甘草6g。每日1剂，水煎服。服用1个月，咳嗽减轻，痰黏不利，左腮腺肿痛消退。仍口眼干燥。守方去茵陈、加白僵蚕10g，蝉蜕10g，山慈菇10g，再服2个月。口眼干燥明显减轻，痰量减少，仍感口干，咽喉有黏痰不利。乏力，不耐劳累，汗出，双手遇冷后红肿，发痒，复查CT：肺间质病变较前明显吸收。证属气阴两虚，痰热蕴肺。治以益气养阴，清热化痰，方用升陷汤加味：生黄芪30g，知母10g，柴胡10g，桔梗10g，升麻10g，红景天15g，全瓜蒌30g，黄芩10g，牡丹皮10g，金荞麦30g，芦根30g，冬瓜子30g，桂枝10g，白芍10g，五味子10g，炙甘草6g。2016年3月随诊，口眼干燥和咳痰均明显好转，偶有少量黄黏痰。复查CT：双肺间质纹理增粗和浸润改变治疗后明显吸收、消失，病情稳定。

---

① 张介宾. 景岳全书［M］. 上海：上海科学技术出版社，1959：1013.

3．气阴亏损，脾湿不化　证见口眼干燥，形赢体弱，乏力气短，纳少腹胀，大便不爽或溏薄，舌质淡红或见裂纹，胖大有齿痕，苔少或白腻而干，脉沉细无力。常见于干燥综合征因胃肠腺体分泌减少引起消化不良、顽固性腹泻者，也有因医者见口眼干燥和舌红无苔久用甘寒养阴药物、或服用白芍总苷胶囊导致。部分患者虽舌红少苔甚为镜面舌，但细察之余，舌面上有一层黏沫，此为气虚阴亏兼有湿阻之征。若单纯养阴，寒凉滑肠则腹泻加重，益伤其阴。治以益气养阴生津，健脾化湿止泻。方用七味白术散加石斛、天花粉、乌梅、生山药、生薏苡仁等，腹泻严重者加干姜10g温脾止泻。

［治验举例］

李某，女，51岁。就诊时间：2014年5月21日。主诉：双手遇冷变白、变紫半年，口眼干燥3个月。患者2013年11月出现雷诺现象，面部红斑，2014年3月口、眼、鼻均感干燥，声嘶咽哑，进食无味，关节疼痛。某医院化验ANA1∶320，抗SSA、SSB抗体阴性，考虑结缔组织病。5月9日唇腺活检病理示：唇腺导管扩张，间质多量淋巴细胞、浆细胞浸润，聚集成灶，诊断为干燥综合征。给予口服白芍总苷胶囊后大便不成形，每日数次。现口眼干燥，咽干食用水送，眼睛异物感，声音嘶哑，双手发胀、发凉感，遇冷加重，关节酸痛，纳差无味，大便溏薄。舌红苔黄，干燥无津，脉沉细。辨证为肝肾阴虚，寒湿阻络。嘱停用白芍总苷胶囊。处方：生地黄15g，熟地黄、天冬、麦冬、枳壳、牡丹皮、黄芩、白僵蚕、诃子各10g，石斛20g，天花粉30g，细辛3g，生甘草6g。20剂，水煎服。药后口眼干燥明显缓解，但胃部不适，上腹发胀，严重时呕吐，腹泻，每日3～4次。停服中药后腹泻，呕吐消失，但胃脘仍感不适，舌红苔黄，脉细滑。考虑养阴药寒凉伤及脾胃，重新辨证为气阴亏损，脾湿不化，胃气上逆。易方用七味白术散加味：党参、白术、木香、藿香、陈皮、白僵蚕、蝉蜕、片姜黄、法半夏、桂枝、白芍各10g，茯苓、葛根各15g，细辛3g，石斛20g，炙甘草5g。14剂，水煎服。药后胃部不适的症状消失，口干眼干和关节疼痛均好转。以上方加减治疗2月，诸症消除，病情控制。

4．肝肾阴虚，水湿内停　证见口燥咽干或口苦，面色晦暗，形体赢弱，心烦失眠，手足心热，纳差食少，或腹胀膨隆，青筋暴露，肌肤干燥，或下肢浮肿，小便不利，舌干红少苔，或光红无苔，脉细数无力。多见于干燥综合征合并肝硬化失代偿期出现腹水的患者。阴虚可使水液代谢障碍，水液停聚为患，此类患者因病程日久，肝肾之阴耗竭，或过用苦寒、香燥理气之品耗损阴液，肝肾之阴不足则疏泄失职，气机郁滞不畅，三焦决渎不利，以致气不布津，水液停聚，或阴液亏虚，津不化气，气虚水津失布，停聚而为腹水，形成阴虚水热互结之证。阴液不能速补，而水热又难速化，滋阴则碍水，利水又伤阴，治疗棘手，难以速效。常用猪苓汤合一贯煎加茵陈、车前草、墨旱莲、汉防己、白茅根等滋阴清热、利水消肿。

［治验举例］

高某，女，57岁。2012年4月5日初诊。主诉："乏力伴肝功能异常3年余，下肢水肿半年"。患者2008年6月始感乏力，不耐劳累。当地医院化验肝功能异常，2009年8月乏力明显，胸闷憋气，呼吸困难，住院化验肝功能明显增高，B超：脾大、腹水。唇腺活检病理确诊为干燥综合征，予口服泼尼松35mg/d和保肝西药治疗，激素逐渐减量，至今年3月停药。2011年10月以来双下肢水肿。1周前本院化验血WBC 3.12×10⁹/L，PLT 90×10⁹/L；ALT 15.3U/L；AST 26.5U/L；GGT 128.5U/L；ALP 265U/L；ANA 1∶640；AMA 1∶640；AMA-M 290RU/ml；ACA 1∶640。确诊为原发性干燥综合征（primary Sjögren syndrome，PSS）合并原发性胆汁性肝硬化。现乏力明显，口眼干燥，皮肤灼热瘙痒，手足心热。双下肢水肿，尿少不畅，大便干燥，舌红少苔，脉沉细。辨证为肝肾阴虚，水热互结，瘀血阻络。治以滋补肝肾，利水清热，活血通络。方用猪苓汤加味：猪苓、茯苓、泽泻各15g，阿胶（烊化）10g，滑石粉30g，车前草30g，墨旱莲15g，益母草30g，王不留行10g，决明子30g。每日1剂，水煎服。另：熊去氧胆酸胶囊每次250mg，每日两次；葡醛内酯每次2片，每日三次。服用14剂，尿量增多，大便通畅，下肢水肿明显减轻。再服20剂，精神体力均有好转。守方去益母草、王不留行、决明子加生黄芪30g，汉防己10g，泽兰10g。再服1月，口眼干燥减轻，下肢水肿消退，皮肤仍感灼热瘙痒。以上方加减调治半年余，除了略感乏力之外，其他均告愈，熊去氧胆酸胶囊减为25mg/d。复查血WBC 4.64×10⁹/L，PLT 85×10⁹/L；ALT 12U/L；AST 25U/L；GGT 58.5U/L；ALP 182U/L。B超：肝脾大，未见腹水。随诊1年，病情稳定。

5. 肾阴不足，湿热下注　证见口咽干燥，腰痛，下肢沉重无力，五心烦热，心烦失眠，阴道干涩，灼热不适，尿频、尿急、尿痛，或伴有低热不退，白带黄，舌红无苔，脉沉细。常见于干燥综合征合并泌尿系感染的患者，由于长期应用类固醇激素或免疫抑制剂等，泌尿系统局部的免疫功能下降，导致反复感染。治疗宜滋补肝肾之阴与清利下焦湿热并举，常用知柏地黄丸合萆薢分清饮加石韦、车前子、瞿麦、白茅根、滑石等；如兼有遇劳即发、乏力神疲、失眠多梦、尿液混浊者，亦可用清心莲子饮加减，可益气养阴，交通心肾，清热利湿。本方出自《太平惠民和剂局方》，由黄芩、麦冬、地骨皮、车前子、石莲肉、茯苓、黄芪、人参、炙甘草组成。汪昂《医方集解》[①]曰："参、芪、甘草，所以补阳虚而泻火，助气化而达州都，地骨退肝肾之虚热，柴胡散肝胆之火邪，黄芩、麦冬清热于心肺上焦，茯苓、车前利湿于膀胱下部，中以石莲清心火而交心肾，则诸证悉退也。"

［治验举例］

赵某，女，43岁。2011年9月13日初诊。主诉"口眼干燥半年，脱发2月"。2月前某医院确诊为干燥综合征，给予口服羟氯喹和白芍总苷胶囊治疗，现仍感口眼干燥、咽干食需水送。胃脘不舒，视物模糊，眼睛分泌物多，头发脱落，腰膝酸软，大便偏干，舌红少苔，脉细滑。辨证为肝肾阴虚，治以养阴生津，方用甘露饮加二至丸、何首乌、枸杞子、桑寄生、红景天等治疗。服用2周，干燥症状略有缓解，但突然无诱因寒战、高热伴腰痛，体温最高39.8℃，当地医院化验尿常规白细胞大量，诊断为急性肾盂肾炎。静脉用头孢地嗪钠治疗1周，体温和尿常规正常，现乏力气短，胸闷纳差，腰膝酸软，口舌干燥，尿频不畅，舌红少苔，脉细滑。辨证为阴虚内燥，湿热下注。方用甘露饮合萆薢分清饮加减：生地黄、红景天、石韦、牛膝、车前子各15g，石斛20g，麦冬、天冬、黄芩、炒枳壳、女贞子、墨旱莲、萆薢、乌药、菖蒲、益智仁各10g，生甘草6g。14剂，水煎服。药后口干明显缓解，有时半天不用喝水，咽干食不再困难。乏力气短、胸闷纳差、腰膝酸软均消失，尿常规正常，脱发仍重，易方以六味地黄丸合萆薢分清饮加味：生熟地黄各15g，山茱萸、生山药、萆薢、益智仁、乌药、菖蒲

———
① 汪昂. 医方集解［M］. 北京：人民卫生出版社，2006：285.

各 10g，红景天、车前子、石韦、女贞子、续断各 15g，土茯苓 30g，生甘草 6g。服用 2 月后复诊。口干明显减轻，视物模糊，脱发偏多，腰膝酸软，舌红少苔，脉沉细。守方去石韦、车前子加制首乌、女贞子各 15g。继服 20 剂，诸症告愈，仅感轻微口眼干燥，转方调治干燥综合征。随诊至 2014 年 8 月 12 日，病情稳定。

6. 气阴两虚，湿热痹阻　证见口眼干燥，口中黏腻不爽，乏力纳差，皮肤干燥皲裂，手足心热，小便黄少，大便黏腻不畅；关节疼痛肿胀，肌肉酸胀沉重，或关节积液，或关节僵硬屈伸不利，舌红少苔，或苔厚腻，脉细滑。多见于干燥综合征合并类风湿关节炎，既有气阴两虚或肝肾阴虚的脏腑阴津匮乏之本，又有湿热痹阻经络之象。治以益气养阴，除湿蠲痹。方用验方四神煎（生黄芪 30g，石斛 20g，金银花 30g，牛膝 15g，远志 10g）加桂枝、白芍、秦艽、防风、汉防己、片姜黄各 10g，穿山龙、石见穿各 30g，络石藤 15g，炙甘草 6g 等。

［治验举例］

杜某，女，58 岁。2010 年 9 月 25 日初诊。主诉："口干 7 年，双手指、腕、肘、膝关节疼痛伴晨僵 5 年"。患者 2003 年出现口干，咽干食用水送，多关节疼痛伴晨僵。2007 年多次化验血小板减少，最低 70×10^9/L 左右。2010 年 7 月本院风湿科检验 ANA 1∶320；IgG 23.2g/L，IgA 3.36g/L，抗 SSA、抗 SSA 抗体均阳性，诊断为干燥综合征。予口服氨甲蝶呤 15mg/w；泼尼松 15mg/d；雷公藤多苷每次 20mg，每天三次治疗。服药 1 周，感觉肠道绞痛，便意频频，饭后恶心而停服西药，就诊于中医。现口干思饮，乏力腰酸，周身关节疼痛，活动不灵活，恶风怕冷，胃脘不适，腹部隐痛，大便偏溏。舌淡红少苔，脉沉细。辨证为气阴两虚，寒湿阻络。方用验方四神煎合独活寄生汤加减：生黄芪、忍冬藤、生地黄各 30g，石斛、桑寄生各 20g，牛膝、威灵仙、白芍、茯苓各 15g，独活、炒杜仲、桂枝、炒枳壳、当归、川芎、黑附片各 10g，细辛 3g，炙甘草 6g。每日 1 剂，水煎服。服药 1 月，口干减轻，口水增多，关节疼痛与腹痛告愈。但感觉药后胃脘不适。嘱中药改为饭后半小时服用，并加 3 片生姜。继服 1 月。2010 年 11 月 9 日复诊。胃脘不适告愈，关节疼痛不明显，但感觉气短，守方加红景天 15g 继续服用 4 个月，诸症告愈。

二、干燥综合征合并肾小管酸中毒的治疗经验（董振华撰稿）

国外报道干燥综合征合并肾脏损害的发生率约 18% ~ 67%[①]。国内北京协和医院报道发生率分别为 11.9%[②] 和 50%[③]。其病理改变主要表现为：①肾脏间质小管病变：肾小管酸中毒（renal tubular acidosis，RTA）、肾性尿崩症、肾钙化、范可尼综合征、肾小管性蛋白尿等。②血管炎改变：小动脉炎、坏死性小动脉炎。③肾小球肾炎：膜性肾小球肾炎、膜增生性肾小球肾炎、系膜增生性肾小球肾炎等。

干燥综合征肾脏损害以远端肾小管损害—肾小管酸中毒（RTA）最为常见。由于肾小管泌 H^+ 功能障碍，以致尿的 pH 持续 > 5.5，K^+ 代替 H^+ 大量排出，出现低血钾、低血钠、低血钙及高氯性酸中毒以及低钾性周期性麻痹。其次是氨基酸尿和肾性糖尿，水液平衡障碍导致肾小管浓缩功能减退，出现多尿、多饮、尿比重下降、骨病或病理性骨折发低钾性周期性麻痹及肾结石。这些症状或体征可在口、眼干燥症状之前发生。尿浓缩功能减低和 RTA 为最主要的特征性表现，而且发作性麻痹与夜尿的出现相平行。文献报道干燥综合征的 RTA 发生率约为 22% ~ 30%，由于其起病隐匿，临床表现不典型，部分干燥综合征合并 RTA 患者因缺乏口、眼干燥症状往往被漏诊。

干燥综合征的肾小管损伤是由免疫机制介导的，荧光免疫病理检查证实肾小球及肾小管基底膜均有免疫复合物沉积，提示免疫复合物沉积与干燥综合征的肾损害有关。肾小管性蛋白尿一般为少量到中等量，但当出现大量蛋白尿时，要考虑肾小球病变可能。有人研究[④] 发现当尿蛋白 > 3.5g/d，此时肾脏穿刺活检证实存在肾小球病变。提示干燥综合征的肾脏损害除间质性肾炎外，肾小球损害并不少见。

干燥综合征合并肾损害大多预后较好。虽然肾功能不全的发生率较低，

① M. Pertovaara, M. Korpela, T. Kouri. A. Pasternack. The occurrence of renal involvement inprimary Sjögren's syndrome: a study of 78 patients[J]. Rheumatology, 38 (1999)：1113-1120.

② 杨军，李学旺，黄庆元等. 原发性干燥综合征 26 例合并肾脏损害临床及病理分析［J］. 中华内科杂志，1997，36（1）：28-31.

③ 董怡，张乃峥. 干燥综合征的肾脏损害［J］. 中华内科杂志，1988，27（3）：162-164.

④ 刘正钊，胡伟新，章海涛，等. 原发性干燥综合征肾损害的临床病理特征及预后［J］. 肾脏病与透析肾移植杂志，2010，19：225-229.

但如有严重的肾小球损害则预后较差。对干燥综合征合并 RTA 的轻度患者给予补钾（枸橼酸合剂）口服治疗即可，如症状明显可给予小至中量的泼尼松加补钾治疗，当合并明显蛋白尿，需增加糖皮质激素剂量，必要时联合环磷酰胺（CTX）治疗。如发展至晚期出现肾功能不全，泼尼松及 CTX 均可能加速肾纤维化，故不主张使用[①]。

（一）病因病机

干燥综合征中医多从燥痹、燥证等范畴论治，合并 RTA 者则很难有对应的中医病名，古籍也鲜有记载。根据本病的不同临床特征如肾性尿崩症、肾性软骨病、泌尿系结石可以分别冠以"消渴""骨痿""石淋"的中医病名。但临床所见反复发作性低血钾软瘫的症状，个人认为与中医古籍中描述的"风弹曳"非常类似，弹曳即手足筋脉弛缓无力。《诸病源候论》卷一记载："风弹曳者，肢体弛缓不收摄也。人以胃气养于肌肉经络也，胃若衰损，其气不实，经脉虚，则筋肉懈惰，故风邪搏于筋而使弹曳也。"说明风弹曳是由于脾胃气虚，筋肉失养，风邪侵袭筋脉所致，补益脾胃精气是其治疗大法。

干燥综合征合并 RTA 的基本病机在于肾虚不固，封藏失职。《素问·六节藏象论》云："肾者主蛰，封藏之本，精之处也。"《灵枢·本神》还说："肾藏精，精舍志，肾气虚则厥，实则胀，五脏不安。"肾藏精即指肾气对肾精具有固秘、闭藏作用。先天禀赋不足或后天燥毒、瘀血伤肾，则肾气不足，固摄无权，封藏失职，故而钾盐等精微物质易从尿中漏出，发生低钾血症。临床观察到 PSS 合并 RTA 患者往往有腰膝酸软、下肢无力、足跟疼痛、尿频量多、脱发等肾虚之症。

干燥综合征合并 RTA 的病位主要在肾，但与肝、脾胃关系密切。肾藏精主骨，为作强之官；肝藏血主筋，为罢极之本。肝肾同源，精血充盛，则筋骨坚强，活动有力；肝肾不足，精血亏虚，筋骨经脉不得精血灌溉，故见肢体软瘫或见手足搐搦等症。肾虚则精髓不充，故 RTA 往往伴有骨软化、

---

① 张缪佳，顾镭，刘晓华. 原发性干燥综合征的肾脏损害［J］. 江苏医药杂志，2002，28（12）：942-943.

自发性骨折等代谢性骨病。脾胃为后天之本，主肌肉四肢而司运化，脾胃受邪则健运失常，水谷精微不能达于肌肉四肢故而阵发性全身无力。肾阴不足，不能制火，胃热亢盛则见尿频量多、口干多饮、燥热心烦、大便干结等证。本病虽以肾虚为本，但临床亦可出现燥毒、湿热、瘀血等标实之象，如发生肾结石、输尿管结石、泌尿系感染时多以湿热下注，煎熬津液为砂石者，往往属于本虚标实之证。且干燥综合征患者有多系统受累，除 RTA 外合并肺损害、肝损害、高免疫球蛋白等多系统损害并不鲜见。

干燥综合征合并 RTA 以肾虚不固，封藏失职为基本病机，治疗本病若无其他系统损害时常以五子衍宗丸为基本方剂加减化裁。本方由菟丝子、五味子、枸杞子、覆盆子、车前子组成，具有补肾益精之效，可治疗肾虚遗精、阳痿早泄、小便后余沥不清、久不生育，及气血两虚、须发早白等症。现代常用于治疗男性不育症、性功能障碍、遗精遗尿、妇女闭经、慢性肾炎、糖尿病等疾病。方中用菟丝子辛以润燥，甘以补虚，平补肝肾阴阳，不燥不腻，平补中又具收涩之性，可补肾阳、益肾精以固精止遗；五味子五味皆备，而酸味最浓，补中寓涩，敛肺补肾；枸杞子以填精补血见长；覆盆子以固精益肾为著；妙在车前子一味，泻而通之，泻有形之邪浊，涩中兼通，补而不滞，是方中唯一的寒性药物，与其他四子相配，通涩兼施，相得益彰。

如肾虚甚者合用六味地黄丸或左归丸补肾填精；并发骨软化、自发性骨折等随证加入骨碎补、补骨脂、狗脊、续断等强筋壮骨；如兼有脾胃气虚者加五味异功散补脾益气；兼有阴虚者加增液汤滋阴润燥；兼有湿热者加二妙丸或萆薢分清饮清利湿热；兼有尿路结石者加海金沙、金钱草、滑石、石韦等利湿排石；兼有瘀血者加莪术、三棱、丹参、王不留行等活血通络；兼有反复腮腺肿痛等燥毒结聚者加白僵蚕、蝉蜕、夏枯草、山慈菇等软坚散结。

（二）辨证论治

1. **肾气不固，封藏失职** 证见发作性无力，腰膝酸软，尿频量多，小便清长，足跟疼痛，月经量少，脱发，舌淡红，脉沉细。治以补肾固精，益气健脾，常用五子衍宗丸合验方四神煎加减：菟丝子、五味子、枸杞子、覆盆子、车前子、山茱萸、生黄芪、忍冬藤、石斛、牛膝、茯苓、生甘草等。肾阴虚明显者可合用六味地黄丸、左归丸等。口眼干燥明显加石斛、天花粉等养阴生津。并发骨软化、自发性骨折等可随证添加骨碎补、补骨脂、狗脊、淫羊藿等强筋壮骨之品。

［治验举例］

尹某，女，29岁。2011年4月27日初诊。主诉：发作性无力伴口干多饮、尿频量多1年半。患者2009年12月突发无力，近似软瘫，住院化验血钾2.5mmol/L，补钾治疗恢复。继之口干思饮，尿频量多，间断发作性无力。2010年4月化验ANA、抗SSA抗体阳性，确诊为PSS合并RTA，口服补钾治疗至今，并求治于中医。现尿频量多，尿量3 000ml/d左右，口干多饮，乏力腰酸，血钾3.6mmol/L，ESR 74mm/h；IgG 23.4g/L；ALT 131U/L；AST 61U/L；GGT 56.4U/L。舌红无苔干燥，脉沉细。辨证为肾气不固，封藏失职。治以补肾固精，益气养阴：菟丝子15g，枸杞子10g，五味子10g，覆盆子10g，车前子（包煎）10g，生黄芪30g，石斛20g，忍冬藤30g，牛膝15g，天花粉30g，红景天15g，白芍10g，苦参10g，生地黄15g，生甘草6g。每日1剂，水煎服。服药2个月，尿量从3 000ml/d减至1 600ml/d。口干乏力减轻，复查血钾4.4mmol/L。IgG 12.4g/L；ALT、AST正常；GGT 56.4U/L。守方加凤尾草15g，再服2个月。诸症告愈，无不适感，血钾3.46mmol/L；ESR 18mm/h；肝肾功能均正常。原方配制丸药巩固，随诊至2016年，病情稳定。

2．气阴两虚，肺胃燥热　证见口干多饮，饮不解渴，尿频量多，燥热心烦，胃脘灼热、时有泛酸、皮肤干燥皲裂，乏力神疲，大便干燥，舌红苔黄，脉细数。治以益气养阴，清热泻火，常用玉女煎、增液汤合生脉散加减：生石膏、知母、生熟地黄、麦冬、牛膝、玄参、葛根、山药、茯苓、生黄芪、五味子、生甘草等。

［治验举例］

李某，女，59岁。2012年5月21日初诊。主诉：口干思饮、多尿3年，发作性恶心呕吐伴反酸1年。患者3年来无诱因口干明显，每日饮水量5 000ml，仍饮不解渴，尿量与饮水量相等，其间有过2次发作性无力。化验血糖正常，血钾2.8～3.1mmol/L，ANA阳性，抗SSA抗体阳性，确诊为

PSS 合并 RTA，口服糖皮质激素和羟氯喹效果不明显。近 1 年反复恶心呕吐、反酸，因胃不适而停用激素和羟氯喹，仅口服枸橼酸钾颗粒 8g/d。并寻中医就诊。现颜面、手足皮肤干燥脱屑，两颧红润，口干思饮冷，饮不解渴，每日饮水量 5 000ml，乏力腰酸，下肢酸重。手足心热，胃脘不适，时时反酸，尿频量多，大便干燥。舌红无苔干燥，脉沉细。辨证属气阴两虚，肺胃燥热，治以益气养阴，清热泻火，生津润燥。方用玉女煎合增液汤加减：生地黄 30g，熟地黄 15g，天冬 10g，玄参 30g，葛根 15g，当归 10g，枸杞子 10g，生石膏（先煎）30g，知母 10g，牛膝 15g，石斛 15g，天花粉 30g，五味子 10g，生黄芪 15g，生甘草 6g。服药 14 剂，大便通畅，下肢有力。皮肤干燥明显好转，饮水量减少。反酸仍多，间断呕吐，每天需服奥美拉唑肠溶胶囊控制胃酸。舌红无苔少津，脉沉细。守方去葛根、知母、五味子加法半夏、陈皮各 10g、生薏苡仁 15g，加减治疗 3 个月，口干思饮缓解，尿频量多消失，饮水量由 5 000ml/d 降至 3 000ml/d。偶有胃部泛酸，随诊至 2012 年 9 月，病情稳定。

3. 肝肾阴虚，肝郁气滞　证见腰膝酸软、手足无力、多饮多尿、头晕耳鸣、性急易怒、胸闷憋气，失眠多梦，舌红少苔，脉沉细。治以滋阴补肾，疏肝解郁，常用六味地黄丸合逍遥散或滋肾清肝饮加减：熟地黄、山茱萸、山药、茯苓、牡丹皮、柴胡、当归、白芍、枳壳、五味子、枸杞子、炙甘草等。

［治验举例］

刘某，41 岁，农民。2007 年 5 月 6 日初诊。主诉：全身无力伴多饮、多尿半年。患者自 2006 年 10 月始双下肢无力，严重时不能行走，化验血钾 1.6～2.51mmol/L，CL 111.8mmol/L，口服 10% 氯化钾后乏力减轻，症状好转。今年 3 月到本院化验血 ANA 1∶640，抗 SSA 抗体阳性，IgG：35.1g/L，诊断为 PSS 合并 RTA，给以羟氯喹、10% 枸橼酸钾、碳酸氢钠。治疗后下肢乏力减轻，后求治于中医。近 3 个月来经常出现发作性胸闷憋气，现口干眼干，腰酸耳鸣，夜尿 2 次，失眠多梦，舌淡红，苔薄白，脉沉细。辨证为肾阴不足，肝郁气滞。治以滋阴补肾，疏肝理气，方用杞菊地黄丸合逍遥散加减：生熟地黄各 15g，山茱萸、山药各 12g，枸杞子、菊花、牡丹皮、泽泻、柴胡、白芍、黄芩、女贞子、墨旱莲各 10g，茯苓、石斛各 15g，金雀根 30g，生甘草 6g。30 剂，水煎服。药后乏力口干，胸闷多尿均明显减轻，枸橼酸钾减至 10ml，每天 3 次，未发生低血钾。继用知柏地黄汤加麦冬、葛根、石斛、花粉、女贞子、墨旱莲、仙鹤草、功劳叶等治疗 4 个月，病情稳定，多次化验血钾 3.6～4.06mmol/L，拟配丸药巩固：熟地黄 120g，山茱萸 60g，山药 60g，牡丹皮 30g，茯苓 50g，泽泻 30g，五味子 30g，生黄芪 90g，续断 50g，桑寄生 60g，菟丝子 50g，枸杞子 30g，石斛 50g，女贞子 30g，墨旱莲 30g，牛膝 30g，丹参 60g，黄连 30g。诸药共研细末，炼蜜为丸，每丸重约 10g，每服 1 丸，每日 3 次。2008 年 7 月 7 日复诊。一直服丸药，病情稳定，自停枸橼酸钾已经半年，未发作性无力，偶有胸闷憋气，血钾正常，继续配制丸药服用。2008 年 12 月复诊，停服所有西药半年，无特殊不适。随诊至今，病情稳定。

4．**肾阴不足，湿热血瘀** 证见口眼干燥，腰痛腰酸，手足发凉，下肢皮肤紫癜样皮疹，尿频不畅或尿痛、尿急，尿路结石，舌红少津，苔黄腻或白腻，脉滑。治以滋阴补肾，清热利湿，化瘀排石。常用五子衍宗丸或六味地黄丸合萆薢分清饮加通淋排石药物，如三棱、莪术、皂角刺、王不留行、路路通、石见穿、鬼箭羽、金钱草、海金沙、石韦、滑石等。

［治验举例］

王某，女，33 岁。2012 年 7 月 25 日初诊。主诉：双下肢无力 10 余年，血钾减低 4 年。10 余年来经常双下肢无力，4 年前体检血钾 3.0mmol/L，未诊治。2 年前因乏力明显于当地医院检查血钾 2.5mmol/L，补钾治疗效果不佳。2011 年再次化验 ANA、抗 SSA 均阳性，确诊为干燥综合征，给予口服泼尼松 30mg/d，来氟米特 20mg/d，白芍总苷胶囊每次 0.6g，每天三次；氨甲蝶呤 10mg/w 治疗，症状有所好转。2012 年 4 月化验血、尿常规正常。血钾 3.42mmol/L；ESR 24mm/h。IgG 20.35g/L，RF 164U/L。ALT 95U/L，AST 58U/L。B 超：右肾结石。现口干、眼干，活动后乏力，下肢沉重，易患感冒，月经量少。舌淡红少苔，脉沉细。目前口服甲泼尼龙 4mg，隔日一次；氨钾蝶呤 10mg/w；10% 枸橼酸钾 30ml/d。辨证为肾阴不足，湿热血瘀。治以滋阴补肾，清利湿热，化瘀排石：菟丝子 15g，覆盆子 10g，五味子 10g，枸杞子 10g，车前子（包煎）10g，女贞子 10g，墨旱莲 10g，生黄芪 30g，石斛 20g，忍冬藤 30g，牛膝 15g，莪术 10g，三棱 10g，金钱草 30g，凤尾草 15g，垂盆草 15g。14 剂。嘱停服氨甲蝶吟片。服药 2 月余，下肢有力。复查血钾 3.3～3.45mmol/L，ESR 23mm/h；IgG 22.1g/L。夜尿较多，舌淡红，脉沉细。守方以五子衍宗丸合知柏地黄丸加减：菟丝子 20g，覆盆子 10g，车前子（包煎）10g，枸杞子 10g，五味子 10g，生熟地黄各 15g，山茱萸 10g，生山药 10g，天花粉 30g，生黄芪 30g，知母 10g，黄柏 10g，肉桂 3g，生甘草 6g。20 剂。再服 4 月余，夜尿减少，下肢有力，病情稳定。化验血钾 3.5mmol/L，IgG 19.15g/L，RF 81.3IU/mL，血沉 11mm/h，停用甲泼尼龙；枸橼酸钾仍每天 30ml。随诊至 2013 年 5 月。饮水量减少，无发作性无力，大便通畅。尿中经常有小结石排出。当地化验血钾 3.58mmol/L，CL 104.1mmol/L，免疫球蛋白正常。处方：菟丝子 20g，覆盆子 10g，车前子（包煎）10g，枸杞子 10g，五味子 10g，生黄芪 30g，石斛 20g，忍冬藤 30g，牛膝 15g，生白术 15g，防风 10g，金钱草 30g，女贞子 10g，墨旱莲 10g，生地黄 15g，莪术 10g，茜草 10g，生甘草 6g。每日 1 剂，水煎服。随诊 3 年，病情稳定。

5．脾肾两虚，浊毒上逆 干燥综合征合并肾损害病程日久，出现慢性肾功能不全。证见腰酸膝软，咽干口燥，浮肿尿少，乏力气短，胃脘痞闷，恶心纳差，容易外感，大便干燥或溏薄不爽，小便黄少，尿中有蛋白。舌淡红少苔，舌体胖大齿痕，脉虚弱无力。治以培补脾肾，解毒化浊。方用香砂六君子汤合六味地黄丸加生黄芪、丹参、淫羊藿、藿香、菖蒲、蒲公英、生牡蛎、萆薢、土茯苓、熟大黄等。

［治验举例］

苏某，女，39 岁。2017 年 5 月 12 日初诊。主诉：左腮腺肿物手术切除后 7 年，血肌酐增高伴尿蛋白阳性 2 年。患者 2010 年左侧腮腺肿物，手术后病理示：B 细胞淋巴瘤，术后规律化疗 6 程。2015 年 9 月发作性无力伴低血钾、口眼干燥、尿蛋白阳性。ANA 1∶640，抗 SSA、SSB 抗体阳性，诊断为干燥综合征合并肾小管酸中毒。同年 11 月住院肾脏穿刺病理：浆细胞浸润。给予阿霉素、泼尼松、沙利度胺、补钾等治疗，蛋白尿减少。2016 年 6 月化验血 HGB 108g/L，Cr 195μmol/L，IgA 5.8g/L。既往乙肝史 20 年，现服恩替卡韦片每日 1 片。证见口眼干燥，乏力，时感恶心、纳差，燥热汗出，脱发，二便如常。舌红胖，苔薄白，脉沉细。辨证为气阴两虚，脾胃不和，痰瘀互结。治以益气养阴，健脾和胃，清热散结。方用香砂六君子汤合小柴胡汤加减：木香 10g，砂仁 5g，党参 10g，生白术 15g，法半夏 10g，茯苓 30g，陈皮 10g，柴胡 10g，黄芩 10g，山慈菇 10g，土贝母 10g，露蜂房 3g，龙葵 30g，白花蛇舌草 30g，生薏苡仁 30g，土大黄 10g，生黄芪 30g，丹参 30g，生地黄 30g，知母 10g，炙甘草 6g。30 剂，水煎服。药后口眼干燥明显减轻，较前有力。血 Cr 降至 125～169μmol/L。基本以原方加减服用，3 个月后出现肝功能异常：ALT 189U/L，AST 126U/L。停用阿霉素、泼尼松，加保肝西药治疗，2017 年 10 月复查肝功能正常，血 Cr 129μmol/L。现咳嗽，纳差、泛酸，嗳气不舒，大便不畅，乏力头晕，舌红少苔，脉沉细。调整处方如下：木香 10g，砂仁 5g，党参 10g，生白术 30g，法半夏 10g，茯苓 30g，陈皮 10g，藿香 10g，熟大黄（后下）6g，淫羊藿 10g，蒲公英 30g，生黄芪 30g，丹参 30g，白花蛇舌草 30g，龙葵 15g，凤尾草 15g，茵陈 15g，生牡蛎（先煎）30g，菖蒲 10g，炙甘草 6g。间断服用上方半年，同时服沙利度胺 100mg/d。口眼干燥不明显，时感胃胀嗳气，纳差泛酸，大便干燥，多次化验血 Cr 130μmol/L 左右，病情稳定。

三、辨"虚、热、瘀"治疗干燥综合征皮肤黏膜损害经验（宣磊撰稿）

干燥综合征（SS）常伴发皮肤黏膜损害，约占 30% 左右，中医辨证治疗有一定优势。患者临床表现有皮肤干燥、皲裂、脱屑；口腔溃疡、口腔扁平苔藓、紫癜样皮疹、荨麻样皮疹、雷诺现象等。SS 皮肤黏膜损害的病机以阴虚血燥为本，风热燥毒为标，日久亦可导致阳气虚弱；董师治疗本病把握病因病机与"虚、（火）热、瘀"有关。

（一）虚

"诸涩枯涸，干劲皴揭，皆属于燥"。SS 合并皮肤黏膜损害患者阴血不足，虚为血虚风燥，血虚生风或皮肤感受燥热之邪，肌肤必然失去濡润出现皮肤干燥粗糙、松弛、瘙痒、皲裂脱屑甚至裂口渗血。治疗多以滋阴养血、祛风润燥为主，选用《赤水玄珠》滋燥养营汤加减。常用药如：当归、生地黄、熟地黄、黄芩、秦艽、防风、牡丹皮、何首乌、女贞子、白蒺藜、炙甘草。部分患者年轻，而皮肤干燥粗糙甚至苔藓化，皮肤似老人样改变，临床可选用生血润肤饮（当归、生地黄、熟地黄、黄芪、天冬、麦冬、五味子、黄芩、瓜蒌仁、桃仁、红花、升麻）及当归饮子（当归、黄芪、白芍、川芎、生地黄、何首乌、刺蒺藜、荆芥、防风、甘草）治疗。

病程甚久者，阴损及阳，气虚不能摄血，血离经溢出脉外，出现皮肤紫癜、红斑。气虚不摄，血不归经者选用补中益气汤益气摄血。

（二）火（热）

SS患者阴虚内热，虚火上炎于口眼则口腔溃疡、口角干裂、目赤红肿。热邪导致血热妄行、血热生风，部分患者出现反复荨麻疹，表现为反复皮肤红斑、风团痒疹，皮肤红热，瘙痒难忍。董师在临床鉴别要点，着重询问患者发生风团皮疹是否与天气炎热、接受日晒或热水淋浴有关。临床治以凉血清热、活血止血，常选温清饮、犀角地黄汤。若以荨麻疹为主者，辨证多属风热蕴肤，夹有湿邪，常选消风散、过敏煎、当归拈痛汤等加减以散风清热、燥湿止痒。部分患者红色风团发作的同时还出现皮肤红斑，辨证存在热入血分，可配伍加赤芍、紫草、侧柏叶等清热凉血。若以雷诺现象为主，辨证分寒热两类，热证者以四妙勇安汤、犀角地黄汤加减。

（三）瘀

SS患者阴津亏虚，阴虚生内热，热迫血行、热伤血络，可出现皮肤紫癜、红斑或暗色出血点；血热煎熬津液，血少黏滞，形成瘀血积于皮下，出现肌肤甲错。

皮肤紫癜是SS患者存在高免疫球蛋白血症时的常见并发表现，紫癜样皮疹多以下肢为主，反复发作，消退后留有色素沉着。临床需关注几个要点，首先看皮疹红暗程度区别新发与陈旧，其次询问患者是否因久立或劳累后导致紫癜频繁发作等，由此有助于中医辨证热、瘀、虚的病性和程度。

瘀为瘀血阻络，存在皮肤紫斑暗印者辨证为血瘀，新血不生用血府逐瘀汤活血逐瘀、生血复旧；凉血治疗可加侧柏炭、炮姜炭、茜草根、三七粉等活血凉血、止血不留瘀。

[治验举例]

病案 1：干燥综合征合并荨麻疹性血管炎

李某，女，23 岁，初诊日期：2013 年 6 月 8 日。

主诉：全身皮疹 1 年，加重 3 个月。

病史：2012 年春季开始出现全身皮疹，瘙痒，外院诊断"荨麻疹"，外用"止痒药膏"治疗无效。2013 年 3 月因皮疹加重来北京协和医院皮肤科就诊，症见：全身风团痒疹，硬币大小，环形红色风团、红斑，诊断荨麻疹性血管炎，服用盐酸西替利嗪治疗 1 周亦无效。2013 年 4 月化验 ANA 1∶640；抗 SSA 1∶4、抗 SSB 1∶4；ANCA 1∶20；RF 147IU/mL；IgG 27.8g/L、IgA 3.18g/L、IgM 1.03g/L；口腔黏膜科、眼科检查考虑 SS 可能。我院风湿免疫科诊断考虑为 SS，予硫酸羟氯喹每次 0.2g，每天两次、白芍总苷胶囊每次 0.6g，每天两次治疗后，皮疹红斑仍有发作。患者求治于中医。

现症：周身泛发斑片状、环形红色皮疹，伴瘙痒；劳累、日晒、洗热水澡或情绪激动时易诱发皮疹。口干思饮，乏力不耐劳累，心情烦躁。双手、膝关节酸痛，手足心热，脱发、腰酸。舌红舌苔黄腻，脉细滑。

辨证：风热蕴肤、肝肾阴虚。

治法：疏风清热、补益肝肾。

处方：消风散加味治疗。

荆芥 10g，防风 10g，蝉蜕 10g，牛蒡子 10g，生石膏 30g，知母 10g，生地黄 10g，当归 10g，苍术 10g，黄柏 10g，牡丹皮 10g，黄芩 10g，苦参 10g，通草 10g，女贞子 10g，墨旱莲 10g，柴胡 10g，赤芍 15g，生甘草 6g。28 剂，水煎服。

二诊：2013 年 7 月 2 日。皮疹消失，大便不成形，脱发，日光照射后皮疹易发。舌红苔黄，脉沉细。辨治同前，守方去柴胡，加银柴胡 10g，五味子 10g，乌梅 10g。28 剂，水煎服。

三诊：2013 年 8 月 8 日。皮疹未再发作，脱发好转，容易感冒。8 月 1 日复查血常规正常；ESR 27mm/h，IgG 29.03g/L；RF 118.5IU/mL。8 月 7 日受凉，流清涕、打喷嚏，无发热，咽喉不适。大便不成形，口眼干燥不明显，舌红黯，苔黄，脉沉细。辨治如前，方中加入辛凉解表、疏风清热药。

处方：荆芥 10g，防风 10g，蝉蜕 10g，牛蒡子 10g，生石膏 30g，知母

10g，生地黄 15g，当归 10g，牡丹皮 10g，黄芩 10g，苦参 10g，通草 10g，藿香 10g，金银花 15g，赤芍 15g，生甘草 6g。28 剂，水煎服。

四诊：2013 年 9 月 2 日。皮疹未再发作，口眼稍干燥，脱发不严重，关节不痛，大便仍不成形。余无不适。舌红胖大齿痕，苔薄白，脉沉细。

处方：荆芥 10g，防风 10g，蝉蜕 10g，牛蒡子 10g，生石膏 30g，知母 10g，生地黄 10g，当归 10g，苍术 10g，黄柏 10g，牡丹皮 10g，山慈菇 10g，苦参 10g，通草 10g，女贞子 10g，墨旱莲 10g，炮姜炭 10g，赤芍 15g，生甘草 6g。30 剂，水煎服。此后随诊患者，病情稳定，皮肤黏膜损害未再发作。

按：中医学认为，荨麻疹如《医宗金鉴》云："此证俗名鬼饭疙瘩，由汗出受风，或露卧乘凉，风邪多中表虚之人，初起皮肤作痒，次发扁疙瘩，形如豆瓣，堆累成片。"此病病因极其复杂，风寒暑湿燥火、七情内伤、饮食起居失调等皆可致病。而皮肤红斑紫癜属于中医学"血证""发斑""虚劳""肌衄""葡萄疫"等范畴。荨麻疹样血管炎的表现既有风团样皮疹，也可见红斑样皮疹。《景岳全书·血证》对血证的病机提纲挈领地概括为"火盛"及"气伤"两个方面。内因责之于劳倦过度、情志不舒或饮食不节，损伤脏腑以致功能失调，耗气伤阴导致出血；外因责之于六淫为患，损伤脉络而出血，病理因素主要以火、虚、瘀为主。卫表不固和阴津不足均可致风邪外侵人体，风热内不得疏泄，外不得透达，郁于肌肤腠理，发为红疹瘙痒，且症状反复。皮疹的出现是原发病的皮肤损害。干燥综合征的病人多阴虚内热，合外感风热，热蕴肌肤，损伤血络，发为红斑。本例选用消风散疏风养血、清热除湿治疗。消风散最早载于明代陈实功之《外科正宗》，功效疏风养血、清热除湿。原方主治"风湿浸淫血脉，致生疥疮，瘙痒不绝，及大人小儿风热瘾疹，遍身云片斑点，乍有乍无者"。此方以祛风为主，配以养血、清热、祛湿之品，祛邪兼顾扶正；同时加用二至丸滋补肝肾之阴，防阴血耗伤加重干燥表现。另外，患者免疫功能紊乱，皮肤存在过敏表现，日晒后皮疹加重，处方配合过敏煎以凉血清热、祛风除湿。药理研究具有抗过敏作用的黄芩、牡丹皮、荆芥、徐长卿、苦参等使药效甚佳。另外，患者皮损以风团充血性红疹和出血性斑疹并见。患者阴虚内热，热郁日久灼伤血络，血热妄行而出现离经之血，在随诊治疗中一方面滋阴润燥、疏风养血；一方面应用温清饮，其中四物汤和黄连解毒汤以养血调血、清热解毒凉血。总之，把握 SS 并发皮肤病变之血燥、生风、血热、夹湿的特点辨证施治，收效良好。

病案 2：干燥综合征并发皮肤紫癜样皮疹

王某，女性，45 岁，主诉：反复双下肢紫癜、口干 4 年。

病史：患者自 2010 年反复出现劳累后双下肢皮肤紫癜，2010 年 8 月在我院风湿免疫科就诊，查血常规正常，血 ANA（＋），血沉 97mm/h，IgG 34g/L，RF 205IU/ml，抗 SSA 及抗 SSB 均阳性，C3 和 C4 正常。眼科检查提示干眼症，符合干燥综合征表现。我院风湿免疫科诊断为干燥综合征，建议服用激素治疗，但患者未接受，间断在外院服中药治疗，皮肤紫癜反复发作。2014 年 5 月 26 日在我院复查，血常规正常，ACL 正常，ANCA 及补体正常；血 IgG 28.5g/L，RF 483IU/ml，CRP 正常，血沉 73mm/h，2014 年 6 月到我科门诊就诊。

现症：口干，唾液减少，两目干涩，月经量减少；皮肤干燥易起屑，反复劳累及久站后即出现双下肢皮肤紫癜。带下量多，色黄，二便及睡眠正常。舌质紫黯胖大，舌干无津液，少量薄白苔，脉细弦。中医辨证为气阴两虚、血热血瘀。治法：益气养阴、凉血活血止血。

处方：生黄芪 30g，党参 10g，柴胡 10g，当归 10g，炒白术 10g，陈皮 10g，生甘草 6g，升麻 6g，麦冬 10g，五味子 10g，白芍 15g，石斛 20g，生地黄 15g，牡丹皮 10g，水牛角粉 10g（包煎），生蒲黄 10g（包煎），茜草 10g。28 剂，水煎服。

二诊：2014 年 7 月 30 日。病史如前，间断加班劳累后双下肢散在皮肤新发紫癜，有时感活动后胸闷，在我院查胸部 CT 提示"右肺肺大泡，两肺小结节，左下肺磨玻璃影，双腋下及纵隔淋巴小结节"。易乏力，咯少量白黏痰，进食寒凉后大便稀溏，白带偏多。舌淡黯胖大，舌干无津液，少量薄白苔，脉细弦。中医辨证为气阴两虚、血热血瘀夹痰湿。

处方：生黄芪 30g，党参 10g，柴胡 10g，当归 10g，炒白术 10g，陈皮 10g，生甘草 6g，升麻炭 10g，水牛角粉 20g（包煎），荆芥炭 10g，北沙参 15g，生地黄 15g，干姜 10g，浙贝母 10g，赤芍 10g，牡丹皮 10g，茜草炭 10g，仙鹤草 30g，生薏苡仁 30g。28 剂，水煎服。

三诊：2014 年 8 月 26 日。病情平稳，极个别新发双下肢皮肤紫癜，色红；体力较前有所恢复，轻咳，少量白痰，易感冒，大便不稀。舌淡黯，苔薄白，脉细滑。中医辨证为脾气虚弱、血热血瘀。治疗健脾益气、凉血止血。

处方：生黄芪 30g，党参 10g，柴胡 10g，当归 10g，炒白术 10g，陈皮 10g，生甘草 6g，升麻炭 10g，水牛角粉 20g（包煎），北沙参 15g，生地黄 15g，干姜 10g，浙贝母 10g，赤芍 10g，牡丹皮 10g，茜草炭 10g，仙鹤草 30g，生薏苡仁 30g，侧柏炭 10g。28 剂，水煎服。

四诊：2014 年 11 月 18 日。下肢劳累后新发紫癜较前减少，体力可，二便如常。容易感冒，近日鼻塞鼻堵，有少量黄黏涕，口眼干涩。怕冷，腰稍痛，脱发，月经量极少，仅 2 天出血量；查血 FSH 大于 10mIU/ml。舌红黯偏紫，少津液，苔薄黄少，脉如前。2014 年 10 月底我院复查：血沉 47mm/h，IgG 22.97g/L；RF 397.8IU/ml，血、尿常规正常。中医辨证为气阴两虚、血热血瘀、肝肾不足、肺窍不利。

处方：生黄芪 30g，升麻炭 10g，水牛角粉 15g（包煎），侧柏炭 10g，菟丝子 15g，党参 10g，柴胡 10g，熟地黄 20g，干姜 10g，皂角刺 10g，当归 10g，炒白术 10g，赤芍 10g，女贞子 10g，辛夷 10g，生甘草 6g，牡丹皮 10g，山茱萸 10g，续断 15g，路路通 15g。28 剂，水煎服。

五诊：2015 年 1 月 13 日。病情如前，鼻塞鼻堵缓解。双下肢陈旧紫癜，未见新发出血点。腰酸腰痛，白带偏多，脱发多。舌淡红偏黯，少津液，苔薄白少，脉沉细。辨证为气阴两虚、肝肾亏虚、血热血瘀。

处方：生黄芪 30g，党参 10g，当归 10g，陈皮 10g，升麻炭 10g，柴胡 10g，炒白术 10g，水牛角粉 20g（包煎），生地黄 15g，白芍 10g，熟地黄 15g，牡丹皮 10g，山茱萸 10g，山药 15g，茯苓 10g，泽泻 15g，女贞子 10g，续断 15g，侧柏炭 10g。14 剂，水煎服。

六诊：2015 年 2 月 10 日。近期加班劳累，双下肢新发少量鲜红色紫癜，下肢怕热发胀，但患者主诉发作严重程度较前明显减轻。休息后新发出血点无加重。体力稍差，月经量少，口干。舌淡红苔薄白少，舌干，脉沉细。中医辨证为气阴不足、血热血瘀。治疗益气养阴，凉血止血。

处方：黄芩 10g，黄连 6g，生地黄 30g，当归 10g，白芍 10g，川芎 10g，黄柏 10g，炒栀子 10g，水牛角粉 15g（包煎），牡丹皮 10g，女贞子 10g，墨旱莲 10g，茜草炭 10g，陈皮 10g，生黄芪 30g。28 剂，水煎服。

七诊：2015 年 3 月 17 日。双下肢未再反复出现皮肤紫癜。体力可，二便如常。辨证如前。

处方：生黄芪 30g，党参 10g，当归 10g，陈皮 10g，升麻炭 10g，柴胡 10g，炒白术 10g，炙甘草 6g，黄芩 10g，黄连 6g，生地黄 30g，白芍 10g，川芎 10g，黄柏 10g，炒栀子 10g，水牛角粉（包煎）15g，牡丹皮 10g，女贞子 10g，墨旱莲 10g，茜草炭 10g。14 剂，水煎服。

八诊：2015 年 4 月 3 日。病情如前。2015 年 3 月 26 日复查血常规及肝肾功能正常。血 IgG 18.67g/L，补体正常，类风湿因子 400IU/ml，CRP 正常，甲状腺功能正常。病情平稳，巩固治疗。

按：干燥综合征合并皮肤损害中最常见的即皮肤紫癜样皮疹，其发病机制与高免疫球蛋白血症有关，即血管炎。本病属于中医学"血证"范畴。中医认为离经之血即为瘀血，而瘀血的形成不外乎虚、热两端；一方面气虚不帅血、气虚血滞成瘀；阴虚津少、血黏成瘀，一方面血热妄行、热迫血行；气虚不固、气不摄血。因此治疗燥证之紫癜，凉血止血一定要以补气养阴为前提。每逢劳累久站久行则诱发新鲜出血，出血局部有发热发胀感，辨证属于气虚血热血瘀。董师常选用补中益气汤合犀角地黄汤、温清饮为主方，配伍凉血止血药。补中益气汤和犀角地黄汤合用贯穿始终，间断应用温清饮加强清热凉血解毒之力量，配伍止血升提药性之药物，炒炭应用，利于止血。

现代中医治疗干燥综合征患者发生下肢皮肤紫癜样皮疹时，见到同时存在口眼干燥、舌红无苔、干燥无津症状时，往往以甘寒养阴、凉血滋阴为主，不敢应用补气补血等甘温药物，恐其温燥再伤津液。董振华教授经过多年来临床观察，发现很多此类患者病程很长，反复发作，每因劳累、久立而加重，加之长期服用养阴生津药治疗导致寒凉伤及脾胃，发生纳差便溏的脾胃气虚表现。考虑到脾主统血，改用补气健脾、升阳摄血，选补中益气汤为主，合用犀角地黄汤滋阴凉血，临床收效良好。

四、治疗干燥综合征合并肝损害经验（王景撰稿）

原发性干燥综合征（PSS）是累及多系统、多脏器的自身免疫病，除泪腺、唾液腺受累外，腺体外器官如肝损害日益受到重视。PSS 合并肝损害者临床并不少见，西医认为其原因主要有：PSS 本身引起的肝损伤；PSS 合并自身免疫性肝病，尤以原发性胆汁性肝硬化（primary biliary cirrhosis，PBC）最常见；PSS 患者长期服用非甾体抗炎药和慢作用抗风湿药等具有肝毒性的药物而致肝损伤；此外还有合并病毒性肝炎、长期大量饮酒等因素。西医针对不同的病因，采取不同的治疗方法，而中医总以中医辨证论治为原则进行治疗。

本病临床常表现为乏力、恶心、食欲缺乏、肝区不适、瘙痒、黄疸等，化验可见肝酶学异常，最终可发展为肝纤维化、肝硬化，失代偿期可出现脾大、水肿、腹水、上消化道出血等。中医虽无相对应的病名，根据上述临床表现，归属于中医胁痛、腹胀、黄疸、癥积、臌胀等范畴。董师认为干燥综合征乃中医燥证，病机以阴虚津亏为根本，合并肝损害后究其病因病机是在肝肾阴虚基础之上又有肝郁气滞、脾胃气虚、肝胆湿热之证，晚期常见癥瘕积聚和腹水等瘀血阻络、水饮不化的证候。因而临床常分为肝郁脾虚、脾胃气虚、湿热血瘀和肝肾阴虚四个证型进行辨治。

（一）肝郁脾虚证

证见肝区不适或疼痛，胸闷，乏力，恶心，纳差，腹胀，大便稀溏，舌淡红，苔薄白，脉弦细或沉细。治以疏肝健脾为法，方用逍遥散加味。若肝郁日久，生热化火者，加栀子、牡丹皮；烘热汗出加黄芩、黄连；兼有瘀血征象加桃仁、红花或丹参、茜草。

（二）脾胃气虚证

证见乏力倦怠，纳差，腹胀、食后加重，面色萎黄或面白不华，大便溏薄或腹泻，舌淡胖齿痕，苔薄白，脉沉细无力。治以健脾益气、祛湿止泻为法，方用补中益气汤或参苓白术散或七味白术散加减。若腹胀、舌苔厚腻、口中异味，常随证加茯苓、菖蒲、佩兰；乏力，胸闷明显加紫菀、枳壳；纳差加炒麦芽；大便不成形加苏梗、藿梗、薏苡仁、干姜。

（三）湿热血瘀证

证见乏力倦怠，纳差腹胀，口干口苦，口臭，脘腹痞闷，呕恶纳呆，面色晦暗，皮肤黄疸，腹水，或下肢水肿，肝区胀痛不适，肝脾肿大，舌红黯有瘀斑，苔黄腻，脉沉细或细滑。治以清热祛湿、活血利水、化瘀消癥，方用柴平煎或甘露消毒丹加减。常加用茵陈、菖蒲、郁金、威灵仙、虎杖、黄芩等清热利湿退黄，丹参、王不留行、莪术、益母草、泽兰等活血利水之品；皮肤瘙痒加苦参、白鲜皮、地肤子、白蒺藜；临床还常根据病情联合猪苓汤、五皮饮、己椒苈黄丸等清热利水消肿，膈下逐瘀汤活血化瘀。

（四）肝肾阴虚证

证见肝区隐痛，口眼干燥，视物模糊，腰酸膝软，手足心热，烦躁易怒，耳鸣健忘，夜尿频多，便秘，舌质红，干燥少苔或无苔，脉沉细。治以滋补肝肾、疏肝解郁为法，方用一贯煎或滋水清肝饮加减。若腰膝酸软加杜仲、续断、桑寄生；双眼干明显加菊花、枸杞子、密蒙花、青葙子、石斛；失眠多梦加酸枣仁、柏子仁、珍珠母、生龙骨；虚热多汗加牡丹皮、地骨皮。

此外，如病人乏力气短明显董师常加生黄芪、红景天；肝区疼痛加枳壳、郁金；胃脘胀痛加佛手、香橼皮。处方时还常根据病人肝功能情况，配伍茵陈、黄芩、凤尾草、垂盆草、石见穿、重楼、蒲公英、金钱草等，因现代药理研究表明皆有保肝降酶的作用，均乃辨病用药之意。临床组方用药，董师在应用甘寒生津或苦寒清热的药物时甚为慎重，以免滋腻碍胃、遏伤脾阳、阻滞气机，加重病情。

[治验举例]

病案1：张某，女，53岁。就诊时间：2014年6月28日。

主诉：口眼干燥1年，肝功能异常半年。

病史：患者近1年口眼干燥，咽干食用水送，未重视。半年前因发现皮肤白癜风外院化验肝功能ALT 90U/L，ANA 1∶1 000；抗SMA 1∶640；乙肝、丙肝病毒指标阴性。B超：肝弥漫性损害，胆囊切除。2013年6月21日本院化验：ESR 34mm/h，ANA 1∶640；抗SSA、SSB强阳性，抗AMA、AMA-M2均阴性；RF 34U/L；血常规：WBC 4.71×10^9/L，HGB 137g/L，PLT 131×10^9/L；ALT 90U/L，AST 65U/L；免疫球蛋白：IgG 32.7g/L，IgA 3.3g/L，IgM 1.75g/L。口腔科、眼科检查符合干燥综合征。风湿免疫科考虑干燥综合征合并肝损害，拟给予口服泼尼松30mg/d、硫酸羟氯喹每次0.2g，每天两次治疗，被患者拒绝，转来中医就诊。既往甲亢病史 10 年，药物治愈。

现症：口眼干燥，乏力腹胀，大便稀溏，肝区隐痛，手心热，双手关节酸痛，舌淡红，苔薄白，脉细弦。

辨证立法：肝肾阴虚、肝郁气滞、脾虚湿热。治以滋补肝肾、疏肝解郁、健脾祛湿。方用滋水清肝饮加减。

处方：熟地黄 10g，生地黄 10g，山茱萸 10g，山药 10g，土茯苓 30g，牡丹皮 10g，泽泻 10g，柴胡 10g，当归 10g，白芍 10g，白术 10g，穿山龙 30g，凤尾草 15g，石见穿 15g，女贞子 10g，生黄芪 30g，石斛 30g，预知子 15g，炙甘草 6g。每日 1 剂，水煎服。

二诊：2014 年 8 月 9 日。药后腹胀消失，口干、肝区疼痛减轻，仍乏力、手心热，夜尿 4 次，大便偏溏。舌淡红苔薄白，脉沉细。复查：WBC 3.61×10^9/L，HGB 144g/L，PLT 415×10^9/L；ALT 12U/L，AST 37U/L；免疫球蛋白：IgG 34.8g/L，IgA 5.02g/L，IgM 1.74g/L。血沉 31mm/h。证治同前。

处方：熟地黄 20g，山茱萸 10g，山药 20g，茯苓 15g，牡丹皮 10g，泽泻 10g，柴胡 10g，当归 10g，白芍 10g，生白术 10g，穿山龙 30g，凤尾草 15g，石见穿 15g，墨旱莲 10g，女贞子 10g，生黄芪 30g，石韦 15g，茵陈 15g，山慈菇 10g，陈皮 10g，炙甘草 6g。14 剂。

三诊：2014 年 9 月 26 日。口眼干燥减轻，乏力、胃胀好转，双手仍有关节酸痛，舌淡黯，苔薄白，脉细滑。证治同前。上方去茵陈、山慈菇、陈皮，加红景天 15g、预知子 15g。14 剂。

四诊：2014 年 11 月 13 日。病情稳定，大便不成形，口苦乏力，头痛，偶有潮热汗出，后背瘙痒。复查血常规、肝功能均正常，IgG 29.5g/L，ESR 26mm/h。舌黯淡，苔薄黄，脉沉细。证治同前。

处方：熟地黄 15g，山茱萸 10g，山药 10g，茯苓 15g，牡丹皮 10g，泽泻 10g，柴胡 10g，当归 10g，白芍 10g，生白术 10g，穿山龙 30g，凤尾草 15g，生地黄 15g，墨旱莲 10g，女贞子 10g，生黄芪 30g，白蒺藜 10g，补骨脂 10g，菟丝子 15g，炙甘草 6g。14 剂。

后门诊随诊，在上方基础上随证加减，诸症逐渐缓解，多次复查血常规、肝功能均正常，监测血 IgG 逐渐下降。

按：本患先天禀赋不足加以天癸已竭，肾水不足，五脏失养，则见口眼干燥、夜尿频多等肝肾阴虚之证。肝失疏泄，气机阻滞，则肝区隐痛、脉弦；阴虚内燥，燥毒日久耗气，加以肝气不舒，横逆克犯脾土，脾气不足，运化失常，则乏力腹胀、大便稀溏；脾失健运，水湿内蕴，湿热互结，肝胆失于通利，则肝酶异常。故治以滋补肝肾、疏肝解郁、健脾祛湿为法，方选高鼓峰《医宗己任篇》的滋水清肝饮加减。该方由六味地黄丸合丹栀逍遥散化裁而成，具有滋阴补肾、清泻肝火之功。全方补中有泻，寓泻于补，相辅相成，是通补开合之剂，寓有"肝肾同源""肝肾同治"之意。另加石斛养阴生津；女贞子滋补肝肾，黄芪补气，药理研究发现，二者均有降低血清肝酶的作用；预知子、白蒺藜疏肝解郁、理气止痛；陈皮健脾燥湿；凤尾草、茵陈清利湿热，石见穿活血化瘀、清热解毒，穿山龙活血通络，药理研究证实四者均有保肝降酶作用，有辨病用药之意。辨证准确，用药全面，药后自然立竿见影。

病案 2：张某，女，54 岁。就诊时间：2007 年 4 月 29 日。

主诉：确诊为干燥综合征 10 年，肝功能反复异常 8 年。

病史：患者于 1997 年因口眼干燥，经我院风湿免疫科、眼科、口腔科检查，并唇腺活检诊断为原发性干燥综合征，服外院中药治疗半年好转。1999 年 2 月始乏力、失眠，检查肝功能 ALT 500U/L，保肝治疗 2 个月后复查：ALT 86U/L，AST 84U/L，GGT 66U/L，ALP 109U/L，以后一直波动在此范围。2002 年服泼尼松 30mg/d，2 个月后肝功能正常。2004 年 11 月肝功能又异常，用泼尼松 10~15mg/d 和联苯双酯后一度恢复正常，但 4 月前停药后肝酶再次升高。4 月 10 日化验：ALT 197U/L，AST 190U/L，GGT 139U/L，ALP 76U/L；IgG 56.9g/L，IgA 1.76g/L，IgM 2.73g/L；蛋白电泳：A 36.1%，γ 49.5%；血常规：WBC 2.27×10^9/L，HGB 100g/L，PLT 160×10^9/L；B 超：肝弥漫性损害。4 月 20 日又口服甲泼尼龙（美卓乐）16mg/d，故来中医诊治。

现症：周身关节酸痛，乏力不耐劳累，纳差欲呕，咽喉有黏痰不利，胃脘痞闷，肝区隐痛，失眠，双手指发凉，尿黄，便溏。舌黯红，舌苔白腻而厚，脉细滑。

辨证立法：肝胆气郁，脾胃湿热。治以疏肝行气，健脾清热祛湿，方用柴平煎加减。

处方：柴胡 10g，黄芩 10g，半夏 10g，苍术 10g，厚朴 10g，陈皮 10g，

茵陈 15g，土茯苓 30g，生薏苡仁 30g，白蔻仁 10g，藿香 10g，黄连 6g，赤芍 15g，桑枝 30g，金雀根 30g，炙甘草 5g。14 剂，水煎服。又：五味养肝丸（北京协和医院院内制剂），每次 1 丸，每日 2 次。

二诊：2007 年 5 月 14 日。药后乏力明显减轻，喉中黏痰亦减少，5 月 10 日外院化验肝功能：ALT 11U/L，AST 20U/L，GGT 44U/L，ALP 78U/L。仍有失眠、欲呕、胃脘痞闷。舌黯红，苔白厚腻，脉沉滑。证治同前。守方继服 14 剂，五味养肝丸 1 丸，每日 2 次。

三诊：2007 年 5 月 28 日。乏力进一步好转，未再恶心，胃脘不适，小腹隐痛，大便不成形，舌苔黄腻，脉沉细。此脾胃湿热下移大肠，中焦气机郁滞不通之象，仍守原法。处方：上方去藿香、黄连、赤芍、桑枝，加通草 10g、百合 30g、乌药 10g。20 剂，水煎服。又：五味养肝丸，每次 1 丸，每日 2 次。

四诊：2007 年 6 月 11 日。胃脘痞闷已愈，入睡好转，已无乏力。受凉后周身酸痛，头胀，手心热，5 月 31 日西医加用硫唑嘌呤 50mg/d，甲泼尼龙减至 12mg/d，近日查肝功能：ALT 9U/L，AST 20U/L，GGT 44U/L，ALP 78U/L。血常规：WBC 3.73×10^9/L，HGB 110g/L，PLT 154×10^9/L，蛋白电泳：A 42.1%，γ 31.8%；舌黯红，苔黄白而腻，脉弦滑。

处方：柴胡 15g，黄芩 10g，党参 10g，半夏 10g，苍术 10g，厚朴 10g，陈皮 10g，茵陈 15g，土茯苓 30g，生薏苡仁 30g，白蔻仁 10g，虎杖 15g，菊花 10g，金雀根 30g，炙甘草 5g。14 剂，水煎服。又：五味养肝丸，每次 1 丸，每日 2 次。

五诊：2007 年 6 月 25 日。诸症消失，舌红，苔白而腻，脉弦滑。守方去菊花加茯苓 15g。14 剂。

六诊：2007 年 7 月 9 日。半月前停用硫唑嘌呤，五味养肝丸减为每日 1 丸。口干苦黏，头痛尿黄，舌苔白厚腻，脉沉细滑。前方去党参、虎杖、茯苓，加黄连 6g、藿香 10g、赤芍 10g。每日 1 剂，水煎服。

七诊：2007 年 9 月 17 日。加减治疗近 2 月，多次复查 ALT、AST、GGT、ALP 均在正常范围，7 月 18 日化验 IgG 20.8g/L；蛋白电泳：A 48.6%，γ 27.0%；血常规：WBC 3.42×10^9/L，HGB 115g/L，PLT 152×10^9/L。

后门诊随诊至 2009 年 8 月，多次化验肝功能均正常，病情稳定。

　　按：本患病史长，久治不愈，耗伤正气，加以长期服用西药损伤脾胃，脾胃气虚，则见乏力、便溏；脾虚失运，湿浊内生，日久化热，湿热交阻，蕴结中焦，则纳差欲呕，胃脘痞闷；熏蒸肝胆，胆汁外溢而成黄疸；土壅木郁，肝失疏泄，肝郁日久，气滞血瘀，而见肝区疼痛、舌黯；湿热痹阻，气血不畅，筋脉关节失于濡养，则关节酸痛；热扰心神则失眠。舌红苔白厚腻、脉滑亦为湿热之象。故治以柴平煎疏肝行气、祛湿清热、健脾和胃。加以生薏苡仁、白蔻仁、藿香、黄连祛湿清热；赤芍、桑枝清热祛湿、散瘀通络；金雀根益气健脾、活血通络；茵陈、土茯苓清热祛湿，且药理研究二者皆有保肝降酶作用。所加五味养肝丸是北京协和医院多年应用治疗慢性肝病的内部制剂，由五味子、党参、生黄芪、黄精、玉竹、当归、熟地黄、枸杞子、丹参组成，有益气滋阴、养血活血之功，亦具有保肝降酶的作用。随诊加减治疗2个月，肝功能完全恢复正常，病情得到控制。

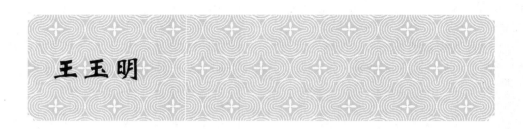

【个人简介】

　　王玉明，女，1957年生，首都医科大学附属北京中医医院主任医师，教授，研究生导师，北京中医药学会风湿病专业委员会名誉主任委员，曾任北京中医医院风湿科主任、北京中医药学会风湿病专业委员会主任委员、北京中西医结合学会风湿病专业委员副主任委员、中华中医药学会风湿病分会常务委员、世界中医药联合会风湿病专业会常务理事。

　　从事中医临床、科研、教学工作40年，对于中西结合治疗类风湿关节炎、痛风、强直性脊柱炎、干燥综合征、系统性红斑狼疮、风湿性多肌痛、结缔组织病、甲状腺机能减退、结节性红斑等疾病颇有心得，临床经验丰富，在临床诊治中，重视中医整体观念，调整阴阳平衡，治病求本，扶正祛邪，标本兼治，从整体到局部、从内服到外用多方位综合治疗，深受患者认可。以"疗效是医生追求的永恒目标"作为自己的行医宗旨。

【经验集粹】

一、清热解毒法治疗骨关节炎的应用（王玉明撰稿）

　　骨关节炎是一种因软骨破坏、骨质过度增生而引起的全关节疾病。近些年来，随着医家的临床实践积累认识到：热毒作为骨关节炎的一种致病因素及病理产物贯穿于疾病的整个过程，治疗上越来越注重清热解毒法应用，根据不同阶段病机特点在补益肝肾、祛寒利湿、化痰祛瘀，通络止痛之法选方用药，同时配合清热解毒之品是治疗骨关节炎的有效方法。中医认为"不通则痛"，"不荣则痛"，骨关节炎疼痛的原因首先是肝肾亏虚，筋骨失于荣养故疼痛。有虚必有寒，有寒必有湿，有湿必有痰，有痰必有瘀，邪郁日久化热，热蕴生毒。寒湿、痰瘀、热毒诸邪阻络导致不通则痛。故肾虚不荣，邪阻不通是疾病的根本病机。疼痛贯穿骨关节炎始终，不同阶段疼痛特点不同。笔者根据不同阶段病机特点选方用药，重视清热解毒之品的应用略有体会。现浅述如下，供同道参考。

（一）骨关节炎初期

骨关节炎往往是隐匿起病，初期隐痛、轻痛，间歇痛、自限性，休息后疼痛可以消失，伴有腰膝酸软，无力。肾主骨，肝主筋，肝肾功能逐渐虚衰，筋骨失于濡养故关节出现疼痛，轻痛、隐痛，这是虚痛的特点即不荣则痛。因疼痛时间短，能忍受，通过休息保暖等措施疼痛可以缓解，求医治疗者少。此方面笔者用药经验体会不多。

（二）骨关节炎病情进展期

随着年龄增长病情进展，关节疼痛逐渐加重，关节怕冷怕风，肢体沉重，酸胀不适，遇寒或劳累加重，休息得热则轻。此时的特点是：关节冷痛，同时腰膝酸软，关节无力等症状随之加重。分析病机：肝肾亏虚是发病基础，有虚必有寒，寒邪伤阳，阻遏阳气，阳气不能温煦机体则出现疼痛怕冷怕风。有寒必有湿，湿邪趋下，病变多在下肢或以下肢为甚。寒湿均为阴邪，两者互结，阻于脉络，疼痛进一步加重。肾阳虚，寒湿阻络是病机特点。

治疗应以补益肾肝、扶正治本为主，祛寒湿祛邪为辅，常选用张锡纯《医学衷中参西录》的益督丸，药物组成：杜仲、续断、菟丝子、鹿角。加半枝莲、连翘。

临床根据不同部位骨关节炎的选方用药：颈椎骨关节炎：往往表现为颈肩部疼痛，上肢沉重麻木，选用《伤寒论》葛根汤合半夏白术天麻汤加连翘、银花。腰椎骨关节炎：以腰背沉重冷痛，伴下肢沉重酸麻，选用《金匮要略》肾着汤合张锡纯的益督丸加黄柏、连翘。

当骨关节炎得不到很好的休息、保暖和治疗，病情进一步进展，关节胀痛，肢体沉重阴雨天加重。有湿必有痰，体内有了湿邪不能及时祛除，日久湿聚成痰，寒痰阻络，出现上述表现特点。有痰必有瘀，痰湿阻络，气血运行不畅，日久生瘀，痰瘀互结，闭阻经络，表现为关节疼痛持续与劳累活动有关，刺痛，夜间痛，关节滑膜增厚，骨性肥大，局部硬结、肿块，皮肤色暗，关节发僵，发紧发皱，有绞索现象，有骨摩擦音弹响指、扳机指，关节活动受限，下蹲、行走困难等。这个阶段肝肾亏虚渐重，又寒湿、痰瘀等多种邪气阻络，故治疗比较困难，宜补益肝肾、温阳散寒化湿、祛痰活血通络多法共用。针对关节疼痛，肿胀僵硬应重视寒热辨证，局部怕凉，阳虚为主，寒痰湿内停，经络不通。治疗：阳和汤加减；局部不怕冷，阴虚为主，痰瘀阻络，关节不荣，治疗用六味地黄汤合《金匮要略》的当归芍药散加减；对夜间痛重，养血活血，桃红四物汤加减；受凉后症状加重治疗侧重温阳散寒，脾阳虚为主用张仲景《伤寒论》理中汤加味，偏肾阳虚金匮肾气丸加减。骨关节炎补肾比较受重视，然脾主四肢，故不能忘记补脾；劳累后症状加重治疗脾肾双补，用张锡纯的益督丸合李东垣的补中益气汤加减；外伤后症状加重治疗偏重活血用《景岳全书》的复元活血汤加减。笔者常常在方子中加上 2~3 味清热解毒之品，如黄芩、蒲公英、金银花、连翘、半枝莲等。

在骨关节炎治疗中配合应用清热解毒之品有以下几个作用：①骨关节炎从发病就有滑膜炎存在，配以清热解毒之品，对控制病情，阻止滑膜炎进展是有益处的，研究显示清热解毒药有抑制炎性因子、降低炎性指标的作用。②补肾药多偏温，而现在患者纯虚者少，纯用补药易上火，加清热解毒之品可起到佐药作用。③有实邪内郁就有化热生毒加重病情的可能，治疗中应用清热解毒之品可以预防邪郁化热。对于肝郁气滞证的患者加用清热解毒之品可以防肝郁化火，阻止病情向热毒阻络发展。

（三）骨关节炎滑膜炎急性发作期

骨关节炎在病程的某个阶段会出现滑膜炎的急性发作，多由活动过多、外伤或感染等因素诱发。表现为关节局部红肿、发热，疼痛加重，活动受限。多发生在膝关节、踝关节、手指关节。笔者认为这是寒湿痰瘀四邪共聚日久，化热生毒，热毒阻络的结果。慢性病，缠绵不愈，反复发作，邪郁体内日久必要发热，湿邪越重越易化热。邪气郁久化热不及时解除，必然蕴而生毒，热毒之邪是疾病的高峰，在关节局部症状加重的同时可有全身症状的加重，血沉、C反应蛋白可以升高，并出现全身伴随症状，有表现为全身发热、乏力、大便干燥或黏腻。有表现为胃脘胀痛，口苦、便干。有表现为头晕头痛，心烦易怒的；有表现为腰背冷痛，夜尿频多等。通过不同的症状辨证分析热毒从何而来，有寒湿化热、痰郁化热、瘀血生热。治疗清热解毒通络为主，辅以补益肝肾，活血化痰，祛湿通络，笔者常用王为兰老师清热养阴除湿汤加减治疗骨关节炎的急性滑膜炎往往取得理想效果。

清热养阴除湿汤具有清热解毒利湿通络功效，方由半枝莲、虎杖、金银花、连翘、土茯苓、白鲜皮、生熟地黄、白芍、川乌、桂枝等十余味药组成。其组成的特点是以白花蛇舌草、半枝莲、虎杖为君药共奏清热解毒之功，以金银花、连翘为臣药加强清热解毒之力。现代药理研究五味药均具有抗炎作用。清热解毒法在治疗急性滑膜炎中的应用可以减轻局部炎症，改善全身症状。

二、产后风湿症验案 4 例（王玉明撰稿）

产后风湿症是指妇女产后 100 天内因感受外邪出现以四肢、躯干或头部疼痛、酸沉、麻木、怕凉、怕风为主要表现的病症。此类患者临床多见。产后风湿症临床表现多种多样，有以全身串痛为主的；有以头痛为主的；有以多汗为主的；有以怕风为主的等等，临床很难短期治愈。产后风湿症的治疗关键是认清病机，抓住主症，解决问题。

例1：严重怕风而关节不痛

范某，女，33 岁，2010 年 8 月 27 日。

主诉：怕风怕冷 8 月余。

现病史：8 月前，顺产后一周受凉，出现关节轻痛，怕风怕冷。满月后到洗浴中心桑拿熏蒸治疗三次，关节疼痛好转，但怕风加重，家中数月不敢开窗通风，每次开家门自觉寒风刺骨，初夏时节家中窗门紧闭，曾服 30 余剂中药，怕风反而加重。外出则需要穿很多衣服。以致产假休完仍不能上班。时至炎夏仍不能开门窗，更不能用风扇空调，致丈夫孩子不能与她同住一室。来诊时正值三伏天，怕风怕冷，内穿秋衣裤，外加抓绒外衣裤，双膝套棉护膝，头戴毛线帽，全身皮肤潮湿多汗，情绪悲观，失眠多梦，纳可便调。舌淡红苔薄白，脉弦。

辨证：气血亏虚，风邪内侵，营卫失和。

治法：止汗祛邪，调和营卫，益气养血。

方药：黄芪桂枝五物汤合四物汤加减。

药物：生黄芪 20g，桂枝 10g，当归 10g，白芍 20g，地黄 10g，川芎 10g，煅龙牡 15g，山茱萸 10g，麻黄根 10g，龟甲 10g，乌梢蛇 10g，生姜 5g，大枣 7 枚。14 剂。嘱患者调整衣被减少汗出。

二诊：汗出减少，仍怕风怕冷，不敢外出。食欲不好，大便溏。上方加炒白术、砂仁、焦三仙，健脾开胃。再服 20 剂。

三诊：汗出已正常，怕风怕冷症状好转，毛线帽改为单帽，摘掉护膝，纳可便调，眠差。上药：去麻黄根、龟甲，加五味子、菟丝子、炙首乌、酸枣仁养心敛汗安神。

后随证加减治疗 3 个月，时间已到秋季天气转凉，但所穿秋装比正常人稍多，已能上班。

按：在产后风湿症中以怕风怕凉为主要表现的患者，她们对风的敏感到了让常人不可理解的程度，有时会被认为是一种精神症状。这些人往往欲多加衣被，防风保暖，夏季穿毛衣、秋衣不少见，甚至有夏天穿冬装，羽绒服；结果是穿得越多出汗越甚，越出汗越怕风，越怕风越加衣被，形成恶性循环。

本例患者病程迁延 8 个月之久，就是因为满月后到洗浴中心桑拿熏蒸后大汗出，汗出后腠理失去固密更怕风，观其曾服中药多为发散之品，药后汗出增多，使病情进一步加重。

笔者体会这类患者治则应以补虚止汗为先，辅以祛风散邪。汗不止更伤正气，正气越虚越怕风，必须先止汗阻断恶性循环。重用黄芪益气固表，桂枝白芍的调和营卫，加山茱萸、麻黄根、煅龙牡、浮小麦等敛汗止汗之品，多管齐下，使汗出减少，则事半功倍，此时不宜用二活，防风，荆芥等辛散发汗之品。

养血扶正，加用补血之品四物汤，其中当归配黄芪即是当归补血汤，这样两方合用药量大，效力足。

明代李士材在《医宗必读》明确提出"治疗行痹，散风为主御寒利湿仍不可废，大抵参以补血之剂，盖治风先治血，血行风自灭风"，这是治风邪为主产后风湿症的主要原则。产后严重怕风主要原因是孕产过程耗伤气血，致脉道空虚，肌表不实，卫气不固。通过补血使脉道充实，可祛邪外出，腠理固密，抵御外风能力增强。"治风先治血，治风同补血，血行风自灭风，脉实风自出"。所以要用四物汤，当归补血汤养血祛风。对病程较长的患者，风邪已深入体内，必用血肉有形之品祛邪，否则药力不够难以获效。适时加用虫类药，如乌梢蛇、全蝎、蜈蚣等，搜剔风邪，祛邪外出。同时指导患者穿衣，以不出汗为原则，不是穿得越多越防风，对患者讲明减少汗出，使汗孔闭合可起到防风作用，得到患者配合在治疗过程中也非常重要。遵循上述原则选方用药临床易获疗效。

例2：产后周身串疼痛

张某，女，30岁。初诊日期2010年2月6日。轮椅推入诊室。

主诉：全身关节疼痛走窜3月，加重3周。

现病史，患者3月前生产2周后外出给婴儿看病，不慎受寒引起周身疼痛，开始痛如针刺，以手指关节为甚，因哺乳未敢服药治疗，只用药浴泡洗双手，未见好转，近三周病情加重。全身大关节包括肩、肘、膝、腰、颈窜痛，不能久坐及下蹲，行走困难，手指关节胀痛自觉握拳不紧及自行穿衣无力，生活不能自理。畏风寒，无汗出，天气变化疼痛加剧。纳可便调，面色萎黄，神疲乏力。舌淡苔薄白，脉弦沉。

辨证：寒邪阻络，气血亏虚。

治法：温经散寒，养血止痛。

方药：乌头汤加四物汤。

黑附片10g，麻黄5g，甘草10g，黄芪15g，芍药10g，当归15g，熟地黄10g，川芎10g，乌梢蛇10g，桂枝5g，续断20g，透骨草10g。7剂。

二诊：药后痛略减，无其他不适。上方黑附片加量到15g，再服14剂。

三诊：畏寒明显减轻，痛减1/3，关节活动自如，生活自理。但遇冷或天气变化感疼痛加重，全身酸楚，乏力。上方加党参、白术、茯苓四君子汤益气健脾扶助正气。20剂。

四诊：偶尔关节短时疼痛，足跟痛。但遇冷或天气变化仍全身酸楚，乏力，上方去麻黄，黑附片减量为 10g，加桑寄生 30g、狗脊 20g 善后。

按：产后风湿症以疼痛为主又怕凉畏寒此类患者多有感受外界寒湿之邪的诱因，寒邪阻于经脉，气血凝滞，不通则痛。温通散寒是治疗原则。集大辛大热温通散寒止痛功能于一身的非乌附莫属，乌头汤是很好的选择，因乌头的毒性，改用黑附片，先给 7 剂，只要有一点效果，无不良反应，说明辨证是正确的，二诊就可效不更方，加大黑附片用量 10~30g 都可，继续治疗。明显疗效多在治疗 1 个月左右出现，治疗需要一个过程，在治疗过程中患者会不断有新的不适主诉，要守方治疗，随证适当加减，不要被患者牵着走。坚持治疗 1~3 个月都会获得满意疗。四物汤养血又能起到祛风止痛作用，产后初病扶正重于祛邪。

例 3：产后四肢疼痛伴半身麻木

蕲某，女，27 岁。初诊日期 2010 年 5 月 6 日。

主诉：四肢关节胀痛伴左半身麻木半年。

现病史，患者产后 1 个月，外出聚餐吹空调，开始觉四肢胀痛，服中医治疗 2 月不效，且肢胀痛加重痛，不能抱孩子不能做家务。家人让其多加衣被，汗出增多但痛不减，并逐渐出现左半身麻木无力，左侧偏头痛，头晕，气短，怕风不怕凉，夜间自觉四肢酸胀，无处放置，不能安睡，心烦口渴，大便干。舌质红，苔薄白，脉弦滑，患者体态丰腴，面色红润，声音洪亮。

辨证：外邪阻络，郁而化热。

立法：清热化湿，通络止痛。

方药：白虎桂枝汤加减。

生石膏 45g，知母 15g，甘草 10g，桂枝 10g，生薏苡仁 30g，络石藤 30g，透骨草 15g，豨莶草 15g，忍冬藤 30g，当归 10g，黄芪 15g。14 剂。

二诊：关节肿痛明显减轻，口渴，便干改善，仍怕风，汗出增多。上方，加白芍、煅龙牡、乌梢蛇，14 剂。

三诊：汗出怕风改善，关节胀痛进一步减轻。纳可便调，夜眠安。已主动抱孩子，做少量家务。石膏、知母量减半，再付 20 剂。未再来诊。

2 个月后介绍本单位产后关节痛的同事来诊，告知已经正常上班。

按：产后关节痛多因气血两虚，营卫失和，腠理不密，感受风寒湿而致寒湿痹多见，但也有因素体阳气偏盛，感受外邪后从阳化热而出现热痹证候者。该患者体态丰腴，面色红润，声音洪亮为阳盛体质，虽感受寒邪但很短时间从阳化热，蕴于体内。辨证重点在关节胀痛，局部不怕凉，得热痛不减。治疗选用白虎汤加桂枝汤，清解内热，配以祛邪通络之品止痛，同时兼顾产后气血亏虚的内在特点，加用当归，生黄芪补虚扶正。关节肌肉疼痛，局部发热，遇热加重，得凉减轻，多为热邪较重的表现，又伴口渴，喜冷饮凉食，便干等内热表现则更支持热痹诊断，这时用石膏、知母，往往会收到很好效果。如果关节肌肉疼痛，加重或减轻与遇寒、得热无关，局部不发热但也不怕凉，为热邪较轻，选用忍冬藤、络石藤等清热通络，利关节比较适宜。

湿热痹在产后风湿症中虽比较少见，此病例告诉我们石膏、知母在产后风湿中也有用武之地。

例4：与情志有关产后关节痛

呼某，女，38岁，初诊时间2011年4月15日。

主诉：全身关节肌肉串疼痛2年。

现病史：2年前人工流产，次日与家人生气后出走一日，第二天出现全身关节肌肉疼痛，每生气或情绪波动时疼痛加重，后逐渐出现夜间疼痛，痛致每日夜梦中惊呼，家人不能安睡，早晨肢体僵硬起床困难，需人扶持，但当他人扶助时所触皮肤肌肉疼痛难忍，常失声叫喊，从床上站立需要数分钟，关节僵硬需慢慢活动2小时方可缓解，曾于多家医院风湿科、神经科、骨科、妇科等就诊无效，家人及患者均痛苦不堪。

刻下症：全身肌肉关节僵痛，以四肢为甚，上半身发热汗出，下半身怕凉，全身怕风。长期大便干结数日一行。

望其身材肥胖，活动欠灵活；闻其言语清晰声音洪亮，呼吸气粗，喉中有痰；追问病史，素体健壮，性格耿直好强。舌红苔白厚，脉弦滑。

辨证：痰气郁结，郁而化热，痹阻经络。

立法：豁痰理气，通络止痛。

方药：癫狂梦醒汤加减。

桑白皮15g，紫苏子10g，香附10g，柴胡10g，青皮10g，大腹皮10g，半夏10g，陈皮10g，通草5g，甘草梢10g，桃仁10g，赤芍10g，大黄10g。10剂。

二诊：药后大便通畅，夜间惊呼减轻，肌肉触痛减轻，已能让人扶持。效不更方，再服，14 剂。

三诊：患者身病明显减轻，白天仍疼痛怕风，已可以自行起床下地，夜间偶有呼叫，家人已能安睡数小时。家人非常感谢。诊其舌脉：舌红苔薄白，脉弦。

处方：桑白皮 15g，紫苏子 10g，香附 10g，柴胡 10g，青皮 10g，大腹皮 10g，半夏 10g，陈皮 10g，通草 5g，甘草梢 10g，桃仁 10g，赤芍 10g，竹茹 10g，乌梢蛇 20g。20 剂。

四诊：诸症消失，生活正常，纳可，睡眠仍欠安，时有大便干燥。患者要求再服中医巩固。上方加石菖蒲 15g。30 剂善后。

按：癫狂梦醒汤出自王清任《医林改错》是一个照顾到了五脏之气，全面疏通气机又兼有祛痰利水、活血化瘀功能的方剂。桑白皮甘寒，入肺经，开宣肺气；苏子降胃气；香附、柴胡疏肝气；青皮、大腹皮通腑气；半夏、陈皮化痰气；通草、甘草梢利水气；桃仁、赤芍活血化瘀；全方共奏理气化痰祛瘀通络止痛之功效。方中加大黄、竹茹、乌梢蛇、菖蒲加强泄热化痰通络作用。

该案辨证要点：患者长期气机郁滞，痰瘀内生，痰瘀化热，痹阻经络，遍身疼痛。每日夜梦中惊呼，痰气郁而化火上扰心神所致。大便干结，腑气不通正是导致痰郁化热的根源，治疗从清热疏通气机入手。重用大黄，合癫狂梦醒汤，达到清热邪，通腑气，降浊气，化痰气，清心气。方证相符故而获效。

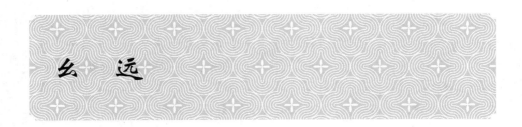

幺 远

【个人简介】

　　幺远，女，1958 年生，首都医科大学附属北京儿童医院中医科主任医师，硕士生导师，副教授。曾任中华中医药学会风湿病专业委员会委员、北京中医风湿病专业委员会常务委员、北京中医儿科专业委员会副主任委员。为全国第四批名老中医裴学义先生的学术继承人。

　　1983 年毕业于北京中医学院分院中医系，从事中西医儿科临床工作近四十年。主要研究方向为儿童风湿性疾病的中西医诊断及治疗，擅长运用中西医综合疗法诊治儿童风湿病，其经验丰富，疗效显著。

【经验集粹】

　　幼年特发性关节炎辨治经验（幺远撰稿）

　　幼年特发性关节炎（juvenile idiopathic arthritis，JIA）是小儿常见的风湿病之一。本病以慢性关节肿胀、疼痛，常伴发热，也可伴皮疹、内脏损害为特征，临床表现有较大差异，可分为不同类型。由于 JIA 与成人类风湿关节炎（RA）在发病机理、临床表现及预后等方面存在某些不同点，因此在病因病机、辨证治疗上也与成人 RA 有所不同。

（一）多为湿热痹，治宜清利湿热

　　小儿体禀纯阳，素体经络蕴热，阳气偏盛，"阳常有余，阴常不足"，感受外邪，易从阳化热而为湿热痹。或初感风寒湿邪郁于阴分，闭阻肌肤筋骨之间，日久寒渐化热，湿郁化热，由寒湿痹转为湿热痹。本病初起即可表现为热证，正邪交争，由表入里或由里出表，均可反复发热不已。日久阴虚，阳浮阴弱，以致低热不退，汗出热不解。高热起伏，持续不退多见于全身性类风湿关节炎。

鉴于儿童关节炎的特点，清利湿热应贯穿治疗始终。结合临床证候及舌脉，在病情初期关节炎伴高热时，以清热解毒、通经活络为主，可重用生石膏。生石膏辛甘大寒，为清热退烧，解肌透表之专药，凡外感、内伤属热证者均可选用。它既可泻火解表，又可生津除烦，故不同于其他凉药，其宣透的作用，可使药后毛孔微汗，以助退热。关节炎与发热同进退，口渴不欲饮，肌肉疼痛、重着，舌质红、苔黄腻，脉滑数。此乃湿热之邪痹阻经络关节和筋脉，湿热合邪缠绵不解，湿蕴热蒸之故，治以清热除湿、宣痹通络为法。

应仔细观舌切脉，舌苔白腻，说明有湿邪。"湿为黏腻之邪，和热难解"，湿为阴邪，热为阳邪，湿与热合，如油入面，热蕴湿中，湿遏热伏，难解难分。要加用化湿药，使湿开热解。热退后，如舌质仍红，脉数，或烦躁不安，均说明余热未尽，要继清深伏之热，至"脉静身凉"则愈。辨证的关键在于分清寒热。本病临床证候无论多么复杂多变，不外湿热和寒湿两大类。热证主要表现关节肿胀，触之发热，得冷则舒，与气候变化无关，舌质红，苔白腻或黄腻。寒证以关节冷痛为主，触之发凉，得热则舒，对天气变化敏感，舌质多淡，苔白腻。大量临床观察表明，JIA 以湿热痹多见，但湿为阴邪，寒湿凝滞则经络不通，故在清利湿热的同时，要适当加用辛温散寒药物，如桑枝、桂枝等温通经络，以助驱散湿邪。

（二）辨病与辨证相结合

幼年特发性关节炎根据其临床表现有不同分型，中医诊断也要结合不同病型辨证论治。同样是关节炎，幼年特发性关节炎和幼年强直性脊柱炎（与附着点炎症相关的关节炎）的临床表现有所不同，幼年特发性关节炎以对称性小关节炎为主，而幼年强直性脊柱炎以外周大关节炎为主，可伴发腰痛。我们结合疾病的不同特点，认为湿热内蕴，瘀血阻络是幼年特发性关节炎的发病机理，治宜清利湿热，活血化瘀，药用忍冬藤、土茯苓、石膏、知母、苍术等；而幼年强直性脊柱炎的发病机理为肝肾亏虚，督脉失养，治宜补肾壮督，强腰健骨，药用骨碎补、补骨脂、桑寄生、狗脊、续断、杜仲等。同为痹证，病症不同，治法方药亦有所侧重。

JIA 全身型病情较重，单纯中药治疗很难奏效，应先以西药治疗为主，一线、二线药物联合应用，必要时予小剂量激素，力求尽快控制病情。同时配合中药清热解毒、清化湿热，凉血通络，辅助西药改善症状、控制病情，减少副作用。在病情稳定后，酌情撤减激素及一线药物，此时，应以中药祛除余热，清利湿热，疏通经络，结合二线药物控制病情进展。对于病情较长且相对稳定的关节型患儿可以中医中药治疗为主，结合理疗及关节功能锻炼补益肝肾，强壮筋骨，发挥西药慢作用抗风湿药的作用，减少毒副反应。

中西医综合疗法治疗 JIA 较之单纯西药有更多的优势，关键是要辨证准确，用药果断，定期随访，根据病情随时调整中西药配伍，坚持服药。常用中药有生石膏、青黛、紫草、牡丹皮、赤芍、知母、生地黄、忍冬藤、秦艽、威灵仙、苍术、薏苡仁、川牛膝、地龙、细辛、桂枝、桑枝、独活、桑寄生、续断、杜仲、青风藤、海风藤、鸡血藤、熟地黄、当归等。

（三）中医辨证

1. **邪热内蕴，痹阻经络** 湿热疫毒之邪，转入气分，透进营血，热盛化火，邪热炽盛出现高热、皮疹。邪热痹阻经络故关节红肿疼痛。多见于全身型起病者。

证候表现：持续高热，皮疹隐隐，关节疼痛，局部红肿，口干咽痛，溲赤便干。舌质红，苔白或黄，脉滑数。

治法：清热解毒，凉血通络。

方药：清营汤、石膏知母汤加减。

水牛角 6～9g，生石膏 15～30g，青黛 3g，紫草 9g，赤芍 9g，牡丹皮 9g，知母 9g，竹叶 3g，忍冬藤 12g，威灵仙 15g，生地黄 12g，柴胡 6g。

水牛角也可用羚羊角粉代替（3g 分冲）。

加减：湿重者加生薏苡仁、滑石；大便干加瓜蒌、火麻仁、郁李仁；有皮疹者加白鲜皮、地肤子；关节痛重加桑枝、羌独活。

2. **湿热留恋，痹阻经络** 多见于关节型。小儿体禀纯阳，素体经络蕴热，阳气偏盛，或阴虚不充，易从阳化热，而为湿热痹。湿为阴邪，重着黏滞。湿邪痹阻则关节肿胀、肌肉疼痛、重着；热邪留注经络则关节发热。

证候表现：关节肌肉肿胀疼痛明显，有沉重感。关节触之发热，得冷则舒，活动受限，多与气候无关。伴有发热，口渴不欲饮。舌质红，苔白腻或黄腻，脉滑数或濡数。

治法：清热利湿，宣痹通络。

方药：二妙散、宣痹汤加减。

苍术 9g，黄柏 6g，防己 9g，滑石 9g，生薏苡仁 12g，牛膝 9g，忍冬藤 15g，青风藤 30g，威灵仙 9g，桑枝 9g。

加减：上肢痛加羌独活各 9g，颈部疼痛加葛根 10g。

3．寒湿痹阻，气血郁滞　寒主收引，湿性重着。寒湿入侵，气血痹阻故关节剧痛，屈伸不利。阳气被寒湿所遏，关节失于温煦则冷痛，触之发凉。

证候表现：关节冷痛沉重，痛有定处，屈伸不利。关节触之发凉，得热痛减。恶风畏寒，四肢发凉，对气候变化敏感。舌淡或黯，苔白腻，脉弦滑或沉缓。

治法：散寒除湿，活血通络。

方药：乌头汤加减。

乌头 3~6g，麻黄 9g，细辛 3g，桂枝 9g，秦艽 9g，防风 9g，生薏苡仁 9g，鸡血藤 30g，丹参 9g。

加减：寒盛者加附子 6g，关节痛甚者加全蝎 3g、蜈蚣 2 条，舌暗加川芎 9g。

4．肝肾亏损，气阴两虚　痹病日久，内舍肝肾。邪热久灼，耗气伤阴。肝肾亏虚，阴血不足，无以濡养筋骨，故关节畸形，挛缩僵硬。气虚则倦怠自汗，阴虚则头晕耳鸣。

证候表现：病程较久，迁延不愈，关节肿痛，畸形僵硬，不得屈伸，局部肌肉萎缩。腰膝酸软，面色无华，倦怠少言，自汗或盗汗，或头晕目眩，耳鸣咽干。舌红少苔，脉细数。

治法：滋补肝肾，益气养阴。

方药：独活寄生汤加减。

生黄芪 15~20g，独活 9g，桑寄生 30g，续断 9g，牛膝 9g，青风藤 30g，杜仲 9g，熟地黄 15g，赤白芍各 9g，当归 9g，骨碎补 10g，补骨脂 10g。

加减：关节肿痛不利加桑枝、生薏苡仁；阴虚火旺加知母、地骨皮；苔白腻者去熟地黄，加砂仁。

[治验举例]

李某，女，12 岁。因"持续关节肿痛 2 年，加重 1 个月"入院。双腕、指、膝、踝关节均肿疼，局部微热，不能握拳，腕关节不能活动。舌质红，苔白腻，脉滑数。血沉 55mm/h。双手及双膝 X 线示：双腕诸骨及掌指骨、双膝关节骨质稀疏明显，骨皮质变薄，关节间隙窄，周围软组织肿胀。西医诊断：幼年特发性关节炎（多关节型）。中医辨证：湿热内蕴，气血瘀阻。治以清利湿热，活血通络。药用：青风藤 30g，乌药 10g，威灵仙 10g，独活 10g，生石膏 30g，知母 10g，桑枝 30g，滑石 10g，丝瓜络 15g，桃仁、红花各 10g，生黄芪 30g，荜茇 10g。配合中药外敷双腕、双膝关节。9 剂药后双指关节肿痛明显减轻，双腕仍肿，但已能活动。再服 7 剂指关节疼痛消失，已可握拳，腕关节活动幅度加大。4 周后双腕活动基本正常，复查血沉正常，出院。

按：患者病史虽 2 年，但以关节红肿疼痛，活动受限为主要表现，血沉快，为炎症活动指标；再看舌质红，苔白腻，脉滑数，当属湿热缠绵，流注经络，气血闭阻所致。重用生石膏、知母清除久蕴深伏之邪热；青风藤、威灵仙、滑石等利湿通络；乌药、桑枝温阳祛寒湿；荜茇辛温散寒止痛。全方清热祛湿，通络止痛，药专力猛，取效甚捷。

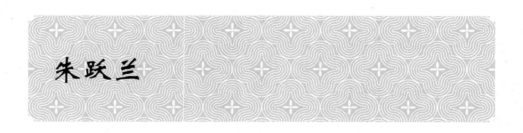

朱跃兰

📇 【个人简介】

朱跃兰，女，1959年生，北京中医药大学东方医院风湿科主任医师、教授，学术带头人，第七批全国老中医专家学术经验继承工作指导老师、北京市丰台区名中医、北京市朝阳区第一批师承带教老师，兼任中国民族医药学会风湿病分会副会长，世界中医药学会联合会骨质疏松委员会副会长，北京中医药学会、北京中西医结合学会风湿病分会副主任委员，中华中医药学会风湿病分会常委等。从事风湿病的中西医诊治的医、教、研工作40余年，在风湿病诊治有丰富经验，在治疗上强调在发挥中医优势基础上，中西医结合，内外治并重，标本兼治，对诊治多种关节炎疾病，包括类风湿关节炎、骨关节炎、痛风、脊柱关节炎，以及干燥综合征、系统性红斑狼疮、硬皮病、皮肌炎、纤维肌痛综合征、风湿多肌痛、产后风湿症等方面均有较好的临床疗效。

📖 【经验集粹】

一、产后风湿症治疗经验（朱跃兰、韦尼、史云晖撰稿）

产后风湿症指育龄妇女在产后这一特殊时期出现的一系列风湿性症状，本病查体一般无阳性体征，实验室检查指标也多无异常。朱教授以扶阳法为产后风湿症的主要治则，同时配合外治法，疗效甚佳，现总结其经验如下。

（一）病因病机

1. 阳气不足为本，风寒湿侵袭为标 朱教授重视阳气在人体生理病理中的重要作用，尤推崇郑钦安对人体阳气的认识，如其在《医理真传》中曰："人身一团血肉之躯，阴也，全赖一团真气运于其中而立命……阳者，阴之主也，阳气流通，阴气无滞……阳气不足，百病丛生……人身所恃以立命者，其惟阳气乎？阳气无伤，百病自然不作，阳气若伤，群阴即起。"朱教授认为产后风湿症发病的根本在于产妇处于产褥期或产后百日这一特殊时期，此时产妇机体处于"百脉空虚，百节开张、血脉流散"的状态，机体气血俱亏虚，尤以阳气不足为主。阳气不足，卫外不固，风、寒、湿乘虚侵袭机体，痹阻经络，导致气血运行不畅，而出现一系列风湿性症状。

2. 瘀血伴随疾病发展始终 女子以血为先天，因经、带、胎、产之故，女子素体多瘀。气为血帅，血的运行赖阳气的充沛流通，而女子产后阳气不足，气虚无力行血，日久则瘀血内生。加之女子产后"有形之血不能速生"，营血虚滞，脉道不充，亦可内生瘀血。同时风、寒、湿等邪气乘虚侵袭机体，痹阻经络，可加重气血运行不畅而产生瘀血。瘀血痹阻日久一方面可化热，邪热可耗伤阴血，加重血虚；另一方面瘀血痹阻还可阻碍气机运行，影响机体津液输布，久聚生痰生湿，痰湿又可加重瘀血，或与瘀血相结合加重病情。由此可见，瘀血伴随产后风湿症发展始终。

3. 情志因素加重本病的发生 朱教授认为产后风湿症患者伴有一定程度的焦虑、抑郁等情绪障碍，严重者可能产后抑郁症与风湿症同时出现。妇女产后如有情绪不畅可引起气机运行不利，导致气机郁滞，从而出现一系列情志症状；而气机郁滞又会导致瘀血产生，从而进一步加重本病。另一方面，女子产后阳气不足，易感受风、寒、湿邪气，其中寒为阴邪最易伤阳，且其性凝滞主收引，而湿邪最易阻遏阳气运行，故女子产后较易出现阳气运行不畅，不得输布周身，故气郁而成。可见本病中气郁的产生不仅与产妇情志不畅有关，还与产妇在产褥期特殊的生理、病理状态有关。

（二）论治特色

朱教授认为调阳气不足为产后风湿症的病机根本，温扶阳气为基本原则，善用温热药物。由于本病发病中风、寒、湿侵袭为标，瘀血伴随始终，且情志因素可加重本病的发生，故不可单纯扶阳，还需四诊合参，根据患者不同的病情施以温养、温散、温通不同治法，同时内外治结合，重视外治法在本病中的治疗作用。

1. 温养 无论本病临床表现有何不同，阳气不足均为其发病根本，因此温养阳气为本病的基本治则。朱教授强调临证中应首先准确辨识患者阳气不足，常以郑钦安先生在《医理真传》中所记载的"阴阳辨诀"作为辨识阳气不足的标准，即"阳虚病，其人必面色唇口青白无神，目瞑倦卧，声低息短，少气懒言，身重畏寒，口吐清水，饮食无味，舌青滑，或黑润青白色，淡黄润滑色，满口津液，不思水饮，即饮亦喜热汤，二便自利，脉浮空，细微无力，自汗肢冷，爪甲青，腹痛囊缩"。在具体遣方用药中朱教授善用温热药，主张"养"字，即治疗本病的阳气不足，切忌贪图速效，当徐徐图之，使阳气逐渐充沛，方能达到持久的效果。考虑到妇人产后机体处于"百脉空虚，百节开张、血脉流散"的状态，峻补阳气恐产妇机体不能耐受，变生他症，故朱教授多选用黄芪、白术、党参、太子参、杜仲、续断、巴戟天、狗脊等药物温养阳气。因"有形之血不能自生，生于无形之气故也"，故温养阳气的同时还可补血生血，达到气血双补的目的。此外朱教授还常在众多温养阳气的药物中加入当归等养血活血药物，一方面可发挥当归善补阴血的功效，增强补血生血的力度；另一方面由于产妇多虚多瘀，且瘀血贯穿本病发病始终，加入当归可养血活血，祛瘀生新，还有养血润肠之功，可防止产妇产后血虚便秘。

2. 温散 妇人产后气血双亏，百脉空虚，风、寒、湿邪气乘虚而入，从皮毛侵袭，初在肌腠，久则深入筋骨脉络，影响气血运行，故出现一系列风湿症状。朱教授认为只有通过温热药物宣散病邪方能使阳郁得通，气血流畅，痹痛方止，具体方法有开腠发汗、温经散寒、温阳化湿等，使邪有出路。临证中对于开腠发汗，朱教授多选用桂枝、羌活、细辛、生姜、防风等药物，少用麻黄，恐麻黄发汗太过，进一步损伤产妇阴血。对于温经散寒、温阳化湿，朱教授首推附子，因附子辛甘大热，入心肾脾经，是回阳补火、散寒除湿的一味要药。临证中朱教授提倡逐渐增加附子剂量，并与他药配伍使用。初次处方附子剂量一般为15g，后可根据患者服药后症状、体征及舌脉变化将剂量逐渐增为30g、45g、60g等，同时常与干姜、甘草等配伍使用。

一方面因附子走而不守，干姜守而不走，二者相配动静结合，可增强温阳散寒除湿力度；另一方面干姜、甘草还可解附子毒性，制约附子辛热之性，防治伤及阴血。此外朱教授还将附子与透骨草、穿山龙、青风藤、海风藤、白芷等配伍使用。

3．温通 朱教授深谙《内经》"邪入于阴则痹"及《金匮要略心典》"血中之邪始以阳气伤而得入，终必得阳气通而后出"之旨，考虑到女性以血为用、产后多瘀的生理特点，故在临证中提倡温通祛瘀，且强调应尽早使用。在药物选择上，朱教授多用虫类药物，其认为虫类药较藤类药具有更强的搜风祛邪、通络止痛的力度，发病初期运用可迅速且较为彻底地祛除形成尚不久之瘀血，防止病情进一步加重；而对于病史长久且失治误治的患者，恐瘀血日久病位深入，且已形成痰浊等其他病邪，运用虫类药物可剔除深伏骨骼关节的瘀血、痰浊，开通凝涩之气血，往往具有奇效。朱教授多选用全蝎、地龙、蜂房、乌梢蛇、水蛭、穿山甲等，其常言穿山甲其走窜之性最佳，善疗顽痹；蜂房对关节反复肿胀且病史长久者有奇效；水蛭破血逐瘀通经力盛；地龙可疗肢体麻木。初次处方时朱教授多单用一种虫类药，若考虑瘀血较重或久之但疗效不佳者，则将两种虫类药物共同使用，但一般用量较轻，且多配伍砂仁、香附、陈皮、茯苓等药物，以防虫类药损伤中焦气血，同时强调"衰其大半而止"，不可久用。对于本病患者所存在的焦虑、抑郁等情绪障碍，朱教授通过上述温养、温散、温通等方法一般可使产妇机体阳虚得补，外邪得散，瘀血得通，则阳气自然充沛流畅，气郁得以疏散，不良情绪随之而解。但对于焦虑、抑郁等情绪障碍症状较重者，朱教授往往加用调畅气机药物，如柴胡、香附、刺五加等，在养阳、祛邪、化瘀的基础上增强疏肝理气力度，以增加临床疗效。

4．重视外治法 朱教授临证中常嘱患者在口服中药的同时坚持采用外治法进行治疗。对于病变部位单一、病情尚轻的患者，朱教授多嘱其在家中采用中药泡洗、中药热敷、中药热灸等简便易行的外治法；而对于病变部位较多、症状明显、病情较重者，朱教授则嘱其在医院进行中药熏蒸、蜡疗、中药溻渍等较为复杂的外治法治疗。

［治验举例］

患者，女，32岁，2013年6月6日初诊。患者1年前顺产1女，产褥期间不慎受寒，逐渐出现四肢关节肌肉畏寒，下肢尤为明显，时常诉自感有风从四肢关节处吹出，平素需较他人多穿衣物，且不能露双肩、双踝。症状严重时可伴四肢关节肌肉疼痛，且逐渐加重，影响日常工作生活，伴周身酸楚，乏力，入睡困难，不易出汗，情绪抑郁，叙述病情时多次欲哭，月经可，纳差，小便可，大便不成形，每日2或3次，舌质黯淡，苔白微腻，脉沉细。发病以来多次查类风湿因子、抗环瓜氨酸肽抗体、红细胞沉降率、C反应蛋白等均未见异常。中医诊断为产后风湿症，证属阳气不足、寒湿瘀阻；治宜温阳益气、散寒祛湿、化瘀通络。方药组成：附子15g（先煎），干姜10g，炙甘草10g，炒白术15g，狗脊15g，桂枝10g，防风10g，当归10g，川芎10g，透骨草15g，海风藤15g，穿山龙15g，全蝎3g，砂仁6g，酸枣仁15g，首乌藤15g。7剂，水煎服，每日1剂，同时采用中药熏蒸外治法治疗，隔日1次。

2013年6月13日二诊：患者自诉汗出较前增多，汗出后周身酸楚消失，四肢关节肌肉畏寒稍有减轻，但遇风寒后仍可加重，入睡较前容易，大便次数减少。调整处方如下：附子30g（先煎），干姜15g，炙甘草15g，炒白术15g，狗脊15g，防风10g，当归10g，川芎10g，透骨草15g，海风藤15g，穿山龙15g，全蝎3g，砂仁6g，酸枣仁15g，首乌藤15g。7剂，水煎服，每日1剂，中药熏蒸治疗改为每隔两日1次。

2013年6月20日三诊：患者自诉四肢关节肌肉畏寒明显减轻，但仍不能露双肩、双踝，大便成形，每日1次。嘱患者继服二诊方7剂，暂停中药熏蒸治疗。2013年6月27日电话随访，患者目前四肢关节肌肉畏寒明显减轻，风从四肢关节处吹出感觉已消失，可露双肩、双踝，但仍需较他人多穿衣物，嘱其暂停口服中药，适当锻炼，不适随诊。

二、干燥综合征治疗经验（杨帆、徐江喜、韦尼、侯秀娟撰稿）

（一）辨治思路

干燥综合征是临床常见病，具有病因复杂、病性多变、病程缠绵等特点，朱教授结合自己长期的临床经验认为，本病之燥不同于其他疾病出现"干燥"的表现，提出瘀、毒、燥三者相互胶结贯穿于本病始终，是本病病因病机纷繁错杂的原因。

（二）重视活血解毒法

朱教授认为在干燥综合征的早期形成阶段，燥毒就业已存在，但由于此时机体正气尤盛，阴津充足，因而临床表现不明显；随着疾病的进展，正不胜邪，久之痰凝经瘀、瘀血内生，痰瘀形成之后，进一步加重气机阻滞，气不布津，恶性循环而加重病情，机体正气亏虚，阴津进一步枯涸，燥毒症状则逐渐显现出来，严重者可见：两眼干涩红肿，目不能闭，或口鼻干燥破溃，反复不愈，或毛发焦枯，肌肤甲错，皲裂脱屑，或肠道枯涩，便干难解，或形体消瘦，情绪烦躁，或肌肉无力，关节疼痛，或尿频急等。若燥毒迁延不愈，沉疴痼疾，反复为患，可出现全身多器官衰竭的表现。因此在治疗方面应重视活血解毒之法治疗燥痹。本病治疗宜早不宜晚，燥可致瘀：燥为外邪，侵袭机体，导致气血流行不畅，久之气滞血瘀；瘀亦可致燥：瘀血阻络，进一步加重气血运行，而见肌肤、脏腑失于气血正常濡养，故可见"肌肤甲错"等表现。二者互相影响，互为因果，因此在本病的早期就应该及时应用活血化瘀之品预防瘀血内生，避免燥毒进一步加重。

（三）重视甘凉平润滋阴法

朱教授在前人基础上，结合临床经验，总结临证选方不可过于寒凉，宜在活血化瘀通络解毒的基础上，联合甘凉平润滋阴之品，同时注意药物品性轻灵不可过于滋腻，以防止阻碍气机及脾胃升降功能，往往事半而功倍。

（四）经验药对

1. 生地黄、熟地黄滋补肝肾之基础　朱教授应用生、熟地黄，其一为熟地黄的滋补肝肾之力强，具有补血滋阴、益精填髓之效，且生地黄在养阴生津的同时又具有清热凉血之功，入营分、血分之效佳，在燥痹的治疗中取得事半而功倍的效果；其二为二者药性一微寒一微温，生地黄可以防止熟地黄过于滋腻，阻碍气机、脾胃运化，同时熟地黄也可以防止生地黄过于寒凉，损伤血脉，减慢病理产物运行代谢，增加其生成堆积的可能，二者合用相反相成地增强了治燥痹的疗效。

2. 青风藤、海风藤祛风通络之佳品　二者都具有祛风通络，除湿止痛的作用，合用增加其作用疗效。在临床上，干燥综合征的患者不仅表现为口干、咽干等外分泌腺功能下降，生成分泌液减少的情况，同时亦可以出现全身多关节肿痛、麻木、活动不利等表现，因此用藤类药物取象比类，又兼有祛风通络等作用，合用治疗干燥综合征中兼有关节疼痛、麻木、活动不利等表现，往往收效明显。但临床上需要注意的是青风藤含有青藤碱，过敏症状严重者可能造成休克，危及生命，因此在应用时要谨慎用之。

3. 石斛、菊花滋阴清肺之珍品　燥痹患者常出现一系列严重降低个人生活质量的症状，如平素双目干涩需经常外用滴眼液以滋润双目，或口鼻干燥，唇焦舌干，进食干性如饼干、馒头一类食物需要用大量饮用水送服，而石斛、菊花因其药性平和，一可对症治疗，菊花行肺、肝经，具有滋阴润肺、清肝明目之效，且石斛循胃、肾二经，可清胃降虚火，减轻口唇干燥，咽干舌燥的症状；二因这两种药在生活中亦可以之代茶频饮，也可以将此药对煎汤后用蒸汽熏眼，直达病所，在缓解症状的同时，对症治疗疾病。值得注意的是，虽然二者有药食同源之优势，但也是有"是症"的患者才可以应用，并非任何人群都适用的。

4. 灯心草、莲子心清心除烦之精品　朱教授认为二者均为轻清上浮之品，微有苦寒之性而无大寒之弊，两药合用清心除烦安神之功倍增。燥痹的患者在临床表现中常兼有口渴咽干，心烦失眠，目赤肿痛，口舌生疮，小便不利，淋沥涩痛等表现，甚则因肾水亏耗，心火亢盛而致心肾不交，出现失眠遗精等症状，两药组对合用，在出现上述表现时发挥的疗效显著。同时，又可以在大量滋腻温补的组方中调和诸药，使其方在总体上温而不热，腻而不滞，合方而用兼有调和平衡药性之利，又有其独善轻清上浮，清热除烦之功。

5. 焦山楂、焦槟榔健脾通滞之向导　朱教授认为在治疗燥痹的辨证基础上加入健脾和胃，行气导滞之品，其一可固护脾胃，因服用治疗风湿性疾病的药物后，多数患者会出现胃肠不适，健脾和胃之品的加入有利于减轻药物对胃肠道的刺激从而保护脾胃；其二是促进运化，脾气升清，胃气降浊，脾气亦可生津液，与胃气升降布散通利则津液生化有源且输布通畅。干燥综合征的患者绝大多数是体内津液生成不足而导致的，亦有津液布散壅滞受阻使局部出现干燥的症状，从健脾生津、导滞通利的角度治疗干燥综合征，是另辟蹊径治疗本病。又因山楂的行气散瘀的功效强，对本病日久缠绵难愈，形成燥、毒、瘀三者合邪致病的情况下，山楂的加入，增强了消散瘀毒的功效，在本病发生早期及时运用行气散瘀之品，方能去除初生的燥毒以及瘀血，防止病情的进一步加重。

6. **穿山甲、制鳖甲重症燥痹之首选**　朱教授根据多年经验，总结出穿山甲与制鳖甲两种动物药合用，治疗干燥综合征症状较重的患者，往往收到良好的效果。在燥痹日久时，加用搜剔走窜之品，以增强搜剔筋骨、通经活络、清除顽痹的作用，既取其迅速走窜之灵性的特点，使"飞者升，走者降，血无凝着，气可宣通"，又因其为血肉有情之品，生津益精之效甚佳。二者同用，其攻坚走窜之力倍增，在生津润燥，益精填髓基础上又有较强的逐瘀通络之效，特别是出现明显瘀毒症状的患者，动物药的功效是植物类药物不可替代的。但由于其破血除坚作用强，临床上不宜长期使用，恐伤及正气。

7. **骨碎补、补骨脂补肾强骨之良方**　二者均有补肾强骨等作用，朱教授通常合而用之，相辅相成，增加其作用功效。在临床上若干燥综合征的患者又出现肾阳亏虚之骨节疼痛、活动不利，耳鸣，夜尿频多或腹泻便溏等症状，可以在原方辨证基础上增加本药对，对症治疗，常可以收到较为明显且快速的疗效。

8. **百合、酸枣仁养心安神之尚品**　朱教授将二者相伍，用于治疗肝郁气滞、心神失养之失眠、心烦健忘等症状。二者均入心经，同属阳中之阴之品，合用使养心安神的功能增强，常用于治疗干燥综合征患者疾病日久，而逐渐出现心烦、失眠、焦虑抑郁等情绪问题，此种精神情况往往单用一种药物疗效不显，故需要两药合用放大治疗效果。又因百合与秋水仙同属于百合科植物，故百合的现代药理研究也有表明：其含有秋水仙碱等多种生物碱以及蛋白质、脂肪、淀粉等成分，在关节疼痛明显的时期应用可以取其抗炎止痛的作用，快速减轻关节疼痛不适的症状。

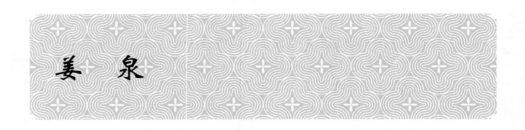

姜 泉

📇【个人简介】

姜泉，女，1961年生，中国中医科学院广安门医院风湿病科主任医师，教授，博士生导师。岐黄学者，首都名中医；获国务院有突出贡献专家特殊津贴。中华中医药学会风湿病分会主任委员；国家重点研发计划首席科学家，中国中医科学院首席研究员。第七批全国老中医药专家学术经验继承指导老师，国医大师路志正教授学术经验继承人；国家临床重点专科负责人及国家中医药管理局重点学科带头人；世界中医药学会联合会免疫分会副会长；中国女医师协会风湿免疫病专业委员会副主任委员；国家自然基金项目评议人，国家新药审评专家等。长期从事风湿免疫病的中医、中西医结合临床及基础研究。擅长诊治类风湿关节炎、干燥综合征、系统性红斑狼疮、强直性脊柱炎、痛风、白塞氏病、皮肌炎等疑难病症。

📖【经验集粹】

一、类风湿关节炎的中医辨治（姜泉撰稿）

类风湿关节炎属中医"风湿病（痹证）"范畴，以关节肿胀、疼痛、晨僵、畸形为常见的临床表现，由于其难治性以及后期多造成骨破坏，亦称"尪痹"。《素问·痹论》中言"痹之安生……风寒湿三气杂至，合而为痹也"，随着时代变迁、社会变革、生产方式改变等因素对人的体质造成影响，其疾病的证候谱也潜移默化地发生着变化，风寒湿痹证型早已不再是痹证的多发证型。

本人从医近四十载，通过对类风湿关节炎患者的临床观察发现，类风湿关节炎活动期多表现为关节肿痛、晨僵以及口渴、咽红、舌红苔黄腻等热象，用清热利湿活血类方药投之即效。但经治疗后症状缓解者，倘若因热象表现消退甚或始出现寒象之时即投温补之品，则极易出现病情反复或加重，后经过大样本临床证候分析治疗证明湿热瘀阻是活动性类风湿关节炎的核心病机，治法上多用清热利湿、活血通络可以减轻症状、改善病情，愿与同道分享经验。

（一）谨守病机，不离"湿热瘀"

纵观历代医家，金代张子和在《儒门事亲》说："痹病以湿热为源，风寒为兼，三气合而为痹"，首次将"湿热"单独提出作为痹证发病的因素。清代吴贞《伤寒指掌·卷四·湿症》对湿热发痹作出阐述："湿热为痹，外受湿热之邪，内进甜腻之物，则湿聚热蒸、蕴于经络。"同时清代各医家在久痹不愈的治疗上开始注重瘀血，叶天士结合痹证发病特点指出"初病湿热在经，久则瘀热入络"，林珮琴在《类证治裁·痹证》亦言："痹久必有瘀血。"由此观之，古代各医家在对痹证的治疗过程中逐渐发觉单从风寒湿论治早已不能满足提高疗效的需要，渐而认为风寒湿之邪虽可诱发或加重痹证病情，但已非主要致病因素，湿热、瘀血是类风湿关节炎发病环节中的关键因素。

类风湿关节炎的病因不外乎内、外二因，由于先天禀赋、脾胃失和、饮食不节、外感湿热邪气等因素，引发人体气、血、津液循行异常，化生湿、热、瘀病理产物。湿为阴邪，易损伤阳气、阻滞气机，有碍气血运行；热为六气郁久所化，容易耗损津液、化生邪毒、损伤正气；瘀则多因经脉痹阻、气滞血瘀，常见久病而邪气入络者。此三者既是致病因素，也是病理产物。湿、热、瘀既作为单独的致病因素，也相互兼夹成为类风湿关节炎各病变环节的发病机制。脾胃不和影响津液代谢，化生湿邪、痰浊、瘀毒流注关节，郁而化热，热迫血行，则夹热、夹瘀；湿、热、瘀痹阻经络关节气血，不通则痛，引发肢体经络关节肿胀、疼痛、屈伸不利、僵滞甚或畸形等关节表现，是类风湿关节炎病变过程中的主要病机。随着自然环境与生活习惯的改变，气候变暖、社会压力、饮食肥甘、锻炼缺乏等因素是产生湿热体质的原因，而湿热之体则影响着疾病的证候变化与邪气从化，这也是痹证病因从《黄帝内经》时代的"风、寒、湿"衍变至"湿热"的缘由。在对 475 例的类风湿关节炎患者证候分析中，我们发现湿热痹阻型（41.7%）为最多，其次为湿热痹阻合并瘀血阻络型（10.9%），因此，湿、热、瘀当是类风湿关节炎的直接致病因素。

（二）因证立法，随法选方

在治疗湿热瘀阻型类风湿关节炎时，可选用清热利湿活血类方药，如四妙丸、宣痹汤等加减。本人根据临床经验，自拟清热活血方，药用金银花、土茯苓、苍术、黄柏、萆薢、莪术、青风藤、丹参、赤芍、生黄芪等。清热活血方以金银花、土茯苓为君，清热解毒，利湿通利关节；黄柏、苍术清利湿热，取自经典名方"二妙丸"之义，丹参、赤芍活血化瘀，四药共为臣药；莪术破血行气、消肿止痛，青风藤祛风湿、通络蠲痹共为佐药；蜈蚣为虫类药通络止痛。方中土茯苓、金银花、苍术、黄柏、萆薢诸药合用可增强清热除湿、消肿通络之功；丹参、赤芍、莪术、青风藤诸药合用可增强活血祛瘀、通络止痛之效。诸药合用，共奏清热祛湿、活血止痛的功效。脾胃为后天之本，气血生化之源，健脾可以运化水湿、扶正祛邪、未病先防，方中黄芪补中益气，苍术健脾燥湿，两药既可祛邪扶正，又能顾护脾胃。

在临床实践中，清热活血类方药已初步验证具有很好的改善活动期类风湿关节炎患者血沉、C 反应蛋白炎性指标；并能有效控制疾病活动度、改善病情；还可提高患者生活质量、减缓残障的发生；如与西药联合使用则在增加疗效的同时还可具有更好的安全性；与氨甲蝶呤联合使用甚至能有效减缓骨破坏。同时在基础实验研究中，证实了清热活血类方药可下调大鼠的白介素 17（IL-17）、核因子 κB 受体活化因子配体（RANKL）、巨噬细胞炎性蛋白 -1α（MIP-1α）的表达水平，抑制破骨细胞的成熟和分化、促进成骨细胞活跃，有效防止骨破坏。

（三）结合病位，辨证用药

类风湿关节炎患者活动期多表现为关节红肿热痛、心烦口渴等湿热之证，治疗常选用祛风清热凉血之品，如秦艽、虎杖、生地黄、赤芍、玄参、牡丹皮、水牛角、地龙等，配合解毒祛瘀消肿之品，如山慈菇、漏芦、土贝母、土茯苓、菝葜、半夏、南星、白芥子等。在清热利湿、活血祛瘀的基础上，根据不同患者出现的不同关节症状分别用药，如痛在颈背则用葛根、羌活、姜黄；痛在腰部则用桑寄生、杜仲、狗脊、独活；痛在上肢则用桑枝、桂枝、姜黄、威灵仙；痛在下肢则加络石藤；出现关节屈伸不利用木瓜、伸筋草；痛在膝关节用川牛膝；痛在足跟加熟地黄、山茱萸；出现骨破坏则用萆薢、补骨脂、骨碎补；痛甚者加乳香、没药，麻木者加全蝎、僵蚕。在夹瘀的用药选择上，注重活血化瘀、养血通络，方选王清任的逐瘀类汤方以及四物汤加减等。常用活血化瘀药有当归、川芎、丹参、乳香、没药、桃仁、红花、鸡血藤等。本病晚期邪气久羁，深伏骨骱，迁延难愈而成顽痹，症见关节肿大畸形、皮色晦暗干燥、屈伸不利、僵硬麻木、活动受限等，此为痰瘀互结，治宜化瘀涤痰并举，当选祛痰解毒之品及搜风剔络之虫类药，药物如蜈蚣、僵蚕、全蝎、乌梢蛇、蜂房、制南星、半夏、白芥子、皂角刺等。

（四）顾护脾胃，扶正御邪

在顾护脾胃的治疗中，遵循张仲景所训"当先实脾"之意，临证中尤其注重脾胃运化功能。由于类风湿关节炎患者多长期服用非甾体抗炎药消炎止痛，容易对胃肠道造成一定程度的损伤，因此就诊患者大多都伴有胃肠不适的症状。因此健脾和胃除了出于治病求本的整体论治，更是适应当代类风湿关节炎的患者人群"脾虚"的特点。健脾类方药在类风湿关节炎的使用中颇为频繁，可依照健脾和胃"三阶梯"法选用药物：第一阶段"治未病"，可用麦芽、谷芽、甘草、神曲；第二阶段健脾消食开胃、促进药物吸收，可用焦三仙、鸡内金；第三阶段健脾渗湿、扶正御邪，可用白术、山药、茯苓、薏苡仁、黄芪等。

（五）内外合治，妥当选用

外治法是中医治疗的重要方法之一，清代吴师机《理瀹骈文》云："外治之理，即内治之理；外治之药，亦即内治之药，所异者，法耳。"中医外治法是与中医内服法相对而言，两者均以中医整体观念和辨证论治思想为指导，将药物施于皮肤、腧穴等局部，以发挥其疏通经络、畅通气血、消肿止痛等作用，并且通过皮肤黏膜、腧穴吸收，从体表、腠理到达脏腑，从而起到调整脏腑功能、抗病祛邪的治疗作用。类风湿关节炎以四肢关节多发肿痛等局部体表病变为临床特点，中医外治可直接作用于病变局部，克服类风湿关节炎患者外周血液循环不良、内服药进入病变局部药物浓度低的缺点，因此可在辨证基础上选用中药离子导入、熏洗、泡浴等以"外治佐内治"。如根据临证经验选用具有清热活血功效的白芷、白芥子、莪术、芒硝等中药自拟外洗方，运用在关节红肿、热痛等表现的湿热瘀阻证患者上，能有效缓解关节肿胀的不适症状。也可配合痹病痰瘀方外洗，此方以活血化瘀、祛痰通络为基本治则，由胆南星、炒白芥子、白芷、夏枯草、芒硝等组成，通过外治佐内治，不仅使药物直达病所，亦能减少内服药物对脾胃的损伤。还可将复方雷公藤制剂外敷作为类风湿关节炎的外治手段，有临床研究和实验研究均证实了复方雷公藤制剂外用的有效性，同时相比口服雷公藤制剂而言具有不良反应小、接受度高等优点。

（六）重视调摄，适当运动

当顺应四时，慎避贼风，如春夏之季则鼓励患者多活动，尤其是局部关节的屈伸、舒张，以起到舒筋活络的功效；而秋冬之时则应注意保暖防寒，避免汗出过多，防止风寒之邪侵犯机体，引起正气耗损。患者忌食羊肉及辛辣、烟酒，羊肉甘温大热，食之易助湿热。饮食上多食清利之品，如冬瓜、丝瓜、薏苡仁、萝卜、西红柿等。对于脾虚湿蕴的患者，可常用食疗方"山药薏米粥"：薏苡仁、淮山药、防风、粳米以健脾祛湿。适当运动是最好的活血化瘀"良方"，平缓、柔和是运动的原则。有氧运动如慢跑、游泳、八段锦、太极拳等都是不错的功能锻炼选择。

［治验举例］

刘某，女，45岁，2017年8月2日初诊：主诉多关节肿痛2年，加重1个月。患者2年前无明显诱因出现双腕、肩、膝、双手多关节肿痛伴晨僵，于当地医院诊断为类风湿关节炎。给予氨甲蝶呤、来氟米特口服治疗后症状减轻。4个月前自行停药，关节肿痛复发1个月来诊。患者来时双手指间关节肿痛、触热，晨僵30min，乏力明显，怕风怕凉，潮热盗汗，纳可，喜寐，二便调，月经延后 3 个月，舌黯红，苔黄腻，脉弦滑。查血沉 42mm/h，辨证属湿热痹阻、痰瘀互结证，治以清热利湿、活血通络。处方：苍术 15g，土茯苓 30g，萆薢 15g，车前草 30g，金银花 30g，丹参 15g，莪术 9g，黄芪 30g，青风藤 15g，山慈菇 10g，陈皮 9g，生地黄 15g，28 剂水煎服，每日 1 剂。

2017 年 9 月 11 日二诊：潮热盗汗减轻，关节肿痛及触热同前，晨僵大于 2h，纳寐可，二便调，月经正常，舌紫黯，苔稍黄根稍腻，脉弦，治以清热利湿、化痰通络。处方：苍术 15g，土茯苓 30g，生薏苡仁 30g，萆薢 15g，胆南星 15g，陈皮 9g，清半夏 10g，皂角刺 15g，丹参 15g，莪术 9g，青风藤 15g，生黄芪 30g，当归 12g，28 剂，水煎服，每日 1 剂。

2017 年 10 月 9 日三诊：双手关节肿痛、触热减轻，左肩不适，双膝酸软、乏力、晨僵，肌肉酸痛，纳寐可，二便调，舌黯红，苔稍黄腻，脉弦滑。复查血沉 26mm/h。继续上方加知母 12g、片姜黄 15g、秦艽 15g，28 剂水煎服，每日 1 剂。2017 年 11 月 3 日复诊关节已无触热，肿痛减轻，无晨僵。复查血沉 15mm/h，继续前方加减治疗。嘱患者适度关节功能锻炼，注意饮食调摄，忌食羊肉、人参等辛燥之品，定期复诊。

按：本案患者就诊时关节肿痛、触热，晨僵，舌黯红，苔黄腻，为湿热瘀痹，治以清热利湿、活血通络之法。苍术、车前草、萆薢清利湿热，金银花、土茯苓清热解毒，丹参、莪术活血化瘀，山慈菇清热散结。陈皮理气，青风藤祛风湿通络蠲痹，诸药合用共奏清热利湿、化瘀通络之功。二诊时双手关节肿痛及触热同前，关节肿痛时间较长，痰瘀互结，仅化痰或祛瘀肿痛难消，需化痰逐瘀合用方能奏效，故治以清热利湿、化痰逐瘀通络之法。苍术、生薏苡仁、萆薢清热利湿，土茯苓清热解毒，胆南星、陈皮、清半夏理气化痰，皂角刺、丹参、莪术、当归化瘀散结，青风藤祛风湿蠲痹通络，生黄芪、当归益气补血活血，扶正祛邪、祛邪而不伤正，陈皮理气健脾化痰、固护脾胃。三诊时关节肿痛、触热减轻，继续以二诊时方加减巩固治疗。

二、痛风的中医辨治

（一）谨守病机之阳虚阴盛

痛风属于代谢性风湿病的范畴，高尿酸水平是痛风的生化基础。《素问·经脉别论》曰："饮入于胃，游溢精气，上输于脾，脾气散精，上归于肺。"脾为后天之本，输布水谷精微，运化水液，升清降浊。《灵枢·五癃津液别》中也论述"五谷之津液，和合而为膏者"，若脾阳不足，运化不力，水谷精微不能完全被运化输布，尿酸代谢紊乱，排泄困难留置体内，从而变生尿酸之"浊"。同时肾为先天之本，为水脏，主津液，主一身之气化，司二阴之开阖，有促进水液代谢、生尿和排尿的作用，即肾主人体浊气的排泄，以阳气为鼓舞，阳气充盛，则蒸腾气化有常，分清泌浊。若肾阳虚气化失常，开阖不利，从而引起水液代谢障碍，也可导致代谢产物尿酸等不能及时排出体外，引起血尿酸升高。即脾肾两脏亏虚，升清化浊功能失调，就会有过高的尿酸等湿浊之邪内停。湿性黏滞，蕴久难化，聚而为痰，湿痰留滞经络，影响气血运行，进而形成血瘀，湿浊痰瘀胶结于皮肉筋骨，流注于肢体关节之间，若遇内外邪引动，则发为痛风，故脾肾阳虚为痛风的病机之本。

《医学六要》言："痛风……今人多内伤，气血亏损，湿痰阴火流滞经络，或在四肢，或在腰背，痛不可当。"脾肾阳虚之人，易生有形实邪——单钠尿酸盐结晶，即湿浊痰瘀之邪，留滞肢体骨节，气血运行不畅，不通则痛。体内有形之邪难以速去，痛风反复发作，迁延难愈。若痛风病程日久，湿浊痰瘀留滞于关节筋肉之间，还可聚结成痰核，即形成"痛风石"。此外，"浊邪居下"，湿浊痰瘀流聚于中下二焦，脾肾也更易受其害，日久脾肾愈衰，肾脏因湿浊痰瘀等实邪壅滞，甚至出现实质病变。

《瘟疫论补注》中云："阳气愈消，阴凝不化，邪气留而不行。"故本人认为痛风以脾肾阳虚为根本原因，湿浊痰瘀为病理因素。

（二）治病求本之脾肾同调

痛风患者尿酸之浊邪久滞于体内，脾阳亏虚，故于治病时，当先顾脾阳，中气得转，则清浊复位。临床上，可见部分患者有形体肥胖、气短乏力、食少便溏，舌苔白腻、边有齿痕，脉沉诸症，见之则酌情加用甘温和缓的四君子汤，健运脾阳，使津血得畅，湿浊得化。乏力甚者，常加用生黄芪，还常用对药白术配山药，白术温燥，山药柔润益脾肾，相互配伍，则温而不燥，滋而不腻；也常佐用少量陈皮理气，使守而能运，也助湿痰瘀邪外出。此外，痛风患者，邪深久恋，湿浊痰瘀痹阻肾络，肾脏实质损害，临床患者可兼见面色晦暗、腰膝酸痛、倦怠乏力、小便频多或少尿、甚则可见水肿、尿浊诸症。张景岳提出："善补阳者，必于阴中求阳，则阳得阴助而生化无穷。"临床上，常用酒女贞子、生地黄、熟地黄、山茱萸、龟甲、山药、枸杞子等滋阴补肾之品，菟丝子、肉桂温补肾火，肾精得充，肾火有源，则体内蒸腾气化之功得复，促进湿浊之邪排出。同时还根据病情在辨证的基础上加以利湿泄浊、通经活络等药物治疗，共奏"益火之源以消阴翳"之效。另外，本人在痛风的治疗过程中，注重强调患者的生活调摄，建议低嘌呤饮食，提倡患者忌食海鲜、骨肉汤、羊肉、啤酒等甘温生湿之品，以顾护脾胃，同时多饮水，通利小便，淡渗下焦，自利湿浊而顾护肾气。嘱咐患者规律作息、劳逸有度以养脾肾，调畅情绪以防肝郁克脾。

（三）审因论治之多法祛邪

痛风病程较久，邪深杂糅，湿浊可郁而化热，痰浊可聚而成核，血瘀常滞而作痛，诸有形之邪胶结难解，临床上，根据患者病情轻重缓急，在辨证的基础上多法活用以祛实邪。

湿热甚，则主以利湿清热。痛风患者，尿酸水平顽固不降，临证时应积极清利稽留在体内的湿浊之邪。常用薏苡仁、茯苓、苍术、防己等清利中焦湿邪，车前草、金钱草、玉米须、泽泻、淡竹叶、茵陈、酒大黄、川牛膝等渗利下焦湿邪。另一方面，内外之邪引动蕴结体内的湿浊痰瘀之邪时，会诱发痛风急性发作。痛风发作之时，关节肿痛难忍，多是诸郁化热、湿热胶结、火热熏灼所致，临床上见急性痛风患者口中黏腻或渴不欲饮、发热、心烦、小便黄赤、大便黏滞、舌质红苔黄腻或黄厚、脉弦滑或滑数等湿热之症时，本人常用四妙丸以清热利湿止痛。若关节肿胀甚，酌加玉米须、茯苓、泽泻等渗湿利水消肿，若疼痛热毒甚，加土茯苓、虎杖、苦参清热除湿。

见痰核，则主以化痰散结。痛风往往伴发痛风石，痛风石一旦形成，难以消散，据其局部破溃时排出物往往为白色粉状或糊状物、周围皮温不高、疼痛不甚等特点，本人认为痛风石乃有形之痰核。健脾益气乃治痰之本，故常予健脾之品消导有形痰核，此外，当以清化体内之痰、消散体表之核为主，常用胆南星、浙贝母、皂角刺、山慈菇等化痰散结之品。《丹溪心法》

云："痰挟瘀血，遂成窠囊。"痰核必阻滞气血，气血瘀滞则加剧痰核之积，痰核血瘀常宜同治，治疗痛风石时，据血瘀之症，酌加桃仁、红花、赤芍、川芎等活血之品来调达气血。

瘀积久，则主以活血化瘀。痹病必夹瘀，即使是在非急性期，患者也常有局部皮色暗红、关节隐痛不适、疼痛夜剧等血瘀症状特点。临床上见血瘀之症时，可用桃仁、红花活血化瘀，虑其气血不通必不荣，瘀久必虚，因此活血亦不忘养血，也常用四物汤。若逢痛风急性发作，此时可加大活血之力，以通而止痛，热甚者加凉血活血之丹参，肿甚者加祛瘀消肿之泽兰。此外，虫藤类搜风通络，破血逐瘀，常有奇效。藤类药走经通络，可使药力直达病所，虫类药走窜，动越攻冲之性能逐积瘀，所以瘀痛甚者常加入清热逐瘀通络之忍冬藤、络石藤，活血搜风通络止痛之虫药僵蚕、蜂房。

［治验举例］

李某，男，30 岁，2020 年 10 月 8 日广安门医院初诊。主诉：多关节间断疼痛 6 年，加重 3 天。现病史：患者 6 年前出现左踝关节疼痛，查血尿酸偏高，诊断为"痛风"。此后患者治疗不规律，关节疼痛症状反复发作，每年 4 次左右，主要累及双踝、右腕关节，血尿酸波动在 600～900μmol/L 之间。3 天前患者运动过量后出现左踝关节及足背疼痛，来诊。现症见：左踝关节及足背疼痛，疼痛剧烈难忍，皮温略高，轻微肿胀；右腕关节轻度疼痛，内侧可见豌豆大小"痛风石"，局部皮色暗红；患者平素作息不规律，喜食海鲜、烧烤等，形体偏胖，乏力易倦，气短，偶有头晕，偶有腰酸，纳眠可，小便黄，大便黏，每日 3 次；舌质黯红，苔白腻，脉沉滑。当日查血尿酸 697μmol/L。西医诊断：痛风（急性发作）。中医诊断：痛风，证属湿热瘀阻、脾肾亏虚，法以利湿清热、活血止痛、健脾益肾为主，方药：虎杖 15g，土茯苓 30g，车前草 30g，绵萆薢 15g，玉米须 30g，川牛膝 15g，当归 15g，川芎 15g，丹参 15g，忍冬藤 30g，络石藤 30g，蜂房 9g，僵蚕 12g，女贞子 30g，山药 15g。14 剂；并嘱患者大量饮水，低嘌呤饮食，注意休息，避免剧烈运动。

2020 年 10 月 26 日二诊：患者左踝关节及足背疼痛明显减轻，略有压痛，皮温不高，肿胀减轻，乏力甚，眠差，多梦；予上方加茯神 15g，远志 12g，生黄芪加至 30g。继用 14 剂。此后又多次复诊，结合症状于前方加减治疗，2020 年 12 月 27 日复诊时，患者关节疼痛肿胀症状基本缓解，偶有隐痛不适，活动无明显受限，仍有乏力，偶有头晕、腰酸，纳眠可，小便黄，大便黏，查双足双能 CT：左踝关节多发痛风石形成。血尿酸：494μmol/L。证属：痰湿瘀阻、脾肾亏虚，处方：车前草 30g，金钱草 30g，绵萆薢 30g，玉米须 30g，炒皂角刺 15g，山慈菇 15g，胆南星 9g，当归 15g，川芎 15g，丹参 15g，生黄芪 30g，生白术 15g，山药 15g，茯苓 20g，继用 14 剂后，患者已无明显不适。

此后患者规律于门诊复诊，痛风未再发作，病情控制良好。

按：本患者符合痛风诊断。本人根据患者关节疼痛剧烈难忍、皮温高、轻肿胀，局部痛风石皮色暗红，小便黄、大便黏等表现，结合舌脉，痛属火，肿属湿，辨证为湿热瘀阻；据患者形体胖，乏力易倦，气短，头晕，腰酸等表现，辨其兼有脾肾亏虚证，综合分析，证属"湿热瘀阻、脾肾亏虚"。实邪动越，急则治其标，处方中虎杖、土茯苓为君药，土茯苓可"利湿去热，可搜剔湿热蕴毒"，配合虎杖苦以燥湿，寒以清热，以达"湿去热除痛止"之效，臣药车前草、绵萆薢、玉米须利湿清热，佐用川牛膝、当归、川芎、丹参养血活血化瘀，忍冬藤、络石藤、蜂房、僵蚕逐瘀通络止痛，兼治其本，加女贞子、山药补益脾肾。二诊见病情好转，但关节轻肿胀、略压痛，提示湿热瘀余邪未清，故继续前方利湿清热活血，结合患者乏力甚，眠差，多梦，故加茯神、远志安神定志，生黄芪加量以益气。多次复诊后，患者关节仅留有隐痛不适症状，伴乏力，头晕，腰酸等症，尿酸水平下降，检查提示关节多发痛风石，故较前诸方，减活血通络之忍冬藤、络石藤，通络止痛之蜂房、僵蚕，加强化痰散结以及健脾益肾之功，加用炒皂角刺、山慈菇、胆南星以化痰散结，健脾益肾加味为生黄芪、生白术、茯苓、山药。此案患者长期坚持用药，由于辨证准确，方药贴切，取得了满意疗效。

三、系统性红斑狼疮的中医辨治

（一）病因病机

各种原因导致的阴虚是系统性红斑狼疮发病的重要原因，以肝肾为著，阴血亏虚则愈生内热。在此基础上，六邪浸淫，外感风寒湿热及日晒热毒，或加之饮食不节、情志不畅，内外合邪，毒热外侵，深伏内发，燔灼血液，阻滞于脉络，出现发热烦渴、皮肤红斑、口舌生疮等症，甚则毒热攻脑而致神昏抽搐等危重症候。热毒久伏营血，煎熬脉络之营阴津液，渐成瘀血；热伤血络，血热外溢，离经之血亦为瘀血。瘀滞于皮肤而见皮肤红斑；热毒瘀阻关节经脉，不通则痛而关节痛；热毒内攻脏腑，则脏腑受损。此外，本病多先天不足，则难以滋养后天脾胃，加之平素调摄失当，可渐致中焦脾胃气虚，湿浊内生，而热毒、瘀热易损伤肾阴，合则为脾肾亏虚；脾胃即为后天之本，又是气血生化之源，脾胃之虚，湿聚生痰，气血生化乏源，则致气血两虚，故见乏力、纳差、贫血、肢体麻木等表现。

系统性红斑狼疮为本虚标实之证，阴虚血热为本病的核心病机，肝肾阴虚为其本，热毒、瘀血、痰浊等为标，故可概括为毒、瘀、虚三个主要方面。

（二）辨治经验

临证论治系统性红斑狼疮以经纬线为喻，从虚论治为经线，即病情不论轻重均治或佐以养阴之药，从毒、瘀论治为纬线，毒、瘀在系统性红斑狼疮不同阶段的比重不同，但亦可贯穿疾病全程，治疗上应当始终注意解毒、祛瘀的原则。

1. **整体审查，病证分期论治** 系统性红斑狼疮临床表现复杂多样，本人认为可大致分为活动期、缓解期、稳定期论治。

急性活动期多见热毒炽盛证，病情进展迅速，脏器损害多发，症见高热持续不退，关节肌肉疼痛，面部红斑，目赤齿衄，舌红苔黄，脉洪数或滑数等症。其病势凶险，中药予清热凉血，解毒化斑配合激素及免疫抑制剂增效减毒拯危救难。常用清瘟败毒饮或化斑汤加减。

慢性活动期因热毒灼伤阴液，而见阴虚血热证，症见低热，斑疹黯红，脱发，口舌生疮，手足心热，腰膝酸软，口干咽痛，舌红苔少，脉细数。治疗当以养阴透热，清热解毒，方用青蒿鳖甲汤合玉女煎加减，也可用知柏地黄丸加减。若热毒瘀阻脉络，症见斑疹瘀点，双手变白变紫，下肢散在瘀斑甚至溃烂，舌黯红，或有瘀斑瘀点，脉弦细。此为狼疮血管炎发作，治以清热凉血，活血化瘀，方用四妙勇安汤加减。

　　缓解期多经过祛邪及大剂量激素治疗，病情相对缓和可以控制，此时亦多见阴虚证，且因热毒未清，灼血为瘀，其治疗在滋阴补虚的基础上还应注意清热、化瘀的原则。系统性红斑狼疮缓解期后期久病耗气阴伤，多见气阴两虚证，肝肾阴虚证。其中气阴两虚证方用生脉饮合六味地黄丸加减。肝肾阴虚证方用一贯煎和血府逐瘀汤加减。

　　肝肾阴虚证可延续至稳定期，此时免疫指标大多正常，激素多减至维持量，应继续以补益肝肾法治疗，可防止激素撤减中的病情反跳。在稳定期因阴损及阳，脾阳虚而不制水，肾不主水，阳虚水泛而成脾肾阳虚证，症见颜面及四肢浮肿，形寒肢冷，腰膝酸软，神疲倦怠，舌淡胖，苔薄白，脉沉细弱等。方用真武汤或济生肾气丸加减。

　　2．治以补肾滋阴为本，注重清热　阴虚血热为系统性红斑狼疮的发病基础，在临证中不论病情轻重与否，均治或佐以滋肾养阴之药。常用生地黄、熟地黄、女贞子、龟甲、黄精等补肾滋阴，枸杞、白芍、沙参、石斛等补他脏之阴以补肾阴。热也是系统性红斑狼疮中不可忽视的病理因素，热为阳邪，所谓"壮火食气"，火热之邪易耗气伤阴，蒸津外泄而致虚，热甚则化毒为患，热灼血络而成瘀，其变化引发诸症丛生。再有激素似中药之大辛大热之品，系统性红斑狼疮患者长期服用，是使壮火更壮，是以尤为注重清热法的运用。根据系统性红斑狼疮患者病情的特点，总结"热"证有热毒炽盛证、阴虚血热证、瘀热蕴肤证、湿热阻络证等，分治以白花蛇舌草、金银花、连翘等清热解毒，知母、黄柏、生地黄等养阴清热，玄参、牡丹皮等清热凉血，防己、蚕砂、秦艽等清热利湿。强调即使在疾病后期气血、脾肾亏虚之时，也应稍佐清热，顾全病机，以防温补助热伤阴之弊。

　　3．重视活血化瘀　系统性红斑狼疮的患者经常会出现皮肤瘀斑、关节疼痛、麻木等症状，与瘀血密切相关，本病初期病在经，热毒之邪蒸灼营津，迫血妄行，气血运行受阻，郁瘀于肌肤则见瘀斑，痹阻关节，不通而关节疼痛，不荣则肢体麻木。如此反复，病情缠绵，迁延不愈，即系统性红斑狼疮在整个病程过程中皆存在血瘀。且瘀血并非单独为病，其可与热毒相合而成瘀热，与水湿为患，瘀久则会气虚乏力等。瘀血致病与兼夹的多样性，在某一阶段可能成为疾病的催化剂，对脏器产生不可逆的损害，所以在系统性红斑狼疮治疗中要重视活血化瘀药的选用。其常用活血药有当归、川芎、丹参、鸡血藤、赤芍、乳香、没药等，用时多配以陈皮、木香等行气药，使气行则血行。此外，葛根、防风、连翘、僵蚕、海风藤、青风藤等风药，有升、散、动的特性，具有升阳、调畅气机、化痰散结、利湿化浊、引经报使的功效，常用以配伍活血药，以风药走窜之性而祛络中血瘀，疗效尚佳。

4. 治脏毒兼夹 《金匮要略心典》云："毒者，邪气蕴蓄不解之谓。"随着系统性红斑狼疮疾病的发展，毒邪深入脏腑，潜伏于里动则变化多端，出现复杂多样的兼夹症的表现。系统性红斑狼疮出现脏器损害时，应依据脏器受损的特点辨证论治，以清其毒，益其损。

系统性红斑狼疮累及肢节，关节肿痛、活动不利者，配伍木瓜、伸筋草、土茯苓舒筋活络；皮肤损害者，配伍白鲜皮、凌霄花、白蒺藜、水牛角等清热活血；反复口腔溃疡者，配伍苦参、百合、知母等养阴清热；脱发者，配伍制首乌以补益肝肾；寐差者，配伍首乌藤、合欢皮、酸枣仁等助眠安神；咳嗽咯痰，痰多易喘者，配伍桑白皮、杏仁、瓜蒌、浙贝母等泻肺平喘；腹痛腹泻者，配伍白扁豆、大腹皮、白术等健脾行气止泻。狼疮性肾炎是系统性红斑狼疮最常见的继发症，常见蛋白尿、水肿等症状，症见蛋白尿者，配伍萆薢、芡实、金樱子等益肾收敛涩精；症见水肿者，配伍玉米须、车前子、泽泻、猪苓利水消肿。长期使用激素，系统性红斑狼疮患者轻则阴虚火旺，配伍黄柏、知母清热泻火；重则出现骨质疏松、骨坏死，配伍怀牛膝、桑寄生、骨碎补以益肾健骨，骨坏死者配伍川牛膝、丹参、杜仲、独活等活血通痹。对于狼疮脑病的患者，稳定期多见头晕、头痛、急躁易怒、脱发等症，常配伍石菖蒲、胆南星、远志、大黄、桃仁、红花、白芷等化痰祛瘀。

[治验举例]

胡某，女，39岁，2018年9月28日就诊，主诉：间断乏力3年，再发伴面部红斑4个月，加重1个月。患者3年前无明显诱因出现乏力，伴有关节痛，心慌等症，在外院诊断为系统性红斑狼疮，长期使用泼尼松、来氟米特、环磷酰胺等药，治疗欠佳。4个月前出现面部红斑，色红，常于暴晒或饮食不节后出现，近1个月觉上述诸症加重，红斑反复难消，故来就诊。现每日服用泼尼松20mg治疗。刻下症见：乏力，面部红斑色红，心慌，时有胸闷，易汗出，头痛，自觉身热，测体温 37℃，脱发，无关节痛，下肢沉重，唇干，近期饮食尚可，入睡困难，眠浅易醒，大便调，小便黄。既往史：甲状腺结节病史 5 年。查体：满月脸，面部双颊及额头可见片状红斑色红，眼周色晦。舌红苔薄黄，脉弦数。结合患者病史及临床表现等，西医诊断为系统性红斑狼疮，中医诊断为阴阳毒（热毒蕴结证），治以清热凉血，养阴消斑。处方如下：水牛角粉 30g（包煎），生地黄 15g，牡丹皮 12g，玄参 12g，山药 15g，秦艽 15g，青蒿 15g，黄芩 12g，地骨皮 15g，炙龟甲 12g，女贞子 15g，墨旱莲 12g，金银花 15g，连翘 12g，盐知母、黄柏各 10g，甘草 6g。14 剂，水煎服，日 1 剂。

二诊（2018 年 11 月 11 日）：上方服用至今，现乏力，红斑不显，头痛缓解，心慌胸闷减轻，腰痛甚，汗出多，脱发减，饮食一般，药物辅助睡眠，易腹泻，小便色黄。舌红苔黄腻，脉沉细。查补体 C3 0.515g/L，补体 C4 0.122g/ L，尿蛋白（＋）。患者现热毒大减，耗气伤阴而见乏力难解，汗出多，腹泻提示脾虚，可能与上方有关，同时会影响药物吸收。故予以养阴清热，健脾益气。处方如下：生熟地黄各 15g，山药 30g，莲子肉 12g，炒扁豆 12g，青蒿 15g，积雪草 15g，白花蛇舌草 15g，黄精 12g，土茯苓 15g，五味子 6g，女贞子 15g，甘草 9g，陈皮 6g。28 剂，水煎服，日 1 剂。

三诊（2018 年 12 月 16 日）：仍乏力，头晕，夜间潮热汗出，失眠，红斑已消，下肢沉重麻木，饮食可，大便正常。小便见清。舌黯红苔黄腻，脉细数。脾虚已正，治以清热养阴，补益肝肾。上方加牡丹皮 12g，黄芩 12g，制龟板 12g，玄参 10g，积雪草、土茯苓加至 30g，减莲子肉、炒扁豆、黄精。28 剂，水煎服，日 1 剂。

四诊（2019 年 2 月 17 日）：乏力、头晕如前，夜间潮热减轻，汗出多，晨起口苦，咽干，眼灼热感，纳可，大便日 2 次，成形，小便可。舌黯红，苔黄腻，脉弦数。查尿蛋白（＋），补体 C3 0.488g/L，补体 C4 0.141g/L。治以养阴清热，活血化瘀。处方如下：生地黄 15g，女贞子 15g，玄参 12g，牡丹皮 12g，赤白芍各 12g，秦艽 15g，石菖蒲 12g，郁金 12g，山药 30g，黄芪 30g，麦冬 12g，五味子 6g，青蒿 15g，黄芩 12g，白花蛇舌草 15g，甘草 9g，积雪草 30g，生谷麦芽各 30g。56 剂，水煎服，日 1 剂。上方 56 剂后患者乏力、头晕诸症均较前减轻。查尿蛋白（－），补体 C4 正常，C3 0.612g/L。

后期长期服用中药调理，随访至今病情未复发。

按：该例患者体虚久病，而见乏力、汗出等，久病邪气入络，伏里化热成毒，脏腑气机不利，故见心慌、胸闷、头痛等，热毒煎灼阴血，破血妄行，溢于皮肤而见面部红斑，阴火被邪热所扰，浮动于内，而自觉身热，体温不高。故结合舌红苔薄黄，脉弦数，初诊时辨为红蝴蝶疮，热毒蕴结证。方用犀角（水牛角代）地黄汤合青蒿鳖甲汤治疗，以去血热，清虚热。在配合激素治疗中，易出现阴虚火旺之象，多加用女贞子、墨旱莲、知母、黄柏等药治疗，可有效缓解激素的不良反应，协助安全撤减激素。此方中还应用了金银花、连翘，风药既可解表又可活血，常辅助用于皮肤损害的治疗。二诊时患者热象大减，耗气伤阴乏力难解，汗出多，腹泻提示脾失健运而虚，可能与药毒有关，考虑到腹泻会影响药物吸收。故二诊时从气阴亏虚，阴虚内热论治，应用生熟地黄、青蒿、女贞子、黄精等药以养阴清热，添加莲子肉、炒扁豆，五味子，山药用至30g以益气健脾。三诊时患者脾虚之象已解，乏力、头晕仍在，下肢沉重麻木，失眠等为肝肾阴虚证，查其舌脉显示余热未清，故在前方基础上加减，添加黄芩、玄参、牡丹皮等凉血活血，以防血热复盛。四诊时患者乏力仍无消减，故转变思维，从久病血瘀，痰瘀互结论治，于大量养阴清热药物中，配伍石菖蒲、赤白芍、郁金以加强活血祛瘀之力，黄芪、麦冬、五味子益气以养阴，应用生谷麦芽以防清热活血再伤及脾胃。患者长期随诊，病情稳定。

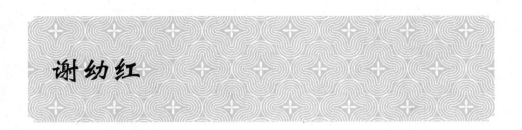

谢幼红

【个人简介】

谢幼红，女，1962年生，首都医科大学附属北京中医医院风湿科主任医师，北京中医药学会风湿病委员会副主任委员，全国名老中医周乃玉教授学术经验继承人，周乃玉名医工作室负责人。1985年毕业于北京中医学院。从事中西医结合诊治风湿病近40年，擅长治疗痛风、类风湿关节炎、强直性脊柱炎、干燥综合征、骨关节炎、风湿性多肌痛、银屑病关节炎、复发性风湿症、白塞病等多种风湿病。临床经验丰富，主张充分发挥中医治疗风湿病的优势，为广大风湿病患者解除病痛，尤其擅长收集临床复杂、疑难病案，总结经验，提高疗效。曾经主编《周乃玉治疗风湿病临证精要》《名医会诊风湿病》等学术专著，在专业杂志上发表学术论文数十篇。

【经验集粹】

干燥综合征十年病案一则（谢幼红撰稿）

李某，女性，44岁，公务员。既往身体健康，无特殊病史，无药物过敏史。

初诊：2007年1月7日。双手小关节疼痛肿胀3个月，晨僵30分钟。无明显口干眼干，无腮腺肿大。查体：近端指间关节、腕关节压痛（+），肿胀（+）。化验：ANA 1：320，抗SSA 1：64。RF：223IU/ml，抗CCP抗体（－）。CRP 18.12IU/ml，ESR 60mm/h。白细胞 1.9×10^9/L。血红蛋白（－），血小板（－）。IgG 31.2g/L，IgA 5.96g/L，IgM（－）。唇腺活检：符合SS。

西医诊断：干燥综合征。西医治疗：泼尼松每次 15mg，每天一次，羟氯喹每次 0.2g，每天两次。

中医症见：关节肿痛，畏寒喜暖，手足不温。月经规律，行经下腹冷痛。舌质淡，舌苔白滑，脉沉紧。中医诊断：痹病。辨证：阳虚寒湿阻络。治法：温阳逐寒，祛湿止痛。方药：附子加阳和汤加减。处方：乌附片 10g，麻黄 6g，熟地黄 20g，肉桂 10g，炒白芍 15g，甘草 10g，鹿角（镑）10g，生黄芪 20g，当归尾 10g，白芥子 6g，桑枝 30g，炮姜 6g。

2 周后关节肿痛明显缓解，复查化验指标改善。CRP（-），ESR 29mm/h，白细胞 3.5×10^9/L。泼尼松开始逐渐减量。此后继续以温阳通络为法，调理 4 个月，患者无关节肿痛，手足温暖，精神好，饮食佳，大便调。停泼尼松，羟氯喹 0.2g，每天两次维持。

按：阳和汤出自《外科证治全科集》，原本为治疗阴证疮疡的著名方剂，治疗一切阴疽、流注、鹤膝风等属于阴寒之证。本证多由素体阳虚，寒凝湿滞所致，治疗以温阳散寒通滞为主。现广泛用于治疗类风湿关节炎、骨性关节炎、强直性脊柱炎等风湿病。该患者关节肿痛，畏寒喜暖，手足不温，行经下腹冷痛，中医辨证属阳虚寒湿痹阻。非麻黄不能开其腠理，非肉桂、炮姜不能解其寒凝。合用附子，通行十二经脉，其性辛温大热，温经逐寒之力极强，配伍麻黄，既加强温经散寒之功效，又开腠理，祛逐表里之寒湿。熟地黄、鹿角、白芍补血填精，强壮筋骨，益阴以助阳。黄芪补气通阳，白芥子善于走窜，祛除筋里膜外之痰，合方温通阳气，祛除沉寒痼冷，消肿止痛，乃"离照当空，阴霾自散"之意。

复诊：2009 年 8 月 7 日。病史两年半。间断手小关节及膝关节隐隐作痛，无肿胀，无晨僵。羟氯喹已停 1 年。因腰椎间盘膨出，自服桂附地黄丸 6 个月。服药之初腰痛有减轻，其后再服无效，自行加倍服用。近 2 个月出现口干鼻干，进干食需水送，夜间口干尤甚。咳嗽少痰、气短。眼干少泪，视物模糊。腰膝酸软，月经量少。舌质红，少苔欠津，脉沉细。复查 ANA 1：100，抗 SSA 1：64。RF 102IU/ml。CRP（-），ESR 26mm/h。白细胞 3.3×10^9/L。IgG 17.4g/L，IgA（-），IgM（-）。中医辨证：肺肾阴虚，清窍失养。治法：补益肺肾，润燥生津。方药：百合固金汤加减。处方：麦冬 15g，沙参 15g，生甘草 10g，当归 10g，百合 10g，玄参 15g，桔梗 10g，生地黄 20g，贝母 10g，芦根 15g，赤芍 10g。

患者服药 1 个月后，口鼻干及眼干减轻，不咳无痰，轻度气短。此后去桔梗、贝母，加丹参 20g、牛膝 20g，服药 4 周，关节隐痛消失。共调理 6 个月，口干眼干明显减轻。

按：患者因腰椎间盘膨出，查找"百度"，看到桂附地黄丸可治此病，且服药初期腰痛有所缓解，遂连服、加量服半年。此乃既不懂中医需辨证施治，岂是查阅"百度"可为之？更不知晓治病需随症变通，岂能一方到底？实为误治。

《医学源流论》曰"肺为娇脏，寒热皆所不宜。太寒则邪气凝而不出；太热则火烁金而动血；太润则生痰饮；太燥则耗精液；太泄则汗出而阳虚；太涩则气闭而邪结"。可见肺脏不但容易受邪，而且畏寒、畏热、恶燥、恶湿。肺喜清润而苦温燥，喜轻灵而忌重浊。桂附地黄丸为温补肾阳之剂，主治肾阳不足，腰膝酸冷，肢体浮肿，痰饮咳喘等。其中附子、肉桂辛热，助命门温阳化气，过服易燥热耗伤肺阴，津不上承则口鼻干燥；肺失清肃，则咳嗽少痰；肺与肾"金水相生"，阴液互滋。肺虚及肾，肾阴不足，则腰膝酸软，视物模糊；阴精不足，精不化血，冲任空虚，则月经量少；以百合固金汤润肺滋肾，金水并调。百合甘苦微寒，滋阴清热，润肺止咳；麦冬甘寒，协百合以滋阴清热，润肺止咳；地黄滋肾壮水，玄参咸寒，助地黄清虚火，兼利咽喉；贝母润肺化痰止咳，桔梗宣肺利咽，载药上行。

此病案本为干燥综合征患者，患病初期为阳虚寒湿之证，尚无口干眼干之表现。因过服、久服温肾之品，导致燥热伤阴，清窍失于濡润。患者应警醒，不能盲目在网上寻医问药，而应相信科学，遵从医嘱。同时也提醒医者注意阴阳平衡及阴阳转换，对症施治，方能获效。

复诊：2012 年 2 月 20 日。病史五年。近 3 个月口眼干燥加重，伴心悸头晕，少寐烦急，口苦咽干，腰膝酸软。潮热汗出，月经紊乱，先后不定期。舌质黯红，苔薄黄裂纹，脉细弦。中医辨证：肝肾不足，肝郁化火。治法：补益肝肾，疏肝清火。方药：左归饮合一贯煎加减。处方：麦冬 10g，沙参 15g，生地黄 15g，郁金 10g，白芍 15g，丹参 15g，甘草 10g，枸杞子 15g，山药 10g，山茱萸 10g，当归 10g，川楝子 10g，牡丹皮 15g，菟丝子

10g。服药两周，患者口干眼干及口苦烦急减轻，去川楝子，加合欢皮 15g，继服 4 周，睡眠好转。去郁金，加石斛 10g、桑寄生 30g、牛膝 20g，调理三个月，口干眼干进一步缓解，腰膝酸软消失。

按：患者发病已五年，久病必及下焦肝肾；且年近五旬，任脉虚，太冲脉衰少，天癸将竭。肝肾亏虚，精血不足，故头晕心悸、腰膝酸软，月经紊乱；阴虚无以制火，导致肝郁化火。火性炎上，故少寐烦急，口苦咽干，潮热汗出；治以补益肝肾，滋阴填精，疏肝清火。以一贯煎与左归丸合方。一贯煎滋阴疏肝，主治肝肾阴虚，肝气郁滞所致少寐烦急，口苦咽干；左归丸壮水之主，培左肾之元阴。主治真阴肾水不足，口燥舌干、腰酸腿软、虚热往来；全方共奏补肝肾，填精血，疏肝气，清肝火之功。

复诊：2015 年 5 月 9 日。病史 8 年余。近 1 个月口眼干燥加重，手足小关节肿胀刺痛，夜间尤甚，反复下肢皮肤紫癜。右腮腺肿大疼痛 1 周，低热 37.5℃左右。舌质黯，苔薄黄，脉细涩。白细胞 5.1×10^9/L。RF 140IU/ml，CRP 17.02IU/ml，ESR 37mm/h。IgG 26.5g/L，IgA 5.08g/L，IgM（－）。中医辨证：阴虚燥热，瘀毒阻络。治法：清热养阴，化瘀解毒。方药：消瘰丸合桃红四物汤加减。处方：玄参 15g，牡蛎 30g，贝母 12g，甘草 10g，桃仁 10g，红花 10g，熟地黄 20g，当归 10g，川芎 10g，鬼箭羽 15g，山慈菇 15g，金银花 15g，赤芍 10g。服药 1 周，症状缓解不明显，加穿山甲 6g，继服 1 周。腮腺肿痛缓解，关节刺痛减轻。下肢紫癜时轻时重，去山慈菇、鬼箭羽，加水牛角 30g，再服 2 周，下肢紫癜明显减轻。此后加补益肝肾之品，继续调理 6 个月，口干眼干缓解，紫癜消失，病情稳定。

按：消瘰丸出自《医学心悟》，用于治疗肝肾阴虚所致瘰疬。由玄参、贝母和生牡蛎三味药组成，主治痰火凝结之瘰疬痰核，具有清润化痰，软坚散结之功效。方中玄参滋阴降火，凉血散血，苦咸消瘰；贝母化痰消肿，解郁散结；牡蛎咸寒，育阴潜阳，软坚消瘰。三药合用，可使阴复热除，痰化结散，瘰疬自消。虽为治疗瘰疬名方，亦可用于此病案之腮腺肿大。由于肝肾阴亏，肝火郁结，灼津为痰，痰火互结，日久蕴毒，导致发热、腮腺肿大疼痛；热迫血行，则皮肤紫癜；关节肿胀刺痛，夜间尤甚，舌质黯，脉细涩，说明瘀血内阻，乃久病入络也。合用桃红四物汤，以破血之品桃仁、红花，助活血化瘀；以甘温之熟地黄、当归，滋阴补肝、养血；芍药养血和营，川芎行血中之气，以助活血之功。配伍鬼箭羽破血通经、解毒消肿，山慈菇清热解毒，消痈散结。合方清热解毒消肿、活血化瘀通络。

复诊：2017年3月。病史10年。患者2016年4月患左肺癌，经过手术、放疗、化疗及内服中药，目前肿瘤控制良好。口干眼干加重，夜间频频饮水，干咳气短、痰少难咯。眼干无泪，视物模糊。面色萎黄，形体消瘦，乏力疲倦，胃痛隐隐，纳少呃逆。腰膝酸软，骨蒸潮热。舌质绛红，无苔欠津，脉沉细无力。中医辨证：上中下三焦受累，肺胃肾三脏损伤。治法：三焦同治，清肺润燥，甘寒养胃，补肾填精。方药：清燥救肺汤、沙参麦门冬汤及左归丸合方。处方：沙参15g，麦冬10g，枇杷叶15g，炙甘草10g，桑叶15g，阿胶10g，鹿角胶10g，熟地黄15g，龟甲10g，玉竹12g，扁豆15g，砂仁5g。

按：干燥综合征亦可从三焦论治。三焦为决渎之官，水道出焉。三焦功能失司，则津液上不能乘、中不能布、下不能注。病在上焦，先伤肺津，治宜甘寒养阴，不宜过用苦寒；病在中焦，脾胃阴伤，燥热内生，尊张锡纯"淡养脾阴"，治宜补脾阴、养胃津、行中气；病在下焦，肝肾阴虚、虚热内生，治宜咸寒增液，滋养肝肾之阴。肾阴为一身阴液之根本，故滋养肝肾之阴乃治其本，肾阴得复，则肺胃脾之阴亦充。

此医案病史已十年，复患癌症，历经手术、放疗及化疗。正气虚损，气血津液耗伤，三焦气化功能失常，津液不能正常敷布。以清燥救肺汤、沙参麦门冬汤及左归丸合方，甘寒润肺，化痰生津；淡养脾（胃）阴，生津解渴，甘缓和胃；咸寒滋肝肾，益精血，清虚热；服药三周后，口干眼干及干咳气短减轻。又加减调理7个月，至2017年11月最后一次复诊，诸症明显减轻，精神好，食欲佳，体重增加，病情稳定。

十年病史，除了患病之初曾短期服用激素3个月及羟氯喹1年半，此外皆为中医药治疗，说明中医药治疗干燥综合征非常有效。

患者先后经历了寒湿闭阻，导致关节肿大疼痛；过服温肾之剂，导致肺肾阴伤，口眼干燥；适逢更年期，肝肾不足，肝郁气滞化火，更伤阴液；阴虚燥热，热盛入血蕴毒，导致腮腺肿痛、皮肤紫癜；患肿瘤以及治疗肿瘤，导致三焦气化功能异常，肺胃肾三脏损伤。充分说明干燥综合征可以出现复杂的临床表现，不仅不同的患者中医证型各异，即使同一个患者在不同阶段证型亦不尽相同。

　　在治疗过程中，分别应用了气血阴阳辨证、脏腑辨证及三焦辨证，而不拘泥于某一种方法，充分体现了中医同病异治的精神。不仅是干燥综合征，凡是病情比较复杂的、病程比较长久的风湿病，均要求我们深入探究中医理论之精髓，准确辨证，并做到灵活变通，方能不断提高临床疗效，更好地为风湿病患者解除病痛。

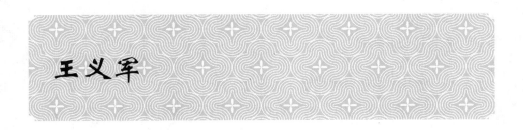

【个人简介】

王义军，男，1963年生，主任医师，医学博士，研究生导师，全国名老中医胡荫奇教授学术继承人，中国中医科学院望京医院风湿病科主任，中华中医药学会风湿病分会常委，世界中医药学会联合会风湿病专业委员会副秘书长，中国民族医药学会风湿病分会常务理事，北京中医药学会风湿病专业委员会副主任委员，国家中医药管理局风湿病重点专科负责人，北京中医药大学兼职教授等。从事中医临床、科研和教学工作30余年，擅长治疗类风湿关节炎、强直性脊柱炎、干燥综合征、系统性红斑狼疮、痛风、硬皮病、白塞病、多发性肌炎、皮肌炎、风湿性多肌痛、纤维肌痛综合征、骨质疏松、产后风湿病、颈肩腰腿痛、血管炎等风湿免疫疑难病症，并取得了较满意的临床疗效。承担了国家自然科学基金、科技部"十一五"国家科技支撑计划课题、国家中医药管理局、首都医学发展科研基金等多项国家及省部级科研课题并有多项科研课题获奖。发表了50余篇学术论文，编写了10余部学术专著。

【经验集粹】（王义军撰稿）

一、从虚热毒瘀论治多发性肌炎和皮肌炎

多发性肌炎和皮肌炎是一组以横纹肌为主要病变的非化脓性炎性肌病，在临床上是难治之疾，非一药一方所能奏效。笔者从虚、热、毒瘀入手，采

用辨病辨证相结合，并结合中药现代药理研究，治疗多发性肌炎和皮肌炎在临床上取得了较好疗效。

（一）病机关键，虚热毒瘀

本病病机有虚实两因，实为热毒瘀，为标；虚则责之肺脾肝肾亏虚，为本。

本病患者多由于先天禀赋不足，脏腑精血亏虚，或情志内伤，气血逆乱，以致卫外不固，感受热毒之邪而发病。

热毒之邪侵袭，阻滞经络，可致肌肉、关节疼痛；热毒之邪灼伤筋络，可见四肢肌肉无力；热毒之邪泛溢肌肤，则见颜面、肢体红色皮疹。肺主气，为水之上源，若肺气亏虚，则高源之水不能濡润筋骨；脾主肌肉四肢，司运化，脾虚不运，气血生化乏源，则致四肢肌肉失养；肾藏精，肝藏血，精血同源相生，精虚不能灌溉四末，血虚不能营养筋骨。四脏亏虚均可致四肢肌肉无力，导致本病的发生与发展。

本病初期以邪实为主，主要表现为热毒内蕴，瘀血痹阻。继而邪气伤正，出现肺脾气虚，日久则累及肝肾，伤及阳气，导致肝肾阴血不足或脾肾阳虚。本病特点为本虚标实，瘀血痹阻贯穿于整个疾病过程中。

（二）病证结合，补虚祛邪

多发性肌炎和皮肌炎在病因、发病机制、临床表现及转归上有其内在规律性（共性），但具体到每一位多发性肌炎和皮肌炎患者身上，由于先天禀赋、后天的居住环境、饮食营养、发病诱因及体质类型之不同，又各有其特点（个性）。因此在临床上要辨病辨证相结合，即对本病患者既要根据四诊辨证论治，又要根据本病的发病机制特点选用针对性药物，这样才能在临床上取得较好疗效。在临床上常将本病分为以下五型进行论治。

1. **热毒痹阻**　临床表现：眼、面皮肤红斑赤肿，甚则延及颈项肩背，触痛明显，身热，四肢近端肌肉酸痛无力，时觉心烦，口渴喜冷饮，胸闷心悸，便结溲赤，舌质红绛或紫黯，苔黄燥而干，脉弦滑数。治法：清热解毒，宣痹通络。方药：土茯苓30g，土贝母15g，野菊花30g，蒲公英30g，水牛角30g，生地黄30g，牡丹皮15g，玄参15g，金银花30g，知母12g，败酱草 30g，栀子 12g，赤芍 15g。

2．**瘀血痹阻**　临床表现：肌痛如刺，入夜尤甚，斑色晦暗，肌肤甲错，关节疼痛，固定不移，指端青紫疼痛，舌质黯或有瘀点瘀斑，脉沉涩。治法：活血化瘀，通络止痛。方药：秦艽 15g，羌活 15g，桃仁 12g，红花 15g，当归 15g，川芎 15g，香附 12g，川牛膝 15g，生黄芪 30g，鸡血藤 30g，全蝎 5g，蜈蚣 3g，桂枝 12g。

3．**肺脾气虚**　临床表现：肌肉酸痛、松弛，四肢倦怠乏力，声低懒言，甚至动则气促，或伴身体消瘦，畏寒肢冷，脘腹胀闷，面色萎黄，舌质淡，苔白，脉沉细或弱。治法：补肺健脾，益气通络。方药：生黄芪 30g，党参 15g，白术 30g，升麻 9g，柴胡 12g，当归 15g，土茯苓 30g，茯苓 15g，鸡血藤 30g，威灵仙 15g，佛手 12g，甘草 9g。

4．**肝肾阴虚**　临床表现：起病缓慢，病久不愈，日见瘦弱，面部、四肢、躯干遗有红斑色黯，四肢肌肉酸痛隐隐，近端肌肉萎缩，时感乏力，头晕目眩，腰膝酸软，时有五心烦热，皮肤干涩少泽，口干咽燥，健忘耳鸣，失眠盗汗，舌红少苔，脉细数。治法：滋补肝肾，养阴通络。方药：生地黄 30g，熟地黄 30g，山药 30g，女贞子 15g，墨旱莲 30g，枸杞子 15g，菟丝子 15g，牡丹皮 15g，山茱萸 15g，知母 12g，石斛 15g，川牛膝 15g，白芍 30g，北沙参 15g，当归 15g，麦冬 15g，葛根 30g，秦艽 15g，土茯苓 30g，蜈蚣 3g，鸡血藤 30g。

5．**脾肾阳虚**　临床表现：病情日久深入，四肢肌肉极度疲乏无力，形体消瘦，肌肉萎缩，关节疼痛，指端紫绀发凉，腰膝酸软，畏寒肢冷，纳差，腹胀，便溏，舌质淡红，舌体胖大，苔白润，脉沉细。治法：补脾益肾，温阳通络。方药：桑寄生 15g，生杜仲 15g，狗脊 15g，川芎 12g，当归 15g，生地黄 15g，党参 20g，秦艽 15g，细辛 3g，山茱萸 15g，巴戟天 15g，生黄芪 30g，淫羊藿 15g，川牛膝 15g，防己 10g。

（三）方药配伍扣病机，现代药理阐机理

辨证论治是中医的精髓，脱离了辨证论治就不能取得好的疗效，如对于发热，没有辨证区分虚实之别，而一味给予具有退热之剂，如石膏等，则在临床上难以取效。另一方面，若在临床上只进行单纯的辨证，而忽视了疾病

本身的病变特点，仅仅对证治疗，也很难提高临床疗效。只有以中医理论为指导，在辨证的基础上，并结合本病的病理改变特点，根据中药的现代药理研究结果，选择具有针对性的药物，才能取得佳效。

目前大量资料证明遗传因素、病毒感染、自身免疫机制和药物均与本病的发生有关。多发性肌炎以细胞免疫亢进为主，皮肌炎以体液免疫亢进为主。所以临床上在辨证的基础上，要注重选择具有抗病毒、调节免疫作用的中药。如针对本病的热毒之邪，临床多选用蒲公英、败酱草、金银花、野菊花等药。现代药理研究显示蒲公英、败酱草具有降低 CK、GOT、GPT、LDH 之作用。有研究显示，具有健脾之功效的中药如生黄芪、党参、白术等，能抑制豚鼠针对自体肌肉发生的自身免疫反应，从而有效地降低了豚鼠肌肉损伤，恢复了肌肉功能。临床上治疗本病滋补肝肾之阴多选用生地黄、山茱萸等，补益肾阳多选用淫羊藿、巴戟天、狗脊等。现代药理亦显示生地黄、淫羊藿、巴戟天能提高体内激素水平。

[治验举例]

李某，女，49 岁，初诊日期：2012 年 3 月 10 日。

患者于 6 个月前感觉双下肢无力，上楼梯及蹲起困难，未见明显双上肢无力，梳头无影响。近 2 周来患者自觉症状加重，故来我院就诊。来诊时见：自觉双下肢乏力明显，上楼梯明显感觉困难，蹲下后需扶物方能站起，双下肢肌肉疼痛，双足不能跳起离地，自觉双上肢力量可，口微渴，发热，体温 37.9℃，溲赤便干，舌质红黯，舌苔黄，脉弦滑。

化验：谷丙转氨酶（ALT）：167.30U/L，天冬氨酸氨基转移酶（AST）：81U/L，肌酸激酶（CK）：3 588U/L，CK-MB：153U/L，乳酸脱氢酶（LDH）：862U/L，α-羟丁酸脱氢酶（HBDH）：611U/L，ESR：46mm/h。

肌电图检查异常，示肌源性损害。B 超、CT 等检查已除外恶性肿瘤。

西医诊断：多发性肌炎；中医诊断：肌痹，证属热毒痹阻。治法：清热解毒、宣痹通络。方药如下：

忍冬藤 30g，土茯苓 30g，土贝母 15g，蒲公英 30g，败酱草 30g，金银花 30g，野菊花 30g，秦艽 15g，赤芍 15g，牡丹皮 15g，知母 12g，连翘 12g，青蒿 15g。水煎服，日 1 剂，14 剂。

二诊：药后患者无明显改善，口干，口渴，上方加生地黄 30g，玄参

15g。14 剂。

三诊：药后患者已无发热，体温 36.5℃，自觉双下肢较前稍有力，肌肉疼痛仍较明显。上方加穿山龙 30g，威灵仙 15g，半枝莲 15g，生黄芪 30g，木瓜 12g，减青蒿。14 剂。

四诊：上楼梯感觉较前轻松，蹲下后需扶物站起亦较前轻松，双下肢肌肉疼痛减轻，舌质红略黯，舌苔黄，脉弦滑。上方加白花蛇舌草 15g，白术 12g。患者欲去外地探亲予中药 30 剂。

五诊：患者近日病情平稳，但诉夜眠欠佳。上方加首乌藤 30g，远志 10g。14 剂。

六诊：患者双下肢较前明显有力，上楼梯及行走基本正常，双足跳起离地基本正常，蹲下后不需扶物亦能站起，双下肢肌肉疼痛基本消失，无明显口干及口渴，夜眠可，二便调，舌质淡红，舌苔薄黄，脉弦滑。化验：谷丙转氨酶（ALT）：58.20U/L，天冬氨酸氨基转移酶（AST）：19.70U/L，肌酸激酶（CK）：36U/L，CK-MB：12U/L，乳酸脱氢酶（LDH）：267U/L，α-羟丁酸脱氢酶（HBDH）：182U/L，ESR：12mm/h。后以健脾益气、解毒通络为大法调理善后半年，患者病情平稳，正常工作。

按：多发性肌炎在临床上需和重症肌无力、进行性肌营养不良、风湿性多肌痛、纤维肌痛综合征等疾病进行鉴别。临床上特别应注意的是本病与恶性肿瘤关系密切，故对本病患者应详细检查以排除恶性肿瘤。本病案患者主要表现为热毒痹阻、经脉不通之证，治疗以清热解毒、宣痹通络为大法，并在以后诸诊中随证加减，终取佳效。

二、痛风性关节炎的辨证论治

（一）急性关节炎期

关节红肿热痛，发病急骤，病及一个或多个关节，可兼有发热、口渴、烦闷不安，小便短黄，舌质红，苔黄或黄腻，脉弦滑数。辨证属湿热痹阻证。治宜清热利湿、化瘀通络。方用四妙丸化裁：苍术 12g，黄柏 12g，川牛膝 15g，薏苡仁 15g，猪苓 15g，泽泻 12g，车前子 12g，滑石 10g，忍冬藤 30g，土茯苓 15g，秦艽 15g，连翘 15g。加减：阴津耗伤者，加生地黄

20g，玄参 12g，麦冬 12g；关节肿痛较甚者，加萆薢 10g，伸筋草 15g，青皮 10g，乳香 10g，没药 10g，地龙 10g，青风藤 15g，络石藤 15g，蜈蚣 2 条；关节周围有红斑者，加牡丹皮 15g，赤芍 15g；下肢关节痛甚，可加木瓜 15g，独活 10g；上肢关节痛甚，可加桑枝 15g，威灵仙 15g。

痛风在急性关节炎期，以足第一跖趾关节红、肿、热、痛为多见，辨证属湿热痹阻，治法采用清热除湿通络，四妙丸是临床上常用的有效方剂，临床上常在此方基础上进行加减，多加车前子、秦艽、赤芍、土茯苓、忍冬藤等以加强清热利湿、通络祛痛之力。

（二）慢性关节炎期

1．风寒湿痹阻 关节肿痛，屈伸不利，或见皮下结节或痛风石。风邪偏胜则关节游走疼痛，寒邪偏胜则关节冷痛剧烈，痛有定处；湿邪偏胜者，肢体关节重着疼痛，痛有定处，肌肤麻木不仁。舌苔薄白或白腻，脉弦紧或濡缓。治宜祛风散寒、除湿通络。方用薏苡仁汤化裁：薏苡仁 20g，制川乌 6g，羌活 10g，独活 10g，防风 12g，桂枝 15g，当归 15g，徐长卿 15g，生甘草 9g。加减：风邪偏胜者，可加海风藤 15g，秦艽 12g；寒邪偏胜者，可加制附子 10g，细辛 3g；湿邪偏胜者，可加防己 10g，萆薢 12g，木瓜 12g；有皮下结节或痛风石者，可加制南星 10g，炮山甲 10g。

2．痰瘀痹阻 关节疼痛反复发作，日久不愈，时轻时重，或呈刺痛、固定不移，关节肿大，甚至僵直畸形，屈伸不利，皮下结节，或皮色紫暗，舌质淡胖，苔白腻，脉弦或沉涩。治宜活血化瘀、祛痰通络。方用身痛逐瘀汤合二陈汤化裁：桃仁 15g，红花 12g，当归 15g，地龙 10g，川芎 15g，没药 10g，香附 10g，秦艽 12g，牛膝 15g，陈皮 12g，半夏 12g，茯苓 15g，生甘草 9g，威灵仙 15g。加减：皮下结节，可加制南星 9g，白芥子 10g，僵蚕 10g；关节肿甚者，可加防己 10g；关节久痛不已，可加全蝎 3g，蜈蚣 2g，土鳖虫 10g，炮山甲 10g。

3．肝肾亏损 关节疼痛，反复发作，日久不愈，时轻时重，或呈游走性疼痛，或呈酸楚重者，甚则关节变形，活动不利，腰脊酸痛，神疲乏力，气短，舌质淡，脉细或细弱。治宜补益肝肾、化瘀通络。方用独活寄生汤化裁：独活 10g，桑寄生 15g，茯苓 15g，川芎 15g，当归 15g，党参 12g，秦芃 12g，防风 10g，细辛 3g，杜仲 15g，怀牛膝 15g，桂枝 12g，豨莶草 12g，甘草 9g。加减：冷痛较甚者可加制附子 10g，制川乌 6g，此两味需先煎；关节重着者，可加薏苡仁 12g，防己 10g；皮下结节者，可加夏枯草 12g，制南星 10g，炮山甲 10g。

慢性关节炎期，关节疼痛反复发作，痛风石沉积，关节僵硬畸形，多表现为痰瘀痹阻证。治疗时在辨证用药的基础上，要注意选用具有搜邪通络、祛痰散结作用的虫类药。

［治验举例］

病案 1：赵某，男，41 岁。

2010 年 10 月 11 日初诊：患者 1 天前傍晚饮啤酒后于夜间突发右足蹈趾疼痛，局部红肿，触之热。来诊时见右足第一跖趾关节红、肿、热、痛，活动受限，口渴，烦闷不安，小便短赤，舌红，苔黄腻，脉弦滑数。化验血尿酸 690μmol/L。西医诊断：痛风，属急性关节炎期。中医辨证：湿热痹阻证。治法：清热利湿、通络止痛。处方：黄柏 15g，苍术 15g，薏苡仁 15g，川牛膝 10g，忍冬藤 30g，土茯苓 15g，滑石 10g，地丁 15g，车前子 10g（包煎），制乳香 10g，制没药 10g，延胡索 10g，赤芍 10g，连翘 15g，秦艽 15g。7 剂，水煎服，每日 1 剂。

2010 年 10 月 18 日二诊：服药两剂右足蹈趾关节红、肿、热、痛减轻，共服七剂后，口渴，烦闷不安，小便短赤均较前减轻，治以前法化裁：以上方加泽泻 15g，山慈菇 15g（打碎），青皮 10g。7 剂。2010 年 10 月 25 日三诊：服药 7 剂后，右足蹈趾关节红、肿、热、痛等诸症基本缓解。又继服上方 5 剂。诸症完全消失，血尿酸降至 350μmol/L。6 个月后患者饮啤酒 500ml，食鱼虾等海产品，于当夜间诸症蜂起。又以上方出入，服药 15 剂后症状得以控制。嘱患者忌酒、辛辣之物及海产品。随访 2 年，病情稳定，未再复发。

按：本例痛风，缘于患者先天禀赋不足，阴阳失调，脾失健运，湿浊内生，凝滞于关节，复加酗酒、过食厚味，损伤脾胃，内生湿浊之邪更甚，湿郁化热，湿热浊邪痹阻关节，故见关节红、肿、热、痛，活动受限，他如口渴，烦闷不安，小便短赤，舌红，苔黄腻，脉弦滑数均为湿热壅滞所致。初诊以黄柏、苍术、薏苡仁、川牛膝、车前子、连翘、滑石、地丁清热利湿；赤芍、土茯苓、忍冬藤、制乳没通络止痛，秦艽清热化湿、通络止痛，延胡索行气止痛。全方以清热利湿为主，兼以通络止痛。服药后病解。后又因患者进酒及厚味而旧病复发，因其病因病机相同，故治宗前法而收效。

病案 2：李某，男，52 岁。

2012 年 9 月 21 日初诊：患者有痛风病史 5 年。平素饮食未予控制，经常饮酒、进食海鲜等，血尿酸维持在 490～620μmol/L，双足趾、手指关节疼痛反复发作，日久不愈，时轻时重。来诊时见左足第一跖趾关节肿大，疼痛不甚，双手指关节有结节，双耳可见结石，手指僵硬，屈伸不利，舌质淡胖，苔白腻，脉沉涩。化验血尿酸 562μmol/L。西医诊断：痛风，属慢性关节炎期。中医辨证：痰瘀痹阻证。治法：活血化瘀、祛痰通络。处方：桃仁 15g，红花 12g，当归 15g，地龙 10g，川芎 15g，没药 10g，香附 10g，秦艽 12g，川牛膝 15g，陈皮 12g，半夏 12g，茯苓 15g，生甘草 9g，威灵仙 15g。7 剂，水煎服，每日一剂。

2012 年 9 月 28 日二诊：药后平平，上方加白芥子 10g，制南星 9g，土鳖虫 10g，蜈蚣 2g。14 剂。2012 年 10 月 12 日三诊：患者手指僵硬、屈伸不利较前减轻，左足第一跖趾关节肿大略有减小。上方加僵蚕 10g，防己 10g，炮山甲 10g。14 剂。2012 年 10 月 26 日四诊：药后患者左足第一跖趾关节基本不痛，局部肿大进一步减轻，手指僵硬、屈伸不利较前明显好转，双耳结石略有减小，服药后患者大便每日 2 至 3 次，质稀。化验血尿酸降至 413μmol/L。上方减炮山甲，加炒白术 12g，茯苓 12g。患者服此方 30 剂，病情平稳，大便正常。后嘱患者严格控制饮食以预防病情反复发作。

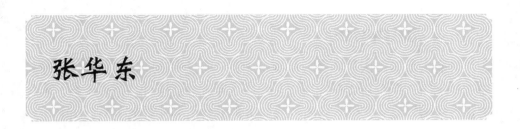

张华东

【个人简介】

张华东，男，1966年生，中国中医科学院广安门医院风湿病科主任医师，北京市"优秀名中医"，北京中西医结合学会"突出贡献专家"，中国中医科学院首批"中青年名中医"，北京市石景山区名中医，第三批全国名老中医谢海洲、路志正学术继承人，第三批全国中医临床优秀人才。

世界中医药学会联合会风湿病、骨质疏松专业委员会副会长，北京中医药学会风湿病专委会主任委员，京津冀风湿病共同体主席，中华中医药学会风湿病分会副主任委员，中国中医药研究促进会免疫疾病分会副会长，中国中药协会风湿免疫病药物研究专业委员会副主任委员，中国中西医结合学会风湿类疾病专委会和中国民族中医药学会风湿病分会常委，北京中西医结合学会风湿病专委会副主任委员。

【经验集粹】

一、白塞病中医辨证思路（张华东、赵瑞英撰稿）

白塞病属于中医"狐惑"范畴，狐惑病记载最早见于《金匮要略》，不但描述了症状也提出了治疗的方法和方剂。本人从事中医风湿病十余载，诊治了大量的白塞病患者，中医药治疗本病效果甚佳，体会《金匮要略》论述虽好，但是不能覆盖全部。

（一）辨证顺序与方法

白塞病虽属中医"狐惑"病范畴，但不完全等同，辨证用药有所同，亦有所不同，存在其自身特点。实际是一种血管炎性自身免疫疾病，多有消化道溃疡、眼炎、生殖器和皮肤的多种皮疹的外部可见表象，除溃疡外皮肤表现尤为复杂多见，如结节红斑、假性毛囊炎、痤疮样皮疹、多形性红斑、环形红斑、脓疱溃疡、丘疹、针刺反应、皮肤划痕试验阳性等。虽然有一些身体深部脏器的血管炎表现，我们不能直接看见，需要间接认识分析病情，但是较多的外部表现症状，足以使我们分析出内部病情，这种太多的外部症状表现是白塞病病理特征所决定的，也是我们可以直接用来了解病情的可靠临床依据、准确辨证分析的绝佳条件、选方遣药的有利因素、观察病程发展和疗效愈后的直接手段。因此，白塞病中医辨证的最佳途径和方法就是辨病、辨症（症状）、辨证（证型）相结合，沿着这样的诊病顺序，辨证顺序，遣方用药顺序，无论病情多么复杂，症见如何多端，都会找到正确的辨证论治思路。这是因为白塞病内部的情况必然要在外部得到表现，即使有一定的假象，由于其太多的外部征象，绝大部分病人不可能全部遮掩，必然会露出蛛丝马迹，更加舌脉四诊辨证，只要辨证方法得当，定难有大误。

（二）辨证把握是关键

诊断白塞病后，依据辨症而辨证是白塞病辨证论治的关键核心。将白塞病包括虚实在内，分成寒、热二证，首先我们从最常见的溃疡症状入手。热证：溃疡隆起，白膜臭腐，边缘鲜红肿胀，疼痛剧烈。寒证：溃疡不高出皮肤，白膜不臭，边缘暗红或不红而无肿胀，疼痛隐隐或不痛。二辨疖痈（痤疮、结节红斑等），热证：疖痈结节隆起，摸之碍手，有溃烂者臭腐，皮温焮热，鲜红或紫暗，疼痛剧烈，根深结大，推之动少，压之痛剧，瘙痒难安。寒证：疖疽漫肿无头，摸之不碍手，有溃烂者无臭腐，皮温不热，颜色暗红或无色，疼痛隐隐，根深结小，推之动多，压之痛少，无瘙痒。

（三）四诊合参少失误

在辨症的基础上望、闻、问、切四诊合参可以准确把握病情，正确辨证施治。尤以舌脉重要。在辨皮疹得出寒热的结论后，通过望、闻、问、切四诊进一步了解脏腑和全身虚实等其他方面的情况后，选方取药更加合理，用药剂量更加精准，恰到好处。特别应该注意病人大便情况，首先了解大便干与溏，了解有没有腑实积热，里热不去，表热难解，还应该鉴别气虚便秘；软便要知道是否黏腻臭秽，区分脾虚和湿热；把握里实积热，泻到何时而收，应该恰到好处，因此了解处理好大便是分清虚实和把握里热与表热的治疗关键。

（四）病程辨证分标本

白塞病在病程演变和治疗过程中表现出不同的临床症状与不同的中医病因病机。在急性期，临床表现以各种各样的严重皮疹和眼炎为主，热象尤为突出，即使本虚标实者，此时也以标实为主；治疗以急则治其标，无论湿热和血热，实热与虚热，总以清热为主。缓解期，皮疹减轻，热象已退，全身整体症状转为主流，临床以本虚为主；治疗以缓则治其本，重在全身调理，清热药用之则少。

（五）辨证遣方用药准

白塞病在现代医学中虽属全身性自身免疫病，中医属"狐惑病"范畴，但是我在临床治疗中体会，急性期中医治疗当以疮疡病辨证治疗思路为主，以溃疡、皮疹、结节红斑等做辨证依据，冠以疮疡思路选方用药模式，佐以调理，除用清热解毒凉血药外，尚须配以活血药，此乃因瘀则生热化腐，热毒壅聚，活血行气则死血祛，新血生，热毒消，气血旺。急性期多用五味消毒饮或仙方活命饮加减，成脓期用犀黄丸或透脓散加减，脓溃期选方四妙勇安汤或桃核承气汤加减，阴疽用小金丹或阳和汤，溃后多用内补黄芪汤加减。缓解期则根据周身情况缓则治其本，重在全身调理为主的辨证思路。总的用药原则急则药急，缓则药缓；急则重外，清热为主，缓则重内，调理为上。临床遇本病，每每以此辨证用药，多有奇效。

[治验举例]

李某，男性，28岁，反复口腔、外阴溃疡，伴皮疹2年，加重1月。2年前患者过量饮酒后，出现口腔、阴囊溃疡，虹膜炎，面部、胸背痤疮样皮疹，双下肢结节红斑，当地医院诊断为白塞病，予泼尼松30mg口服每日1次治疗，病情得到控制，泼尼松逐渐减量，维持在7.5mg口服每日1次。1年前感冒后病情复发，诸症加重，泼尼松30mg口服每日1次治疗，病情控制后，泼尼松逐渐减量，维持在10mg口服每日1次。1月前病人过量食用辛辣食物后，再次复发。

现午后发热，体温38℃左右，恶热，口腔溃疡3处，高出皮肤，周边红肿，舌头肿痛，食不能入口，阴囊溃疡较深，眼痛充血，遇风流泪，眼科诊断为虹膜睫状体炎，面部、胸背痤疮鲜红，瘙痒，双小腿结节红斑疼痛剧烈，局部红、肿、热，高出皮肤，不能触按，皮下结节直径最大6厘米，推之不动，口干苦，手足心热，头晕昏沉，大便干，每日1行，夜寐不安，烦躁易怒，舌红苔黄腻，脉滑数。辨证：热毒内盛，湿浊壅结。治法：清热解毒，利湿化浊。方用：五味消毒饮合六一散加味。金银花20g，连翘15g，蒲公英10g，野菊花10g，地丁10g，天葵10g，败酱草30g，炒栀子15g，地骨皮15g，牡丹皮10g，赤芍20g，地肤子15g，白鲜皮15g，白僵蚕10g，蝉蜕6g，飞滑石30g，生甘草9g。服药14剂，水煎服，日2次。

二诊：服药2天热退，两周后复诊诸症皆缓解，泼尼松减至7.5mg口服每日1次，舌质红苔黄腻，脉滑，纳眠好，二便调。此时余热未尽，当以清热利湿为主。方用龙胆泻肝丸加减。龙胆草10g，柴胡10g，黄芩15g，炒栀子15g，通草15g，车前子30g，赤茯苓15g，泽泻40g，生地黄30g，当归15g，牡丹皮15g，冬瓜皮子各30g，服药14剂，水煎服，日2次。共服中药1月，诸症缓解而停药，2月后停服泼尼松，随访2年未复发。

按：初诊素有湿热，更食辛辣而加重，热毒内盛，湿浊壅结，热毒与湿浊交结于皮肤、清窍、血脉之间，病有发热、皮疹，急当清热解毒，利湿化浊，方用五味消毒饮配合赤芍、栀子、地骨皮等药共奏清热解毒，凉血消痈之功；六一散清利湿热，二者相合，重在清热解毒，凉血消痈。二诊诸症缓解，余热未尽，以清热利湿为主，龙胆泻肝丸尽除余热。

二、五皮五藤饮从经络合治热顽痹（张华东、徐思雨、于志谋、李响、王瀚洲、李险峰撰稿）

五皮五藤饮作为京城名医、皮肤科专家赵炳南教授治疗皮肤病的学术经验方，被国家级名老中医张炳厚继承并广为应用，或治胸痹，或治心痹等，并将其适应证范围不断扩展。笔者作为第三批全国临床优秀人才，有幸拜张炳厚教授为师，传承五皮五藤饮的精髓，并将本方应用到风湿病中，取得了很好的临床疗效。体会本方功效的理论基础，适于风湿病之难治而病久者，此为"久病入络"，邪气从经入络，顽固难消之极，而五皮五藤饮功能通经行络，清热解毒，祛湿活血。五藤善治经病，五皮善治络病，合方能够经病与络病同治，主除病久入络之邪，此为本方的一大机制。

（一）皮藤合方方解

五皮五藤饮方剂组成：牡丹皮、海桐皮、白鲜皮、桑白皮、地骨皮、青风藤、天仙藤、首乌藤、钩藤、海风藤，其组方特点是由五种皮类和五种藤类的植物药组成，全方共十味，功能为清热凉血、祛风燥湿。

其中以五皮论，牡丹皮为凉血活血药，辛、苦、微寒，归心、肝、肾经，能清热凉血、活血散瘀，主治温毒发疹、痈肿疮毒、热甚发斑、夜热早凉、骨蒸无汗、吐血衄血、经闭痛经、跌打伤痛。海桐皮作为祛风湿药，辛、苦、性平，归肝、脾经，能祛风除湿、通络止痛、杀虫止痒，可治风湿痹痛、腰膝酸痛、疥癣湿疹瘙痒。白鲜皮为清热药，味苦性寒，归脾、胃经，能清热燥湿、祛风解毒，用于风湿热痹、湿疹风疹、疥癣疮癣、黄水淋漓、黄疸尿赤。桑白皮为化痰止咳平喘药，味甘性寒，归肺、脾经，能泻肺平喘、利水消肿，治肺热咳喘、水肿胀满、尿少、面目肌肤浮肿，因归肺经，治水既可通调水道，又可行皮水。地骨皮为清热药，味甘性寒，归肺、肝、肾经，能凉血除蒸、清肺降火，主治骨蒸盗汗、内热消渴、肺热咳嗽、衄血。

其中五藤药，青风藤为祛风湿药，辛、苦、平，归肝、脾经，能祛风湿、通经络、利小便，治疗风湿痹痛、关节肿胀、痹麻瘙痒。天仙藤也是祛风湿药，辛、苦、性温，归肺、肝、脾经，行气化湿、活血止痛，主治关节痹痛、疝风、妊娠水肿、胸闷作痛、胃脘疼痛、产后腹痛、腰腿肿痛。首乌藤是安神药，味甘性平，归心、肝经，能养心安神、祛风通络，用于风湿痹病、血虚身痛、失眠多梦、外治皮肤瘙痒。钩藤为平肝熄风药，味甘性凉，归肝、心包经，能清热平肝、息风定惊，治疗惊痫抽搐、头痛眩晕、感冒夹惊、妊娠子痫、高血压。海风藤为祛风湿药，辛、苦、微温，归肝经，能祛风湿、通经络、止痹痛，善治风寒湿痹、肢节疼痛、筋脉拘挛、屈伸不利。

（二）五藤行经

《医学入门》曰："经，径也。"经分其枝旁出为络，经大为主干，络小为分支，经为大路多行于身深部，气血急；络小为网络行于身浅部，气血缓而贮气血多。其功能，经络可联络脏腑与肢节的关节，沟通上下内外，是全身的网络通道，通过该通道可以运行气血，输布全身。经络通过沟通表里上下，将脏腑器官联成一体，功能互达；仰赖经络五脏可与五体肢节联系，也可联络五脏与五官九窍；把脏腑各自的功能合成一体，发挥最佳作用；并能加强经脉与络脉之间联系。正是因为经络有这样的功能才可以发挥其通气血而养五脏组织，感应传导而调整人体各部分机能的作用，从而调整自然与人体的阴阳失和，抵御疾病外邪侵袭。

五皮五藤饮中五藤，或可利小便止痒，或可行气化湿，或可养心安神，或可息风定惊。其共同点是都属藤类药，藤药善通经，经通则气血能行，行则无痹。痹者，闭也，有痹跛行，通则病愈，此为五藤善治风湿的机理，能通气血的巧用，能祛风湿的道理，不仅可治五体痹，其含十二正经、十二经别、奇经八脉之功用还可治疗脏腑痹。

（三）五皮通络

五皮五藤饮中五皮，或能清热凉血，或能疮痛发疔，或治风疹疥癣，或可骨蒸凉血，或能燥湿祛黄，或能平喘消肿，或治消渴调经，或止血衄咳。其共同特点为都属皮类药，皮类药盖行于皮，皮者位浅，为络脉管辖，皮药善行皮通络，络脉虽细，但网络广布于机体之表，气血不如经脉流疾，但正因为它数量分布广大，速慢而大量贮有气血。外感之邪先伤表而停里，其表伤最先最久最顽，初发邪表浅易除，一旦入里则顽难，因阳气自内而外发，先经后络，邪入里往，逐步外驱，故难蠲除；或内伤脾胃饮食、情志、房劳等，内邪自内发而外透，从脏腑至经到络，其病深重不能达络，这两点正是"久病入络"之由，入络难之因。皮类药善通络，能除顽痹、久痹，此之谓也。

络脉之含，孙络细小，浮络浮表，十二正经各一支和任督二脉各分一支，及脾之大络合成十五别络，功能加强脏腑表里在体表的联系，灌渗气血，濡养四肢关节、肋骨皮毛，为机表最外防线，所以络脉强，则邪无能犯，痹之无成；非络脉强，久痹不能除也，称"久病入络"需通络。

综上所述，五皮五藤饮功能通经行络、清热解毒、祛湿活血，五藤善行经脉，五皮善通络脉，两类药合用，经病络病同治，经十络十，共十味药，经络兼和，不仅能治五体痹，还可以治疗脏腑痹，此内外合治，尤善治疗"久病入络"之顽痹。此外五皮五藤饮其药多凉，整方偏寒，更善治热痹，结合前述，其治疗湿热之久痹顽痹更为准确。京城名医赵炳南传方于世，首都国医名师张炳厚除疾于用，有钱乙裁得六味地黄丸之巧，是吾辈学习的楷模。

[治验举例]

王某，女，主诉双膝、双手关节肿痛 20 余年，加重 1 年，恶风寒，易上火，口干苦，心烦，失眠，胃胀，头晕耳鸣，阵热汗出，盗汗，目涩干，大便黏，每日一次，周身窜痛，膝关节痛，乏力，神疲，反复外感，咽痛，双手关节肿痛。舌黄苔厚腻，脉滑。专科检查：双手骨性肿大。辅助检查：ANA 抗体谱（−），Ua 476，ESR 11，RF 646，CCP 4.46，CRP < 3.31，血常规（−），IgA、IgG、IgM 均（−），生化全项（−）。诊断为痹病，辨证湿热内蕴、血脉瘀滞证，予以清热利湿、活血通络之法。方以五皮五藤饮加减，方药如下：牡丹皮 20g，地骨皮 15g，桑白皮 15g，白鲜皮 30g，大腹皮 30g，忍冬藤 30g，络石藤 30g，钩藤 20g，海风藤 20g，青风藤 15g，川芎 20g，赤芍药 30g，黄芩 10g，黄连 30g，黄柏 10g，炒栀子 10g，乌梢蛇 15g，虎杖 15g，冬瓜皮 30g，秦艽 15g，鸡血藤 15g，生甘草 10g，服用 14 剂，日 1 次，水煎服。二诊，患者诸症缓，口干苦，咽痛，目干涩，鼻疹，大便每日 1~2 次，舌黄苔厚腻，脉滑。双手 X 线：双手退行性改变。处方继续以五皮五藤饮加减，上方加柴胡 10g，野菊花 10g，服用 14 剂，日 1 次，水煎

服。四诊合参，考虑患者证为湿热内蕴、血脉瘀滞，予以五皮五藤饮加减，川芎、赤芍药合牡丹皮可清热凉血活血，反复外感故予桑白皮清肺热，忍冬藤清热活血通络，冬瓜皮合大腹皮可祛湿清热，青风藤、海风藤清热通络，同时予黄连解毒汤清热解毒，予柴胡、钩藤引诸药上行而清上焦热，乌梢蛇清热解毒通络去皮疹，秦艽、地骨皮清虚热，野菊花清上焦肝火、上清头目。湿热瘀阻，必少佐温药，化瘀行气透热外出，予鸡血藤活血通络止痛。

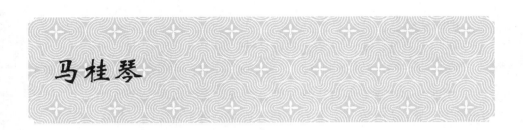

马桂琴

【个人简介】

马桂琴，女，1968年生，1991年参加工作，从事医疗、教学、科研工作至今。中国中医科学院广安门医院风湿病科主任医师。澳门科技大学博士，北京中医药大学硕士。国医大师薛伯寿、首都国医名师冯兴华学术传承人。并曾先后师从首都国医名师肾病名家张炳厚教授，首都国医名师皮肤病名家李博鑑教授学习中医临证，兼任世界中医药学会联合会风湿病专业委员会秘书长，中华中医药学会风湿病分会常委。2020年由北京石景山区卫健委建立第二期马桂琴名中医传承工作室。

擅长中医及中西医结合治疗风湿病，包括类风湿、强直性脊柱炎、干燥综合征、痛风、骨关节病、红斑狼疮、硬皮病、银屑病及银屑病关节炎、产后风、各种关节痛、关节炎；擅长治疗脾胃病，皮肤病，神经系统及其他内科疑难杂病，慢病调理。

【经验集粹】

一、"五损"理论指导硬皮病"皮痹"的辨治（马桂琴撰稿）

皮痹是以皮肤浮肿，继之皮肤变硬、萎缩为主要症状的一种病证，是五体痹之一。本病与西医学所说的硬皮病相类似。轻者似局限性硬皮病，重则似系统性硬皮病，包括肢端硬化及进行性系统性硬化。兹举典型病例来探讨皮痹的病机及辨治要点。

[治验举例]

病例 1: 郝某,女,57 岁,初诊日期:2017 年 1 月 10 日。

主诉:右前臂皮肤硬肿 2 年,腹部硬斑两块一年余,胸憋胸闷近两个月。2 年前开始出现右前臂皮肤肿胀,发硬,逐渐出现皮肤颜色暗红,一年前出现左下腹部局部硬结,局部发热,近两个月出现胸闷、胸痛,气短,活动后明显。外院诊为"硬皮病",因患者惧怕西药,前来求中药诊治。

刻下:胸闷,右前臂伸侧面可见约 15cm×8cm 范围梭形肿胀,色暗红,皮肤光亮,稍热。左侧平脐下腹部可见局限性硬斑两块,约有 8cm×2cm 大小、4cm×3cm 大小,均呈梭形。舌质淡黯,舌边色紫,苔白润。脉细涩。无吸烟、饮酒史,无遗传病家族史。

实验室检查:血沉 15mm/h;C 反应蛋白 6mg/L(0~3);(IF)抗核抗体(IgG 型)(+)1:320,抗 Scl-70(+),类风湿因子(-);肝功、肾功、心肌酶、肿瘤标志物均未见异常;心电图:窦性心动过速,右心房肥大。肺部高分辨率 CT(-),病理:真皮中部胶原纤维增生,致密,血管附属器周围淋巴细胞为主,炎细胞浸润。

诊断:西医:硬皮病;中医:痹病,皮痹。

证属:阳气亏虚,痰湿痹阻,瘀血阻络。

治则:益气温阳,温阳开窍,活血化瘀。方以瓜蒌薤白桂枝汤合五皮五藤饮化裁。

处方:瓜蒌皮 12g,桂枝 12g,炒枳实 10g,薤白 10g,石菖蒲 20g,红芪 20g,红景天 10g,雷公藤 10g(先煎 1 小时),青风藤 30g,白鲜皮 15g,地骨皮 10g,桑白皮 15g,牡丹皮 12g,生地黄 20g,赤芍 15g,丹参 15g,土鳖虫 10g,莪术 15g,红花 12g,七剂,水煎,每日 1 剂。

上方加减,每次均替换一两味皮类药,如海桐皮,冬瓜皮,及藤类药,如忍冬藤,络石藤等。服用两个月。

2017 年 3 月 7 日来诊,诉胸闷基本消失,右前臂肿胀减轻,已能见到皮肤皱褶,右前臂处发热,上法不变,上方合小柴胡汤加减。

2017 年 3 月 28 日:上方服用 21 剂。诉右前臂肿胀面积本已有缩小之势,但近日因外感后症状有所反复,伴见咽痛咳嗽,痰色白易咯出,舌苔白,边尖略红,脉滑数。调整治则为:凉血、搜风通络兼以宣肺化痰,清热通络。处方：炙麻黄 9g，炒杏仁 9g，桔梗 9g，柴胡 15g，黄芩 12g，法半夏 9g，金银花 30g，连翘 12g，雷公藤 10g（先煎 1 小时），青风藤 30g，络石藤 15g，白鲜皮 15g，地骨皮 10g，海桐皮 15g，牡丹皮 12g，生地黄 20g，赤芍 15g，丹参 15g，当归 12g，生石膏 20g（先煎 20 分钟），每日 1 剂。

2017 年 4 月 25 日就诊：诉上方服用一个月，右前臂皮损面积已经缩小，皮损局部仍稍红稍热，腹部两处皮损已经明显减轻，略红，略硬。舌红苔薄白，脉细滑。拟改良的多藤多皮饮、四妙勇安汤合麻杏石甘汤加味。处方：青风藤 30g，络石藤 20g，大血藤 10g，首乌藤 15g，雷公藤 15g（先煎 1 小时），忍冬藤 30g，白鲜皮 20g，牡丹皮 12g，地骨皮 15g，冬瓜皮 30g，白鲜皮 20g，麻黄 9g，炒杏仁 9g，生石膏 20g（先煎 20 分钟），玄参 12g，金银花 20g，当归 12g，炒三棱 4g，莪术 8g，桑枝 15g，茜草 15g，炙甘草 10g。此后一直以此思路为主，长夏季节患者出现手指部湿疮酌加利湿清热祛风药，服至 2017 年 12 月 25 日来诊，右前臂肿胀完全消失，皮肤弹性恢复正常，唯留少许色素沉着。腹部硬结完全消失，扪之基本正常。临床痊愈，嘱患者停药，定期复查抗核抗体谱及其他风湿相关指标。

病例 2：王某，女，31 岁，初诊日期：2014 年 4 月 19 日。

主诉：全身皮肤硬化近十年伴雷诺氏现象，胸憋气短。病史已有十年，外院确诊"系统性硬化症"，一直服用西药治疗。因近两年妊娠、生产及哺乳停用西药，症状有所加重，气短，动辄喘促。脸手发硬，四肢末梢冷，变天有明显的发白发紫不全雷诺现象，目前在哺乳期。

检查：全身皮肤不同程度硬化，以脸、手背、前臂为重。面部皮肤薄硬，弹性差，口周轮匝肌皱纹明显，鼻头变尖。双手皮肤呈暗褐红色，皮肤硬，弹性差，手指手背较硬，舌淡黯，苔白润，脉小滑数。

实验室检查：抗核抗体（IgG 型）（+）1：640（核颗粒型），肝功、肾功、甲状腺功能均（-），血沉 6mm/h；C 反应蛋白 2mg/L，血 RT（-），尿 RT（-）。2013 年肺 CT 示：双肺下叶磨玻璃影，肺功能检测：限制性通气功能障碍伴弥散功能减低。

诊断：西医：系统性硬化症；肺间质纤维化；中医：痹病，皮痹。

证属：大气下陷，阳虚寒凝胸中。

治宜：温阳益气散寒。方以升陷汤加味。

处方：炙黄芪45g，丹参15g，桂枝12g，山茱萸20g，生龙骨30g（先煎20分钟），制附子15g（先煎40分钟），升麻10g，知母10g，泽泻10g，红景天10g，生地黄20g，山药30g，茯苓20g，薤白10g。并配合中成药金水宝、盘龙七片。并嘱停止哺乳。

二诊日期：2014年5月17日，上方服用28剂，气短胸憋明显减轻，仅活动后稍有气短。手背、前臂皮肤暗红光亮，紧绷感明显。舌质淡黯，苔白腻。脉小滑数。证属气虚，肌肤失养，寒凝血瘀。治以：益气除湿，调和营卫，活血化瘀，温阳散寒。方以防己黄芪汤合当归四逆汤加味。处方：生黄芪30g，防己10g，苍、炒白术各10g，当归20g，红花15g，细辛10g，通草10g，生薏苡仁30g，生熟地黄各15g，皂角刺10g，莪术6g，制附子15g（先煎40分钟），山茱萸20g，薤白15g，桂枝15g，蜈蚣3条，赤芍15g，白芍30g，川芎15g，砂仁6g（后下），陈皮10g，水煎，日1剂。

三诊：2014年6月12日，上方服用1个月，周身皮肤略变软，舌脉同前。方中酌加入宣肺散寒之麻黄汤，服至2014年8月7日，诉面部及前臂皮肤已经变软，仍有不全雷诺现象。舌淡苔白润脉沉滑。治则酌改为补肾精气精血，益气养血，兼以活血。方拟八味丸合四物汤，二仙汤，防己黄芪汤加味。处方：制附子15g（先煎40分钟），桂枝12g，生地黄30g，牡丹皮10g，丹参15g，山茱萸15g，山药30g，泽泻10g，仙茅10g，淫羊藿10g，当归15g，白芍20g，赤芍15g，肉苁蓉20g，龟甲胶10g（烊），皂角刺10g，生、炙黄芪各15g，防己10g，炒白术15g，太子参10g，党参10g，鸡血藤15g，炙甘草10g，刘寄奴15g。

2014年12月4日复诊：冬季经常腹泻肠鸣，经治后消失。双手不全雷诺现象，遇冷频发。舌黯淡，苔白润，脉沉细无力。复查抗核抗体（IgG型）（+）1：100（均质型+核颗粒型），SSA（+++）、SCL-70：（+++），肝功、肾功均（－），血沉6mm/h；C反应蛋白2mg/L，血RT（－），尿RT（－）。IgG、A、M均（－）。2014年12月26日肺CT示：双肺下叶少量磨玻璃影。治则改为益气温阳、补肾、活血通络，调方如下：生黄芪45g，桂枝30g，当归30g，川芎30g，制附子20g（先煎40分钟），鸡血藤30g，青风藤30g，淫羊藿30g，巴戟天15g，炒白芍30g，炙甘草10g，细辛15g，通草10g，蜈蚣3条，乌梢蛇15g，炒白术15g，山茱萸20g，补骨脂10g，桑枝15g，海桐皮 15g。日 1 剂，此后按此思路，每次略调药物，同时外用中药外洗，处方：当归 30g，艾叶 30g，川芎 30g，花椒 30g，鸡血藤 30g，桃仁 30g，红花 30g，刘寄奴 30g，苏木 30g。每日 1 剂熏洗。

2015 年 4 月 9 日：诉双手末梢发凉，精神紧张可诱发雷诺现象，个别指端有干性溃疡。舌淡苔白润，脉右弦滑，左细滑。上方酌加四逆散调和阴阳，服用至 2015 年 11 月患者脸、双手臂前侧皮肤明显变软，发现再次怀孕，遂停药顺产一子并哺乳。

于 2017 年 8 月 26 日再次来诊。诉停药一年余，脸及手指、手背皮肤较服药时明显变硬，手背皮肤变薄，脸颊及鼻头，手指末端皮肤增厚。末次月经 7 月 20 日，量极少色暗，经期腹痛，乏力嗜睡。舌淡，苔白润，脉弦滑。化验回报：抗核抗体（+）1：1 000（均质型），anti ds-DNA（-），SSA（++）、SCL-70（+++），anti-CCP（-），肝功、肾功均（-），血沉 10mm/h；C 反应蛋白 5mg/L，血 RT（-），尿 RT（-）。IgG、A、M 均（-）。C4 0.147g/L（0.16～0.38），C3 0.735g/L（0.79～1.52），hs-CRP（-），肺 CT 示：双肺下叶少量肺间质变，双腋窝多发小淋巴结，相较 2014 年 12 月 8 日相比变化不大。改为益气养血，温阳散寒，温经补肾。阳和汤加味。炙麻黄 9g，桂枝 10g，熟地黄 15g，炮姜 9g，鹿角胶 9g（烊），生、炙黄芪各 15g，当归 15g，肉桂 3g，炒白术 10g，路路通 10g，穿山龙 15g，青风藤 15g，14 剂。

2017 年 9 月 10 日复诊：上方服 14 剂，月经来潮，腹痛消失。前臂及脸部皮肤略变软，舌淡黯苔白润，脉细滑。上方加桑枝 15g，细辛 4g，通草 6g。

2017 年 10 月 7 日复诊：脸部皮肤明显变软。左拇指端仍有干性溃疡，疼痛。舌质淡黯，苔薄白润。方拟改为补肾精，温阳散寒，活血通络。四逆汤、桂附八味丸合阳和汤化裁：制附子 15g（先煎 40 分钟），干姜 9g，桂枝 10g，生麻黄 9g，熟地黄 30g，山茱萸 12g，山药 10g，牡丹皮 10g，泽泻 10g，茯苓 12g，鹿角胶 9g（烊），鬼箭羽 30g，红花 15g，鸡血藤 15g，路路通 15g，炒白术 15g，炙甘草 10g，肉苁蓉 15g，通草 10g，伸筋草 15g，砂仁 6g（后下），上方服至 2018 年 11 月 2 日指端溃疡已愈合，皮肤发硬进一步改善。前法继进，其间曾出现视物不清，酌加补肾益精明目之品，胃脘或有不适也随症加减。服用至今，患者外出时亦能暂停中药，脸部、前臂皮肤弹性恢复，手背皮肤发硬。化验回报：化验回报：抗核抗体（+）1：320

（均质型），anti ds-DNA（－），SSA（＋＋）、SCL-70（＋＋＋），anti-CCP（－），肝功、肾功均（－），血沉 10mm/h；C 反应蛋白 4mg/L，血 RT（－），尿 RT（－）。IgG、A、M 均（－）。C4 0.147g/L（0.16～0.38），C3 0.735g/L（0.79～1.52），hs-CRP（－），肺 CT 示：双肺下叶少量肺间质变，双腋窝多发小淋巴结，与 2017 年 8 月 26 日相比变化不大。

系统性硬化症（systemic sclerosis, SSc）是一种病因不明的结缔组织病，呈慢性病程，多见于女性。它的特征是自身免疫和炎症、众多血管床中的小血管功能和结构异常，以及皮肤和脏器进行性间质和血管纤维化。SSc 皮肤特征性表现是皮肤的硬化和增厚，也称为硬皮病。一般而言，皮肤的硬化既可以是广泛增厚，也可以表现为局限于面部和肢体远端的皮肤增厚。弥漫性皮肤型 SSc 皮肤是从近端延伸到肘部或膝部，且常累及胸壁或腹部。临床上常用的标准是 1980 年美国风湿病学会（ACR）提出的 SSc 分类标准，雷诺现象、多发性关节炎或关节痛、食管蠕动异常、皮肤活检示胶原纤维肿胀和纤维化、血清有抗核抗体、抗 Scl-70 抗体和抗着丝点抗体阳性均有助于诊断。但是该标准的敏感性较低，无法对早期的硬皮病作出诊断，为此欧洲硬皮病临床试验和研究协作组提出了"早期硬皮病"的概念和诊断标准早期硬皮病可能与未分化结缔组织病、混合性结缔组织病不易鉴别。按照上述诊断标准，两例患者均符合弥漫性硬皮病的诊断。

作者在临床实践中认识到，硬皮病宜按虚损形坏来辨治。起初脏腑内在虚损在先，病情变化符合从虚到损，先从功能之衰退再到明确的机体组织损坏的过程。正如清代医家尤在泾《金匮翼·虚劳统论》说："虚劳，一曰虚损。盖积劳成虚，积虚成弱，积弱成损也。虚者，空虚之谓。损者，破散之谓。"指出了虚、弱、损之疾病进展过程。当代著名老中医邓铁涛认为，虚损证不同于一般的虚证，它有虚弱和损坏的双重含义[1]，各种急慢性疾病造成的虚损证是疾病发展过程中形体与功能都受到严重损害的病证的概括。"虚损"，即先虚后损，虚为损之因，损为虚之渐。"虚损"表现虽复杂，但不外乎表现于皮、毛、肌肉、筋骨、五脏。《难经·十四难》列出了虚损证的种种形坏之表现："一损损于皮毛，皮聚而毛落；二损损于血脉，血脉虚少，不

---

① 邱仕君. 邓铁涛医案与研究［M］. 北京：人民卫生出版社，2004.

能荣于五脏六腑；三损损于肌肉，肌肉消瘦，饮食不能为肌肤；四损损于筋，筋缓不能自收持；五损损于骨，骨痿不能起于床"，种种表现不一而足。并指出了虚损的治法，"损其肺者益其气，损其心者调其荣卫，损其脾者，调其饮食，适其寒温，损其肝者，缓其中，损其肾者，益其精"。

通过分析两例典型病例，从辨治的成功经验来探讨其病因病机病位。首先论外因是感受六淫邪气，其中最常见的是寒湿之气，但亦有感受热毒之邪，临床也应在考虑之中。如本例之一即是感受了毒热之邪，且每逢外感风热邪后，皮肤肿胀则加重。其次，若罹患疾病多年，皮肤板结，或结聚成块，则有瘀血或痰凝因素在理，同时瘀血及痰凝病理因素则作为病因进一步加重了病情。

与硬皮病病位外在皮肤，直接相关病位是肺，密切相关脏腑是脾、肾。病例一是硬皮病早期，可见外感邪毒壅滞肌肤的过程，皮肤出现红肿，逐渐出现硬结、硬化，而应用了凉血清热解毒之四妙勇安汤治疗。四妙勇安汤出自《验方新编·手部》原为治疗手部痈疽而设。此为入心血脉之方。以果溯因，硬皮病早期，皮肤红肿光亮，病位责之于心，肺，外在责之皮毛。病例二是确诊硬皮病经年。皮肤已经萎缩，硬化，色素沉着，病位责之于脾肾，因其伴发之雷诺氏现象，故病机亦责之于心。因此，从病机而言早期责之于肺卫虚弱，寒阻肌肤或热毒阻滞肌肤，进一步发展为脾肾两虚，寒湿痹阻，最终为元气大虚，肾精亏损证，瘀血阻络。

虚损证治疗起来极其困难。尤在泾认为，"虚犹可补，损则罕有复完者矣"。作者认为辨治应注意两点，一调和营卫之法。结合上两个病例，治疗过程中应用了调和营卫治法，乃是营卫和畅与痹病关系密切，营卫调和则不痹风湿。二是在病程中宜应用血肉有情之品。如病例一中曾用龟甲胶，病例二用阿胶、鹿角霜、鹿角片、鹿角胶等品。《内经》云"形不足者，温之以气，精不足者，补之以味"，叶天士亦言"夫精血皆有形，以草木无情之物为补益，声气必不相应……且血肉有情，栽培身内之精血，但王道无近功，多用自有益"。血肉有情之品入行肾经，填髓生精之功乃草木类补益药所远不能企及。

张景岳说"善治精者，能使精中生气，善治气者，能使气中生精"。健脾益肾法即是补气健脾、益肾育阴，配伍中注意应用少量补肾精温肾阳之品如鹿角霜、鹿角胶等取阴阳互根、阳生阴长，阴阳生化无穷之义，再加之血肉有形之品，更能益肾之真元亏损。

另外本病直接病位在皮，因此早期治疗宜多用藤类风药，通达走窜，使气血调畅；再以诸皮类药物，以皮达皮，以皮治皮，即使是晚期也要在处方中配伍藤，皮类药物。藤、皮类药物的使用是中医理论与实践相印证的完美体现。

二、少阳和法在风湿病辨治中的运用（马桂琴撰稿）

自《黄帝内经》中医学理论体系建立起，中医学的核心思想就是"和合"。笔者遵恩师国医大师薛伯寿教授的教导认为，应该充分运用"和合"思想。

少阳病的治法为和解法，少阳和解法具有疏利三焦，调达上下，宣通内外，和畅气机，扶正祛邪的作用。下兹举典型案例以说明和解少阳法在风湿病辨治中的应用。

［治验举例］

病例1：李某，女。30岁。初诊日期：2016年12月3日。主诉：多关节肿痛半年。患者近半年出现手、足、踝、膝多关节肿痛，外院确诊RA，间断服用来氟米特治疗。刻下：手、足趾、掌趾、膝、足跟痛，双手晨僵3小时。恶心，喉中有痰，纳可，二便调。月经后期7~15天，血块多伴有腹痛。查体：右MCP2、3肿中度，舌质黯苔黄腻，脉弦滑。实验室检查：2016年11月23日H-CRP 6mg/L，RF 186IU/L，IgG 21.5，anti-CCP 374.41IU/L，ANA 1：100（H），ALB 45.3，γ-球蛋白25.4%，肝功（-），肾功（-），血Rt（-），尿Rt（-）吸墨试验左11mm/5min、右6mm/5min，非刺激性混合唾液流率4.74ml/15min。中医诊断：痹病，湿热阻络证，西医诊断：类风湿关节炎。目前服来氟米特LEF 20mg，每天两次治则：调和表里阴阳，散风，通络止痛。小柴胡汤合桂枝芍药知母汤加味。处方：柴胡12g，黄芩15g，法半夏9g，太子参10g，桂枝9g，炙麻黄8g，知母10g，白芍30g，炒杏仁9g，生薏苡仁30g，炒苍术15g，防风10g，青风藤30g，金银花15g，全蝎6g，独活10g，怀牛膝15g，炙甘草10g，生姜2片，大枣

2 枚。14 剂，水煎服，日 1 剂。二诊：2016 年 12 月 27 日。关节痛基本消失，行走时觉膝关节发跛，足趾轻度不适，双手晨僵 10 分钟，月经 12 月 10 日来潮，量可，无腹痛。右 MCP2、3 轻度肿。舌质黯苔白腻，脉右沉细无力，左滑。效不更方，上方去金银花加莪术 15g，21 剂。

按：本病例为活动期 RA 病例。辨证中也抓住了"恶心、喉中有痰、脉弦滑"，以小柴胡汤合用桂枝芍药知母汤不仅改善了关节症状而且起到了调经的作用。

病例 2：周某，男，53 岁。初诊日期：2017 年 7 月 20 日。主诉：双下肢凉冷数月近日加重。患者因着凉受寒史，双下肢凉冷，不痛，关节不肿，酸胀痒，以膝关节为重，伴有鼻塞，上身有汗，下肢无汗。糖尿病病史。舌质黯苔白黄腻，脉弦滑。诊断：西医：关节风湿症，2 型糖尿病；中医：痹病，寒热错杂证。治则：调和表里阴阳，散寒清热。以小柴胡汤、四逆散合乌梅丸加减。处方：柴胡 12g，黄芩 12g，法半夏 9g，太子参 10g，炙甘草 10g，炒枳壳 10g，赤芍 10g，干姜 8g，乌梅 12g，防风 10g，细辛 4g，桂枝 10g，黄连 8g，吴茱萸 4g，花椒 10g，蜈蚣 3 条，当归 12g，大枣 30g，7 剂，水煎服，日 1 剂。二诊：2017 年 7 月 27 日。诸症明显减轻，下肢轻松，怕凉怕水也减轻，下肢关节处出凉汗，大便偏黏，日行一次。舌质黯苔黄腻，脉弦滑。上方加黄柏 8 个，土茯苓 30g。

按语：本病例实为厥阴病，不仅寒热错杂，而且下肢有异常感觉酸、胀、痒之气血不和的因素在内，因此用小柴胡汤、四逆散燮理气机，取得明显的疗效。

病例 3：李某，女，76 岁。初诊日期：2017 年 4 月 20 日。主诉：双下肢酸沉一年加重两个月。双下肢凉，酸沉，足底冒风，不痛，关节不肿。纳可二便调。双下肢凹陷性水肿。舌红苔黄腻，脉弦滑，两尺大。既往有腰椎 L4/5 椎间盘突出，L4 腰椎滑脱病史，高血脂，高血压病史。双下肢超声示：动脉硬化斑块形成。诊断：西医：腰椎骨关节病，腰椎间盘突出症，高血压，高脂血症；中医：痹病，湿热下注，肝肾亏虚证。治则：调和表里阴阳，清热利湿兼以补肾。小柴胡汤合四妙丸加减。处方：柴胡 12g，黄芩 15g，法半夏 9g，太子参 10g，炙甘草 10g，炒苍术 15g，关黄柏 10g，怀牛膝 15g，生薏苡仁 30g，独活 12g，生杜仲 15g，知母 10g，淡豆豉 20g，赤芍 15g，炙甘草 8g，莪术 10g，地龙 15g。七剂水煎服，日 1 剂。二诊：2017年 4 月 27 日。双下肢浮肿明显减轻，脚掌痛，睡眠明显改善，双下肢酸沉明显好转。舌红苔黄腻，脉沉细无力。上方有效，上方加土茯苓 30g。继进7 剂。

按语：本病例主诉为下肢凉，酸沉，可见下肢水肿的表现。恰恰说明水液至不应该去之处，为三焦功能失常所致，故以少阳和解法调畅三焦，方中虽未用利水药，但药后下肢水肿却明显减轻，体现了中医的整体思维。

病例 4：钱某，男，29 岁。初诊日期：2018 年 6 月 20 日。主诉：发现尿酸升高 6 年。六年来踝、足趾关节肿交替发作。每服止痛药及秋水仙碱等有效，但自觉效力递减。2 个月前左足背肿至今，腰酸，大便次数多，黏腻不爽，舌红赤，苔薄黄，脉沉细无力。2018 年 6 月 4 日查尿酸 629.40mg/L，血肌酐 91.64μmol/L，尿肌酐清除率下降。高血脂，高血压，脂肪肝病史。西医诊断：痛风，高尿酸血症，高血压，高脂血症。中医诊断：痹病，湿热下注，肾阴虚。治则：滋肾化浊兼以清热利湿。知柏地黄丸、封髓丹合二至丸加减。处方：知母 10g，关黄柏 10g，生地黄 15g，砂仁 5g（后下），熟地黄 20g，山茱萸 15g，山药 15g，茯苓 12g，金樱子 30g，覆盆子 30g，女贞子 15g，墨旱莲 15g，萆薢 30g，秦皮 15g，肉桂 4g，生姜 3 片，车前子 15g（包煎），土大黄 30g，14 剂，水煎服，日 1 剂。中成药：湿热痹颗粒 10g，每日两次，四妙丸 6g，每日两次。二诊：2018 年 7 月 4 日。上方服 14 剂关节无不适，口苦，大便偏黏。舌边尖红，苔黄白润，脉细滑。化验尿酸 600.60mg/L，血肌酐 76.6μmol/L，尿 β2 微球蛋白（−），尿 pH 6。改为小柴胡汤、四妙散合当归拈痛汤加减。处方：柴胡 12g，黄芩 15g，法半夏 9g，太子参 10g，炙甘草 10g，猪苓 20g，茯苓 20g，车前子 15g（包煎），泽泻 20g，黄柏 12g，怀牛膝 15g，生薏苡仁 30g，茯苓皮 30g，土大黄 30g，秦皮 20g，土茯苓 45g，六一散（包煎）10g，羌活 10g，山慈菇 6g，玉米须 30g，粉萆薢 30g，威灵仙 15g，21 剂，上中成药继取。小苏打片 1g，每日两次。三诊：2018 年 8 月 2 日。复查尿酸 540mg/L，肌酐（−），尿 pH 6.0。诉右踝关节有时酸胀，关节不肿不痛，饮水多则能缓解，大便黏，日行 2～3 次。舌边尖红，苔黄腻，脉细滑。上方加白蔻仁 6g，陈皮 8g。21 剂。四诊：2018 年 9月 5 日。复查血尿酸降至 460mg/L，无不适。舌苔白黄腻，脉细滑。二诊方继服。停服中成药。

按：降尿酸对痛风、高尿酸治疗至关重要。尿酸盐沉积到关节引起关节的红肿疼痛，中医认为是津液代谢失常所致。本病例病机虚实两端，证候既有湿热下注，又有肝肾亏虚，脾运失常。小柴胡汤的运用体现了和法的思想，将内生浊邪这一病理因素放入机体这个大的系统中，调其不和，使之内在和谐，从而使尿酸水平在短时间内迅速下降。

少阳是六经疾病系统中的一个重要的系统，六经系统中有经络，经络内连五脏六腑，外联四肢百骸，风湿病恰恰是一个既有四肢关节经脉，又有脏腑损伤的疾病，因此以经方来治风湿病是临床恰当的选择。六经运动中太阳主开，阳明主合，太阴主开，厥阴主合，少阳，少阴为枢病。"开"（开合之开）病一定要用宣散或升提之大法，而"合"（开合之合）病一定要用沉降之大法，少阳枢病用和解法，少阴枢病用温阳法，这些大法体现在六经抗风湿病的经方方证中[①]。因此和法也是治疗风湿病的一个很重要的治法。

结合上述选择的四个病例可以看出，病例1为类风湿关节炎，病例2为关节风湿症，病例3为骨关节炎，病例4为痛风，笔者认为少阳和法可应用于治疗多种风湿病中。和法可以联合疏风清解，清热利湿，益气祛湿等多种治法应用，也可以联用调和营卫法。临床使用时应注意如下两点：其一，辨证时应抓住少阳枢机不利、三焦功能失常的病机，临证时按照小柴胡汤或四逆散方证，但见一症便是，不必悉具，如小柴胡汤证，往来寒热，嘿嘿不欲饮食，胸胁满闷，口苦，心烦，喜呕，或胸中烦而不呕，或渴，或腹中痛，或胁下痞硬或心下悸，小便不利，或不渴，身有微热，或咳者；四逆散证见：四逆，其人或咳或悸，或小便不利，或腹中痛，或泄利下重者，往往随证加减，会取得较好的疗效。其二，使用少阳和解法尤应注意，要处理好祛邪、扶正、和解三者的关系，风湿痹病毕竟为外感六淫邪气所致，因此疏风、散寒、清热、利湿仍为主要治法，和解少阳法为辅助治法，不能单纯给予和解法。

---

① 马桂琴. 试论"开""合""枢"与抗风湿经方应用［J］. 中国中医基础医学杂志，2014，20（4）：433-434，461.

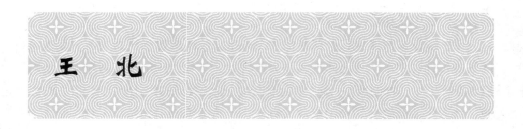

王　北

【个人简介】

　　王北，女，1968年生，首都医科大学附属北京中医医院主任医师，全国继承老中医药专家学术经验继承工作指导导师周乃玉教授学术继承人，薪火传承3+3工程王为兰名老中医工作室负责人，北京市中医管理局重点专科负责人。中华中医学会风湿病分会常务委员，北京中医药学会风湿病专业委员会副主任委员，北京中西医结合学会风湿病专业委员会副主任委员，北京医师协会风湿免疫专科医师分会理事。1992年毕业于湖南中医药大学中医系，2004年至2005年在北京协和医院风湿免疫科进修。曾经跟随多位内外妇儿知名中医专家抄方学习，整理总结中医风湿病学前辈王大经先生及王为兰先生学术经验，曾经参加编辑并发表多部医学书籍及文章数十篇。

【经验集粹】

一、初探阴阳学说在强直性脊柱炎中的体现（王北撰稿）

　　阴阳学说来自中国古代哲学，用以解释宇宙现象，其内涵博大精深，广泛影响了我国古代科学、天文、地理、军事、农业等多个领域，并成为了中医学理论形成和发展的基础。在治疗强直性脊柱炎（AS）的临床实践中，我们越来越深地体会到阴阳学说的作用和存在。现试就阴阳学说在AS的表现从以下几个方面予以探讨。

（一）阴阳学说与 AS 的临床特点

阴阳理论由来已久，早在商周时期人们就有了阴阳的概念，《周易·系辞上》中云："一阴一阳之谓道。"《国语》中亦有多处古人有关阴阳之论述和记载，春秋时期的《老子·四十二章》云："万物负阴而抱阳，冲气以为和。"成书于先秦时期的中医经典著作《黄帝内经》更是将其作为中医理论的重要组成一再加以论述，《素问·宝命全形论》说："人生有形，不离阴阳。"《素问·阴阳应象大论》所言："阴阳者，天地之道也，万物之纲纪，变化之父母，生杀之本始，神明之府也，治病必求于本。"阴阳平衡则百病不生，阴阳失调则疾病丛生。可见阴阳学说在中医辨证诊治中占有极其重要的地位。

现代医学认为，AS 是一种以骶髂关节和脊柱为主要病变部位的慢性炎症性疾病。发病与遗传因素相关，发病人群主要为青少年，发病年龄通常在15～40 岁，男女比例约为 1∶2 至 1∶4。这里提示了 AS 临床两个特点：

1. 发病以青少年男性为主　《素问·上古天真论》对人体正常之生长发育过程有如下经典论述："女子七岁，肾气盛，齿更发长；二七，而天癸至，任脉通，太冲脉盛，月事以时下，故有子；三七，肾气平均，故真牙生而长极；四七，筋骨坚，发长极，身体盛壮；五七，阳明脉衰，面始焦，发始堕；六七，三阳脉衰于上……七七，任脉虚，太冲脉衰少……丈夫八岁，肾气实，发长齿更；二八，肾气盛，天癸至，精气溢泻，阴阳和，故能有子；三八，肾气平均，筋骨劲强，故真牙生而长极；四八，筋骨隆盛，肌肉满壮；五八，肾气衰，发堕齿槁；六八，阳气衰竭于上……"这段文字让我们领悟到下面三个方面：

第一，男性与阳气相关性更强。在人体生长壮老过程中，男子与"肾气"（阳气）的关系较女子更为密切。体现在男性在此过程中几乎每一步均以"肾气"作为主导而发挥作用，女子则更多体现在冲任阳明经脉（阴血）盛衰与否相关。这从生理上证实了阴阳学说之男属阳、女属阴的观点。因此男性较女性更易患上与肾（阳）气亏虚相关的疾病，如 AS。

第二，阳气是人体生长阶段的最重要的"动力"。《景岳全书》中指出"阳为生之本"，阳主生发，意为阳气是促进万物生长发育的原动力，因此在女子 14 岁至 28 岁、男子 16 岁至 32 岁这段人体生长发育高峰时期，最需要先天精气保障，特别是肾之阳气的催发，这一段时间正常人体生理表现应显现出先天肾阳充盛的一系列征象，如人体骨骼肌肉、内脏器官生长旺盛，迅速具备了运动及生育能力等，反之如果阳气不足，则会满足不了此时身体生长的生理需求，从而可能出现如精力不足、易于疲乏、不耐寒热，甚至腰酸背痛等精气相对亏虚的表现，同时生殖及运动功能也会受到不同程度的影响。目前学术界已经公认 AS 发病与先天禀赋不足、肾气亏虚相关，通过对上述原文的分析，更能使我们理解 AS 患者之所以容易在青少年阶段发病是因为存在先天肾气不足的基础，而且这种不足会一直持续影响患者 AS 疾病的各个阶段。

第三，男性在 40 岁之后不再像之前那样依赖阳气充养。当到了女子 35 岁、男子 40 岁，是人体生长发育基本停止、身体开始逐渐走向机能衰退之时，在这一阶段人体对阳气生发的生理需求相对减少，先天不足与后天生长需求之间的矛盾已不再突出，这也是现代医学认为 AS 通常 40 岁之后较少发病、逐渐趋于临床缓解、疾病大多不再发展的原因所在。

正是由于阳气在人体生长过程中的上述特点，所以临床可以看到 AS 发病与家族遗传相关、患者多为青少年男性、临床男性较女性患者病情更为严重等诸多疾病特点，其出现的原因是青少年男性患者生理上与肾（阳）气的关系最为密切。

2. **脊柱为主要病变部位** AS 患者临床常见脊柱、肩腰背部疼痛。脊柱位于人体背部，《素问·金匮真言论》中说："言人身之阴阳，则背为阳，腹为阴。"所以临床背部病变辨证论治多从阳而论。又脊柱为督脉循行之所过，颈肩项背及脊柱病变与督脉密切相关，《灵枢·经脉》中记有："督脉之别，名曰长强，挟膂上项，散头上下，当肩胛左右……实则脊强，虚则头重。"督脉行于脊背正中，为奇经八脉之一，《奇经八脉考》中云："督脉起于会阴，循背而行于身之后，为阳脉之总督，故曰阳脉之海……督主身后之阳。"提示督脉总督一身之阳，督脉之阳冲和，则百脉皆得以温煦，脊柱运动自如；督脉之阳不足，则经脉均失去充养，脊柱运动受阻。当 AS 患者身体阳气被寒湿等阴邪耗伤时，督脉必为率先被困，不能起到阳脉之海的总督作用，对人体的温煦能力下降，甚至出现脊柱疼痛、屈伸不利等症状，往往表现为 AS 患者在冬季受凉或夏季感受空调寒湿之后疼痛加重等。因此以脊柱疼痛、活动不利等特征性表现的 AS 发病与督脉密切相关。

（二）阴阳学说与 AS 的辨证论治

《素问·阴阳应象大论》云："善诊者，察色按脉，先别阴阳。"不仅是 AS，临床诸多风湿病患者由于存在地域、年龄、性别等不同，加之先天后天等多重因素，往往导致临证错综复杂，无从入手，我们在临床实践中运用阴阳学说帮助辨证，往往能够拨开迷雾、理清思路，达到执简驭繁的效果。阴阳学说在 AS 辨证论治中可以具体体现在以下三个方面。

1. **青年少年，互有所偏** 目前中医学术界对 AS 发病病机的认识基本统一，即肾脏亏虚为其根本，病位在督脉。然而肾分阴阳，阴阳既相互为根、又相互对立，临床患者可表现为肾阴虚、肾阳虚、肾阴阳两虚，甚或同一患者在不同阶段呈现出阴虚阳虚互为相继。那么如何正确辨别肾阴虚还是肾阳虚，是决定临床辨证论治疗效的重要环节。《素问·调经论》云："阳虚则外寒，阴虚则内热。"《素问·痹论》说："其寒者，阳气少，阴气多，与病相益，故寒也。其热者，阳气多，阴气少，病气胜，阳遭阴，故为痹热。"据此论述并结合临床实践我们在辨证过程中发现，AS 年轻患者通常阴虚为主，年长患者通常阳虚为主。具体表现为中青年患者常于起居受凉后发病，并多于秋冬季节加重，脉象尺部沉迟，提示辨证属于肾阳亏虚，内有阴邪；青少年患者常于长期熬夜或起居无度后发病，有时出现下肢关节肿热疼痛，脉象滑数尺部沉取无力，提示辨证属于肾阴不足，阴虚热痹。

2. **男性女性，各有特点** 既如前述之男子属阳主气、女子属阴主血，《素问·阴阳应象大论》又云："审其阴阳，以别柔刚……定其气血，各守其乡。"临床亦可见到 AS 男性患者常以冬季添衣不及时、夏季贪凉等为诱发因素，女性患者以经产之后、或长期失眠熬夜，导致阴血耗伤等为复发因素。所以同为 AS 患者在益肾通督治疗本病同时，男性更需侧重补益阳气，可酌情选择金匮肾气丸、右归丸等；女性更需注意补养阴血，可考虑选用四物汤、一贯煎等。

3．阴阳兼顾，方为圆通　由于阴阳互根，临床辨证论治时既要有所侧重，又需有所兼顾，如《素问·天元纪大论》中所云："阳中有阴，阴中有阳……阴阳相错，而变由生也。"具体而言就是阴虚时要佐以顾护阳气，阳虚时要注意封藏阴精。临床起居调护时，遇到阴虚患者需嘱其不要贪凉而致阴邪伤阳，体内阴无所助，经脉无以温煦；遇到阳虚患者需嘱其避免冬季熬夜而致耗竭阴精，体内阳无所依，经脉无以充养。临床处方用药时，阴虚患者在补阴为主时还需佐以温肾之品、阳虚患者在温补肾阳为主时还需佐以阴柔之剂，使阳有所依、阴有所助，从而达到阴阳互生的作用效果。正如《景岳全书》所言："善补阳者，必欲阴中求阳，则阳得阴助而生化无穷；善补阴者，必欲阳中求阴，则阴得阳升而泉源不竭。"

阴阳学说在跨越数千年时空之后依然熠熠生辉，不愧为中国传统文化及中医学思想的精华所在。明代医家张景岳曾经说："医道虽繁，而可一言以蔽之者，曰阴阳而已。"通过 AS 的诊治辨证，我们更加深切地领略到阴阳学说的深奥及不可否认的指导作用，运用阴阳学说指导诊治临床具体疾病，将会对进一步深入理解中医学基础理论、发扬光大中医药事业起到积极作用。

二、读《奇经八脉考》之思考：探强直性脊柱炎之发病机制
（王北撰稿）

强直性脊柱炎（AS）是一种慢性进行性疾病，主要侵犯以骶髂关节、脊柱骨突、脊柱旁软组织及外周关节，严重者可发生脊柱畸形和关节强直，其临床表现复杂，外涉头面肢体，内及脏腑气血，其发病机理与肝肾及督脉相关。奇经八脉是中医经络学说的重要组成部分，早在《黄帝内经》《难经》中均已有所论述，明代医药学家李时珍在《奇经八脉考》一书中进一步详细揭示其本质，清代著名医家叶天士在《临证指南医案》中将奇经八脉与临床辨证用药相联系，为后世医家运用此理论治疗风湿病提供了新思路。20 世纪70 年代，著名风湿病学大家王为兰教授首次明确指出了奇经八脉，特别是督脉在 AS 发病中具有重要意义。笔者再三阅读《奇经八脉考》，试对奇经八脉与 AS 关系再予探讨。

（一）奇经八脉与人体生理关系

中医学认为，人生于自然，存于自然，必然取之于自然、象之于自然，所谓天人相应。人体之经络正如自然界之河泽湖泊，如李时珍在《奇经八脉考》中所言："盖正经犹夫沟渠，奇经犹夫湖泽。正经之脉隆盛，则溢于奇经，故秦越人比之天雨降下，沟渠溢满，需妄行，流于湖泽。"只有正经经气得以充溢之后，奇经八脉（冲任督带，阴维阳维阴跷阳跷）方可得到充盈。由此而论，人体应当在肾脏等五脏六腑成熟之后，天癸、精气方可充盈奇经八脉，进而出现"月事""精气溢泻"，以及真牙、筋骨、毛发生长坚固等身体健康发育成长过程。此外，从奇经八脉所处部位及循行路线可以看到，其不仅对十二正经气血有蓄积和渗灌的调节作用，而且还能沟通十二经脉之间的联系，以统摄经脉气血、协调阴阳。其中督脉为人体阳脉之总督，被称为"阳脉之海"，能够调节全身阳脉经气；任脉统领人体阴脉，被称为"阴脉之海"，能够调节全身阴经经气；冲脉为任、督脉、足阳明、足少阴等多条经脉之冲要，并被称为"十二经之海""血海"；带脉横围于腰间，约束联系纵行躯干部的诸条经脉；阴阳维脉联系阴经与阳经，分别主管一身之表里；阴阳跷脉主持阳动阴静，共司机关之跷捷。因此，人体阳气阴血运行畅通、从而保证脏腑功能正常，很大程度上依赖于奇经八脉的调节和保障。其中，运动和生殖是奇经八脉功能的重要体现，因此也与之关系最为密切。

（二）奇经八脉与 AS 发病

奇经八脉与 AS 的临床表现有着密切的联系。众所周知 AS 临床特点常表现为炎性腰背部痛，起自于下腰骶髂部位，后期可发展出现脊柱强直，常伴发眼炎、下肢关节（膝、踝）、足跟肿痛，多发于青少年男性。奇经八脉中冲任督带等的循行路线均过骶髂下腰，特别是督脉更是沿着脊柱贯脊上行，《素问·骨空论》中有言："督脉为病，脊强反折。"因此冲任督带诸脉为病临床可见骶髂下腰脊柱等部位疼痛强直，活动受限；又督脉之别络、阳跷、阴跷脉等均与任脉相会，上系两目。《灵枢·热病》有云："目中赤痛，从内眦始，取之阴跷。"故临床可见到 AS 患者常伴发眼炎；阴跷、阳跷脉过足跟、足踝，"跷者，捷疾也。二脉起于足，使人跷捷也。"二跷为病，必致人行动不便，这与 AS 患者常见膝、踝、足跟肿痛等症状相符。除此之外，AS 常见伴发的其他部位疼痛也与奇经八脉的循行相对应：如髋（阳维）、胸肋（冲脉阴跷）、胁肋（阴维阳维）、大腿根（阴维阴跷）疼痛等。如前所述，只有当十二正经经气充盛之后，奇经八脉方可得到充盈，这与 AS 发病时期往往处于人体发育成熟之后的青少年阶段这一特点相符。上述《素问·上古天真论》文中所言男子"二八"、女子"二七"或延长到男子"四八"、女子"四七"，此时正是肾气、天癸本应充旺之时，如若经脉气血不能充足，奇经八脉不能得到充溢，则不仅表现为"月事""精气溢泻"等功能不能正常，并且全身筋骨百骸亦不能得到本应及时得到的激发、温煦和荣养，将会导致冲任督带等经脉所循行部位的骶髂脊髓生成不足，筋骨失养，故而发生 AS。因此临床常见 AS 患者发病年龄常在青少年时期。总之，奇经八脉无论是从巡行路线、还是从人体生长发育的供养需求而言，与AS 之间均存在至关重要的联系和作用。

（三）奇经八脉与 AS 治疗

由于 AS 的发病与奇经八脉的异常有密切联系，因此中医辨病治疗需体现出对于奇经八脉的针对性治疗。王为兰教授在 AS 首部学术专著中明确提出该病的病机本质为肾虚督滞，治疗大法为益肾通督，补益肾阴肾阳同时必须重视通督，设立益肾通督汤、清热解毒除湿汤等专用方剂，当中不乏引经药物，特别是归经为入督脉的药物。其处方用意即通过填补肾精、使十二正经气血充足，或通过清热解毒除湿、使经脉气血运行畅通，最终目的是令奇经八脉得以充溢，经气流通顺畅。因此王为兰教授曾将"通督"作出如此论述："以督脉阻滞言，益肾、生精、养髓以充盈督脉，乃正本之法，充而通之也；化痰利湿，逐瘀蠲浊以通利督脉，乃达标之法，通而通之也，异途同归，造化之妙，不可不知也。"总之治疗 AS，必须在补益脏腑同时，加入引经药物，特别是能够进入督脉等奇经八脉的药物，如细辛、附子等入督脉，桂枝走阳维，肉桂通阴跷、督脉，防己入阳跷，穿山甲入阴阳二跷，续断主带脉为病，香附、川芎等主冲脉为病，白芍主阳维寒热及带脉腹痛等，临床治疗时可根据具体情况予以选择。

此外，针对奇经八脉本身，AS 患者还需在生活调护方面注意加强养护，如脊柱局部保暖、勿使寒气损伤督脉之阳，谨慎起居、勿使跌打损伤阻碍奇经八脉运行等。

总之，奇经八脉的功能与人体和 AS 患者之间有着密切的关联，这对于 AS 发病机制的完善补充，更准确地判断和认识疾病，进行辨证论治，有效指导患者生活起居等均有重要意义。正如李时珍所言："医不知此，罔探病机；仙不知此，难安炉鼎……是故医而知乎八脉，则十二经、十五络之大旨得矣；仙而知乎八脉，则虎龙升降、玄牝幽微之窍妙得矣。"